中医名家辨治实录丛书

中医名家心脑病辨治实录

主　编　尹国有
副主编　李　广　孟　毅　朱　磊
编著者　尹国有　李　广　李婧喆
　　　　朱　磊　轩国成　陈玲曾
　　　　孟　毅　徐心阔　管荣朝
　　　　范建军　饶　洪　韩振宏

U0200109

学苑出版社

图书在版编目（CIP）数据

中医名家心脑病辨治实录/尹国有主编 . —北京：学苑出版社，2016.9（2020.6 重印）

ISBN 978 - 7 - 5077 - 5047 - 8

Ⅰ.①中…　Ⅱ.①尹…　Ⅲ.①心脏血管疾病 - 辨证论治②脑血管疾病 - 辨证论治　Ⅳ.①R259.4

中国版本图书馆 CIP 数据核字（2016）第 159609 号

责任编辑：黄小龙
出版发行：学苑出版社
社　　　址：北京市丰台区南方庄 2 号院 1 号楼
邮政编码：100079
网　　　址：www.book001.com
电子邮箱：xueyuanpress@163.com
销售电话：010 - 67601101（销售部）67603091（总编室）
印 刷 厂：北京兰星球彩色印刷有限公司
开本尺寸：880mm×1230mm　1/32
印　　张：13
字　　数：315 千字
版　　次：2016 年 9 月第 1 版
印　　次：2020 年 6 月第 2 次印刷
定　　价：39.00 元

内容提要

本书是一部分析、研究著名中医辨治心脑病经验与验案的专著。书中选择冠心病、病毒性心肌炎、慢性心功能不全、风湿性心脏病、慢性肺源性心脏病、心律失常、高血压病、急性脑血管病、神经衰弱、帕金森病、血管性痴呆等临床常见的心脑病11种，分别从著名中医辨治经验和经典验案点评分析两方面进行了详细介绍。分析研究包括国医大师，国家第一、二、三、四批名老中医在内的现代著名中医辨治心脑病的经验和经典验案，意在抛砖引玉，学习借鉴其诊疗思路和方法，探寻提高中医治疗心脑病临床疗效之路径。书中内容新颖，理论与实践结合，有较高的临床应用价值，适合于中医、中西医结合工作者临证参考。

前　言

　　中医是实践性很强的医学，中医药宝库博大精深，继承与发展是中医学术研究永恒的主题。在长期的临床实践中，广大中医工作者积累了丰富的临床经验，总结有众多治疗成功的案例，这当中著名中医的辨治经验和治疗的经典验案尤为珍贵。认真分析研究著名中医的辨治经验及其治疗的经典验案，在中医学术研究中具有极其重要的、不可替代的地位，对提高中医理论水平和临床诊治技能，促进中医药传承和创新发展具有十分重要的现实意义。为了开阔读者的视野，扩展辨治思路，提高分析问题和解决问题的能力，我们组织河南中医学院及第一、二、三附属医院等单位的专家、教授，根据多年的临床、教学经验，参考有关文献，编写了《中医名家辨治实录丛书》，《中医名家心脑病辨治实录》是其中之一。

　　本书以西医病名为纲，选择中医治疗有特色、有优势，治之有验，验有心得的冠心病、病毒性心肌炎、慢性心功能不全、风湿性心脏病、慢性肺源性心脏病、心律失常、高血压病、急性脑血管病、神经衰弱、帕金森病、血管性痴呆等临床常见的心脑病 11 种，依次从著名中医辨治经验和经典验案点评分析两方面进行了详细介绍。著名中医辨治经验主要选载了包括国医大师，国家第一、二、三、四批名老中医在内的现代著名中医各具特色的辨证治疗经验，藉以启发读者，扩展辨治思路。经典验案点评分析主要精选现代中医名家治疗的经典验案，每一案例均分为导读、案体和评析三部分，导读简要介绍

1

著名中医在本病案中的临证思维特点，案体详细阐述疾病的发生发展、演变以及著名中医对该病证的辨证治疗经过等，评析则着重阐明著名中医对该病证如何取舍四诊资料、如何切入辨证思路、如何把握病机、如何确定治则、如何组方用药、如何进行调护等，体现了著名中医的临证经验和独特心法。

在本书的编写过程中，参考引用了一些公开出版的著作和发表在医学杂志上的相关内容，在此向原作者表示衷心感谢。由于时间仓促，加之受临床经验的局限和学术水平的影响，书中不妥之处在所难免，敬请广大读者批评指正，以求再版时修正。

尹国有

2013 年 1 月

目　录

目 录

目 录

目　录

第一章　冠心病

冠心病即冠状动脉粥样硬化性心脏病，亦称缺血性心脏病，是指冠状动脉粥样硬化使血管腔狭窄或阻塞，或（和）因冠状动脉功能性改变（痉挛）导致心肌缺血缺氧或坏死而引起的心脏病。根据冠状动脉病变的部位、范围、血管阻塞程度以及心肌供血不足的发展速度等的不同，通常将冠心病分为无症状性心肌缺血、心绞痛、心肌梗死、缺血性心肌病和猝死五种类型，其中心绞痛和心肌梗死较为常见。心绞痛是在冠状动脉狭窄的基础上，由于心肌负荷的增加引起心肌急剧的、暂时的缺血与缺氧的临床综合征，以发作性的前胸（主要位于胸骨后部）压榨性疼痛为主要临床表现；心肌梗死是指冠状动脉突然发生完全闭塞或近乎堵塞，血流急剧减少或中断，使相应的心肌严重而持久地急性缺血致心肌缺血坏死，临床表现为持久的胸骨后剧烈疼痛、发热、白细胞计数和血清心肌坏死标记物增高以及心电图进行性改变，并可发生心律失常、休克或心力衰竭，属冠心病的严重类型，其死亡率较高。

冠心病是动脉粥样硬化导致器官病变的最常见类型，也是严重危害人民健康和生命的常见病。本病多发生于 40 岁以上的中老年人，男性多于女性，有高血压病、糖尿病、吸烟史者发病率较高，劳累、情绪激动、饱食、受寒、急性循环衰竭等为常见的诱因，随着现代社会生活方式及饮食结构的改变，其发病率有逐渐升高的趋势。在我国古代医学文献中虽无冠心病的病名，但有很多类似的记载，根据冠心病的临床表现，可将其归属于中医学"胸痹"、"真心痛"、"厥心痛"、"胸痹心痛"等的范畴，中医认为多由于年老体弱、饮食不节、情志失调、寒邪内侵诸因素的影响，致使胸阳不振，阴寒、瘀血、痰浊等痹阻心脉而发病。冠心病的辨证关键在于辨疼痛发生的部位、疼痛的性质以及疼痛的程度，并注意急性发作期和慢性缓解期的不同，发作期患者宜区分是心绞痛还是心肌梗死。本病总属本虚标实之证，辨证还当注意掌握虚实，分清标本，标实应区别寒凝、痰浊、血瘀的不同，本虚又当区分阴阳气血亏虚的不同。

冠心病属难治之病，中医治疗冠心病应本着"急则治其标，缓则治其本"的原则，在急性发作期主要是针对病情有选择地应用具有速效止痛作用的药剂，如气雾剂、丸剂、片剂、注射液等，以缓解疼痛，迅速控制病情，在慢性缓解期则宜根据辨证结果之不同选用与之相适应的治疗方法。同时在治疗中应注意标本兼顾，补中寓通，通中寓补，通补兼施，达到补正而不碍邪，祛邪而不伤正的目的。

第一节 中医名家辨治经验

一、高辉远辨治冠心病经验

高辉远认为心脏具有主神志、主阳气、主血脉等生理功能，而冠心病乃是一种老年性由"损"所致的"虚证"。或者心阳不足，或者心气虚弱，或者心血失养，或者营卫失调，有一于此，均可使心痛发作，心悸怔忡，故高氏着重以"通心阳、益心气、养心血、调营卫"为主进行治疗。但又指出，冠心病所表现的证候乃本虚标实之为病，其病有新久，虚中有实，证有兼杂，因此必须通过"辨证论治"才能达到提高疗效的目的。高氏辨证治疗冠心病主要有以下八法。

（一）养心疏肝法

养心疏肝法多用于冠心病证属心肝失调型。其表现为心绞痛，伴有善感易怒，烦躁汗出，心慌气短，舌红苔薄，脉细弦或兼促。高氏常用甘麦大枣汤加茯神、麦冬、酸枣仁、菖蒲、远志、丹参、佛手、丝瓜络等品。若气虚者加太子参；虚烦不寐者可用酸枣仁汤加味治之。

（二）通阳宣痹法

通阳宣痹法多用于冠心病证属胸阳不振、寒湿痹阻者。其表现为心绞痛，伴见胸膺痹痛或痞满，痛引左肩臂或彻背，舌质微暗，苔白腻，脉沉弦或微涩。高氏常用瓜蒌薤白桂枝汤或瓜蒌薤白半夏汤加减。

（三）养心温胆法

养心温胆法多用于冠心病证属心虚胆怯、痰湿阻络者。其表现为心绞痛，伴有头痛且胀，心慌气短，胁肋疼痛，咳吐痰涎，睡眠欠佳，多梦健忘，体态肥胖，舌尖红，苔白，脉沉细或滑。高氏常用十味温胆汤（人参、茯苓、陈皮、法半夏、枳壳、酸枣仁、远志、五味子、熟地、甘草）化裁。

（四）滋阴潜阳法

滋阴潜阳法多用于冠心病证属阴虚阳亢者。其表现为心绞痛，伴有头晕目眩，头痛目赤，肢麻或手足震颤，失眠耳鸣，心慌心烦，舌质红无苔，脉弦细数。高氏常用首乌丹加龙骨、牡蛎、石决明、菖蒲、郁金、天麻等。

（五）清热宽胸法

清热宽胸法多用于冠心病证属热陷心胸者。其表现为心绞痛，伴胸中发热，胸闷不舒，心烦口渴，心下痞按之痛，舌质红，苔薄黄，脉滑数或促。高氏常用小陷胸汤加麦冬、菖蒲、郁金、荷叶等。

（六）行气活血法

行气活血法多用于冠心病证属气滞血瘀者。其表现为心绞痛较剧烈，呈刺痛状，痛引肩背，胸闷气短，心悸怔忡，心烦少寐，舌质紫黯、边尖红，脉沉涩或结。高氏常用拈痛汤（五灵脂、当归、莪术、木香）加减，也可用丹参饮、血府逐瘀汤化裁。

（七）调和营卫法

调和营卫法多用于冠心病证属营卫失调者。其表现为心前区隐痛，伴有胸闷，心悸，怔忡，自汗盗汗，夜寐不佳，舌质淡，苔少而润，脉数或结代。高氏常用炙甘草汤、桂枝甘草汤、柏子养心汤加减。

（八）温脾益气法

温脾益气法多用于冠心病证属心脾阳虚者。其表现为形寒不泽，畏寒浮肿，舌质淡，苔白，脉弱无力。高氏常用苓桂术甘汤加味，若阴亦虚，可合用生脉散。

〔王发渭，于有山．高辉远论治冠心病经验撷菁．河南中医，1994，14（4）：227.〕

二、颜德馨辨治冠心病经验

颜德馨临床经验丰富，他论治冠心病之成因，常分为虚实两个方面，实则多责之于痰饮、瘀血、寒积、气滞，虚则多责之于心之气、血、阴、阳亏损。因此，对治则之确立也多有侧重，然又不拘于一法一方。一般而言，祛痰化饮多用瓜蒌薤白，活血化瘀则用血府逐瘀汤，寒积所致喜用附子，气滞为主则当破气，麝香首选，中成药苏合香丸、六神丸亦常用之。至于虚证，重在扶正，重视心气之作用，临床辨证根据脉率快慢而有阴阳之别，阳虚重用麻附细辛、桂枝龙牡，阴虚喜用生脉散、天王补心丹及甘麦大枣汤，阴阳两虚则选用炙甘草汤，对于虚实夹杂者则以扶正达邪、剿抚兼顾。诸法应之临床，颇有效验。

（一）瓜蒌薤白　宣痹化饮宗长沙法

心居阳位，为清旷之区，诸阳受气于胸中，故凡素体心气不足或心阳不振，或终日伏案少动，致胸阳不展，气血运行不畅者，则外寒易乘虚而入，"两寒相得"，饮凝胸中，阳气失于斡旋。颜氏常谓："阳气不到之处，即为寒饮留滞之所。"心阳不振，寒饮停滞，则痹阻心脉，胸痹、心痛之证作矣。冠心病的病机可用"阳虚阴凝"四字加以概括，所谓阳虚阴凝，即为本虚标实，本为心气不足，阳失斡旋，标乃痰饮凝滞，心脉痹阻，故临床凡见胸膺痞闷，或心痛彻背，甚则背部畏寒，舌淡苔白而润，遵《内经》"心病宜食薤"之旨，法宗仲景，以瓜蒌薤白通阳为主，选加半夏、茯苓、橘皮、枳壳、桔梗、菖蒲、郁金、降香等。其中菖蒲能引药入心经，缓解症状较为迅速。半夏则常以生用，先煎入药，常用量为10g，以加强化饮散结之力，然饮为寒邪，得温则化，得寒则凝，欲求宣痹化饮，温通心阳之药在所必用，酌加桂枝、附子等品，取"离照当空，阴霾自散"之意。

（二）血府逐瘀　宣畅气机升清降浊

心主血脉，是血液运行之主导。凡情志所伤，气机郁结，气滞日久，血流不畅，则脉络瘀滞，或久病入络，气滞血瘀，心脉瘀阻，均可发为胸痹。证见胸痛阵作，或刺痛不休，或疼痛如绞，舌紫脉涩。颜氏认为，凡见此证，活血化瘀，宣畅气机，升清降浊，为其首务，用王清任之血府逐瘀汤最为合拍，唯剂量上与一般用法恒有不同，其中柴胡、枳壳、川芎量都加大。本方由桃红四物汤合四逆散加牛膝、桔梗而成，方中用当归、川芎、桃仁、红花、赤芍活血化瘀而通脉，柴胡、桔梗与牛膝、枳壳同伍，一升一降，调畅气机，开通胸阳，行气而助活血。方中的柴胡，有人谓其性升，多舍之不用，颜氏认为柴胡配生地，既监制生地之滋腻，又抑柴胡之升散。若心痛剧烈，酌加血竭粉、三七粉和匀，每次服 1.5g，每日 3 次，或加失笑散、乳香、没药、麝香粉以开导经脉，活血定痛。血瘀较轻者则用丹参饮。因气虚气滞而致血瘀者，多见于老年或体弱病人，元气已虚，故胸中窒闷，疲倦乏力，颜氏常用扶正达邪，疏通气机的方法，认为用活血药能使症状缓解，但欲求改善心肌能力或控制其发作，须加用益气之品，才能巩固。故自拟益心汤，用葛根、川芎升发清气，用降香、决明子降浊泄气，一升一降，使清旷之区得以复原，生山楂配决明子可降脂降压，更用党参、黄芪、丹参、赤芍益气养血，增强心肌能力，恢复心脏功能，即沈金鳌所谓"补益攻伐相间并进，方为正治"。

（三）振奋心气，附子为主配伍有别

颜氏常谓："宗气贯于心脉而行气血，气虚则血滞，气盛则血行，培补宗气，可使心脉充实而血行全身，而能担此重任者，当首推附子。"或曰附子为温肾阳之药，安能补心气乎。颜氏认为仲景用通脉四逆汤治阴证厥逆，脉沉微细欲绝，取其伸发阳气，化凝复脉，本可效法。故凡见脉来虚弱，面色萎黄，胸闷心慌，心痛惊悸，则责之心气不足，治当振奋心气，附子为必用之药。一般而言，脉来缓慢，畏寒舌淡，为心之阳气不足，重用麻附细辛。本方原为《伤寒论》治太少两感之方，颜氏认为麻黄、附子皆有强心之效，细辛能止痛，其味皆辛，其性皆温，合用有同气相求之妙，合力于一处，使寒散阳复，心气振奋。临床应用又常酌加桂枝、干姜、茶树根、万年青、黄芪、党参等于处方之中。若见心悸，脉虚数，舌红，责

6

之于心之气阴不足，则加生脉散或天王补心丹以益气养阴复脉，并制约附子之燥热。其中麦冬一味有强心之功，所谓"麦冬一味，有回天之力"，颜氏最喜用之。若见心悸怔忡、自汗，则偕龙骨、牡蛎入心，重镇安神，交通心肾，又制附子上僭之性。

（四）依重后天，通常达变出奇制胜

冠心病在临床上常现心悸怔忡之症。《丹溪心法》中说："怔忡者血虚，怔忡无时，血少者多。"因此，颜氏十分重视后天之本，治病强调重视脾胃，他常援引沈金鳌所言："盖脾统四脏，脾有病，必波及之，四脏有病，亦必待养于脾，故脾气充，四脏皆赖煦育，脾气绝，四脏不能自生……凡治四脏者，安可不养脾哉。"临床喜以健脾益气养血之法应用于冠心病之治疗。常用归脾汤加琥珀、朱砂，其中琥珀能纠正心律，具有镇静催眠、养心之效。同时颜氏认为以补养脾胃调治心病须注意循序渐进，补中寓疏，要因人、因时而异，切忌蛮补只补，胶柱鼓瑟。尤以夏月之际，常用李东垣清浊益气汤治冠心病，其疗效之神速，诚匪夷所思。本方为补中益气汤去柴胡，加生脉散和苍术、泽泻、楂曲、葛根、黄柏而成，方以补中益气汤补气健脾，合生脉散益气复脉，佐黄柏、苍术清暑化湿。东垣云："夏月服生脉散加黄芪、甘草，令人气力涌出"，可见本方治心病之奥义。

〔吕立青. 颜德馨治疗冠心病经验. 湖北中医杂志，1989，（2）：2.〕

三、高咏江辨治冠心病经验

高咏江认为冠心病"乃本虚标实之证，率以年老体弱者为多，复以不善摄生，而致脏腑功能失调，心脉痹阻不通，发为心痛之证"。在治疗上主张标本兼顾，辨证与辨病结合，他根据本病因心脉痹阻而致心痛的病理特点，恒用自拟验方"通脉散"通脉定痛，急治其标。通脉散药物组成为：沉香、檀香、制乳香、三七各等份。上四味研末，过筛备用，每服3~6g，汤水冲服。方中制乳香、三七活血通脉，沉香、檀香芳香定痛，全方合奏通脉定痛之功，乃治疗冠心病心绞痛的良方。高氏本着"因人制宜"的原则，临证将冠心病分为5类7型，即气、血、寒、痰、食五类和气虚、气滞、血虚、血瘀、寒凝、痰阻、食滞7型进行辨证治疗。

（一）气虚

本类病人心绞痛，每因劳累而诱发。临床多伴有面色㿠白、头昏、心悸、气短、纳差、舌边有齿印、脉微弱或结代等心脾气虚证。高氏认为气为血帅，血脉通畅有赖气的推动作用，气虚则鼓动无力，血脉瘀阻，心失所养而发心痛。治疗多用归脾汤加减煎汤，冲服"通脉散"。二方合奏补气养心，通脉定痛之功。

（二）气滞

本类病人心绞痛，每因情志不遂而发作。临床表现为心痛连胁，胸闷叹息，脉弦或沉弦等肝郁气滞证。正如《素问·脏气法时论》所云："心病者，胸中痛，胁支满，胁下痛。"清·陈士铎在《石室秘录》中亦云："肝旺则心亦旺。"说明心与肝在生理病理上有密切联系。高氏认为肝气通则心气和，肝气郁则心气滞，血脉阻而发为心痛之证。临床每用逍遥散加减煎汤，冲服"通脉散"治之。二方合奏疏肝解郁，通脉止痛之功。

（三）血虚

本类病人心绞痛，每于夜间或休息时发作。高氏认为人动则血运以营养脏腑经脉，人静则血聚以养肝，以致心脉缺血，不能荣心，则心痛作矣。临床多伴有面色无华，头晕眼花，心悸失眠，手臂麻木，舌质淡，脉细弱或结代等营血亏虚证。治疗选用自拟验方补血六君汤，方药组成为黄芪、当归、丹参、熟地、阿胶（烊化）、枸杞子等。

（四）血瘀

高氏对叶天士"久病入络"之说颇多推崇，他根据冠心病病程较长的特点，认为本病初为气滞在经，缠绵日久，血络之中，必有凝瘀，瘀甚则血脉闭阻，不通则痛。临床可见心前区或胸骨后剧痛，甚则如针刺样，痛点每次发作固定不移，伴心烦，胸闷，唇甲青紫，舌紫黯，舌下静脉瘀紫，脉沉弦或涩等血瘀络阻证。治疗喜用血府逐瘀汤水煎，冲服"通脉散"。二方合奏化瘀通脉之效。

（五）寒凝

本类病人心绞痛，每因感寒而发。临床多见心痛彻胸连背，手足厥冷，舌青紫苔白，脉沉紧或涩等寒凝脉阻证。高氏根据《内经》"诸寒收引，皆属于肾"之说，认为本类病人多元阳衰微，脏腑虚寒，致风冷邪气逆乘于心，胸阳不得舒展，血脉痹阻，发为心痛。非辛热重剂不能温阳散寒，通达血脉。治疗多用重剂麻黄附子细辛汤合二仙汤加味水煎，一般熟附子（先煎）可用至30g，细辛可用至9g，冲服"通脉散"。二方合奏温阳散寒，通脉镇痛之功效。

（六）痰阻

《玉机微义》中说："痰之为患，或心下如停冰铁，心气冷痛。"高氏根据前贤的经验，认为痰浊痹阻胸阳，心脉失其温煦亦是导致心痛的重要因素。他说："其人中阳素虚，脾失健运，滋生痰浊，上泛胸中，痹阻胸阳，心脉失煦，而发心下冷痛。"临床除见心下冷痛、胸闷心悸外，还伴有纳差、恶心呕吐、苔厚腻等痰浊中阻之症状。治疗上认为关键在于温脾豁痰，他说："脾温上健，斡旋有力，升降得宜，则清阳腾胸，痰浊自降，胸阳振奋，心脉畅达，何心痛之有？"临床每用自拟验方温脾豁痰汤（瓜蒌、薤白、姜半夏、陈皮、白芥子、苏子、茯苓、白术、桂枝、干姜、吴茱萸、远志）水煎取汁冲服"通脉散"治之。

（七）食滞

唐代孙思邈《千金要方》中有"食心痛"的记载，高氏认为饮食自倍，损伤脾胃，以致食滞中焦，不能化生营血，充养心脉，而发为心痛之证。正如《症因脉治·胸痹》中所言："胸痹之因，饮食不节，饥饱损伤"，以致"中焦混浊，则闭食闷痛之症作矣"。临床可见心绞痛，每因过量饱餐而诱发，除表现为心胸闷痛外，尚可见胸满拒按、嗳腐恶食、苔垢浊、脉滑实等食滞中焦的症状。治疗用保和丸加减，根据食滞轻重，轻则加木香、砂仁行气消食，重则用熟牵牛荡积除滞，冲服"通脉散"。二方合奏化滞通脉之功。

〔单书健，陈子华．古今名医临证金鉴·胸痹心痛卷．北京：中国中医药出版社，1999．〕

四、李士懋辨治冠心病经验

李士懋治疗冠心病，经验独到，他重视四诊合参，以脉统证，治遵经方，取得了患者症状改善或消失，心电图好转或恢复正常的良好疗效。

（一）以脉统证

冠心病有虚有实，实证见痰饮、气滞、火热、血瘀、寒凝等，虚证可见心气虚、心阳虚、心血虚、心阴虚等，虚实夹杂者更为多见，如阳虚兼痰饮、寒凝和血瘀等。临床表现有胸闷、胸痛、胸痛掣背、背痛掣心、短气等，患者症状各异，皆依脉之不同加以辨析。在整个治疗过程中，李氏始终以脉为基准，脉变则方变，即使患者自觉症状虽消失，仍要以脉是否正常来确定是否继续服药。

1. **以脉定虚实** 脉沉取有力为实证，脉沉取无力为虚证，虚则补之，实则泻之，因证施药，是治疗冠心病的关键。

2. **以脉定证型** 如脉滑数有力，虽伴心慌、气短，仍治以清化痰热，选用小陷胸汤或导痰汤；脉弦实属气滞者，以四逆散疏肝理气，甚则选用血府逐瘀汤；脉沉细无力属血虚者，予当归四逆汤；脉沉弦细、弦缓属饮证者，予苓桂术甘汤、小青龙汤等加减温阳化饮；脉弦细数无力或结代、舌红少苔者属心气阴两虚，予炙甘草汤益气养阴复脉；脉弦大而空，阴不制阳者，常用三甲复脉汤加减滋阴潜阳；同时寸滑则化痰，寸沉无力则补气升阳。

3. **三关定脏腑** 脉沉无力，然寸沉尤甚者，此心气大虚之证，加用生黄芪；在关部和尺部有异常变化者，要考虑因他脏而病及于心，例如虽病位在心，但关脉滑数而有力者，需清化阳明之痰热；尺脉沉不足，肾阳虚而致心阳虚，重用炮附子；脉弦细数或尺脉细数，肝肾阴虚而致心阴虚者，加用山茱萸；尺沉紧涩者，用麻黄、附子、细辛类温散少阴之寒邪；又有脉弦虚，证属肝阳虚者，以乌梅丸温肝。脉见寸沉微、尺弦者或弦紧无力者或脉沉迟无力者，常以温补心肾，兼以活血利水治疗。

（二）治遵经方

冠心病与《金匮要略》的"胸痹心痛短气"病证相似，心肾阳虚的病机变化又与《伤寒论》中论及阳气的虚衰变化一致，因此，李氏治疗多从仲景经方。如痰浊痹阻胸阳用瓜蒌薤白半夏汤，胸痹心中痞用枳实薤白桂枝汤，以饮为主用茯苓杏仁甘草汤、橘枳姜汤、桂枝生姜枳实汤，心阳虚胸痛用薏苡附子散，阳虚寒凝用乌头赤石脂丸。附子常用炮附子，用量为8~10g，逐渐加量，甚则至25~30g，乌头用量为5~10g。在散寒通阳时，患者有的出现药后水样便，胸痛渐得缓解。对于外寒内饮痹阻胸阳者，则用小青龙汤，寒饮散而胸闷胸痛好转。

其他如桂枝甘草汤、桂枝甘草龙骨牡蛎，以及治肾阳虚水泛之干姜附子汤、茯苓四逆汤、真武汤、附子汤等，均为李氏常用的方剂。又如心气阴两虚，伴心动悸、脉结代，用炙甘草汤；肾阴虚心火旺，用黄连阿胶汤；心中痛热，脉虚弦，用乌梅丸。辨证准确，则效如桴鼓。另外，因痰浊者，常合五子涤痰汤（葶苈子、紫苏子、白芥子、炒莱菔子、皂角子）；因瘀血痹阻者，加桃仁、红花、生蒲黄、赤芍、丹参、泽兰；痹阻重疼痛甚者，加虫药通络，如蜈蚣、地龙、水蛭、炮穿山甲、炙鳖甲、全蝎等。

〔张再康．李士懋治疗冠心病经验．中医杂志，2005，46（7）：499.〕

五、邓铁涛辨治冠心病经验

邓铁涛认为冠心病是一个本虚标实之证，正虚（心气虚和心阴虚）是本病的内因，痰与瘀是本病继发因素。气虚、阴虚、痰浊、血瘀构成了冠心病病机的四个主要环节。一般的冠心病以气虚（阳虚）而兼痰浊者为多见，当疾病到了中后期，或心肌梗死的患者，则以心阳（阴）虚兼血瘀或兼痰瘀为多见。在本病的治疗上，邓氏强调以心脾相关理论做指导，临床上运用调脾护心、补气除痰法治疗冠心病，取得了较好的疗效。

（一）心脾相关，痰瘀相关

人体以五脏为核心，以五脏间的生理病理联系为疾病发生发展及表现的内在基础，每一种疾病都是五脏相关的局部体现。同样，冠心病的病位主在心，病变为心脏、血脉，气血阴阳失调，痰瘀痹阻，而与其他四脏生理病理及病症的密切相关是从五脏相关学说论治冠心病的基础，其中脾胃与冠心病的发病、病证及治疗其相关。邓氏指出，冠心病从脾胃论治的病因病机主要体现于心脾相关、痰瘀相关。

1. 气血运行失和 气血的正常运行有赖于诸脏腑间相互协调的作用，脾胃作为后天之本，气血生化之源，其功能的失调可对气血运行造成直接影响。心主血脉，血行脉中，虽由心气推动，但究其动力则在于宗气所为。"荣气不能自动，心籍宗气之力以运之。"宗气的充沛则赖于脾胃的功能正常。《灵枢·邪客》中说："五谷入于胃也，其糟粕、津液、宗气分为三隧，故宗气积于胸中，出于喉咙，以贯心脉而行呼吸焉。"李东垣说："夫饮食入胃，阳气上行，津液与气，入于心，贯于肺，充实皮毛，散于百脉。"这不但说明了宗气具有"贯心脉"推动血液循环的重要功能，还明确指出了宗气与中焦脾胃的密切关系。若脾胃失调，运化无权，则宗气匮乏，推动无力，轻则血运不畅，重则"宗气不下，脉中之血，凝而留止"心脉滞涩不通，则胸闷、胸痛、憋气等症随之而起。

心血的充盈是维持正常血液循环的基础，但心血却又靠脾胃的供应。《灵枢·决气》中说："中焦受气取汁，变化而赤，是谓血。"《明医指掌》中说："血者，水谷之精也，生化于脾，总统于心。"唐容川则说："食气入胃，脾经化汁上奉心火，心火得之，变化而赤，是之谓血。"正常情况下，胃约脾运，心血充盈，在宗气的推动下运行全身，若脾胃功能失职，化源不足，血不养心，必致心脉不利，从而出现惊悸、怔忡以致胸痹、心痛等病证。

2. 痰瘀相关 饮食失调导致脾胃损伤是胸痹发生的关键

因素，这一点在当今社会尤为突出。随着生活水平的提高，人们的膳食结构发生很大的变化，膏粱厚味在食品中的比重不断增加，过嗜茶酒，肥甘无度之人随处可见。但是膏粱之品消化不易，肥甘之物助湿生痰，过嗜茶酒，则水湿停蕴。随着冰箱冰柜的普及，各种冷饮凉食，已成为人们日常生活中不可或缺之品，然生冷寒凉之物，刺激肠胃，困遏脾阳，过嗜之极易导致中土失健，脾阳不运。随着社会的变革，人们的生活节奏加快，饮食失节，饥饱无常之人增多。然而"脾立信"，"食贵有节"，有节制、节律地进食，能使脾胃保持"更虚更实"的生理状态，饮食自倍或过度饥饿及餐次餐时无规律，都能损伤脾胃，使运化失司。脾胃损伤，一方面使气血津液生化乏源，中气衰弱则心气亦因之不足，心气不足则无力推动血运，致脉道迟滞不畅，气虚不能自护则心悸动而不宁。气虚日久，可致心阳虚弱，阳虚则寒邪易乘，津血不足则不能上奉心脉，使心血虚少，久则脉络瘀阻。另一方面，脾主运化，脾胃损伤则运化迟滞，脾蕴生湿，湿浊弥漫，上蒙胸阳致胸阳不展，胸闷、气短乃作，湿浊凝聚为痰，痰浊上犯，阻滞胸阳，闭涩心脉，则胸痹疼痛乃生。胸痹之形成，首先因于脾胃之损伤，气血生化不足；其次乃因湿邪痰浊内蕴，复因心脏正虚不能自护而上犯于心。正如喻嘉言所说："胸中阳气，如离照当空，旷然无外，设地气一上，则窒塞有加，故在胸痹者，阳气不用，阴气上逆候也。"胸痹之病，纯属正虚者病较轻，湿邪蒙蔽者次之，痰浊痹阻者为重，痰瘀合邪者最危。胸痹之病，正虚为本，邪实为标，正虚责之于脾胃、气血，邪实责之于湿邪痰浊。瘀血内停并非胸痹之兆端，瘀血本不自生，乃因于正虚邪犯，然后成瘀。治胸痹，化瘀固然需要，但更重要的是治病求本，防微杜渐。治瘀血形成之因，则应化湿祛痰，治痰湿形成之因，则应调理脾胃。

邓氏认为，心阴心阳亏损内虚是冠心病的内因，为本，痰与瘀构成冠心病的继续发展，为标。痰与瘀在辨证上属实，故冠心病是标实而本虚之证。如尤在泾在《金匮要略心典》中说："阳痹之处，必有痰浊阻其间耳。"痰瘀相关是冠心病的重要病因病机及辨证分型的依据。痰指痰浊，是人体津液不归正化的病理产物，瘀指瘀血，是人体血运不畅或离经之血着而不去的病理产物。痰和瘀是两种不同的物质和致病因素，二者虽然不同，但流异而源同，都是人体津血运化失常的病理反映。在《内经》中已将痰饮列为胸痹心痛的病因，如《素问·至真要大论》中说："民病饮积，心痛。"《金匮要略》不仅把本证的病因病机归纳为"阳微阴弦"，而且在治疗上根据不同证候，创立了瓜蒌薤白半夏汤、瓜蒌薤白白酒汤等方剂，观其方多以化痰通阳宣痹为法而制，此为临床从痰瘀论治冠心病奠定了基础。

3. **脏腑功能失常** 脾胃为气机升降的枢纽，脾脏清阳之气主升，脾气一升，则肝气随之而升发，肾水随之气化，脾气升而水谷精微转于肺脏而敷布周身。胃的浊阴之气主降，胃气降则糟粕得以下行，胃气降则肺气可以随之肃降，心火随之下潜，心肾得以相交。脾胃居于中央以运四旁，脾胃与心脏密切相关，脾胃经脉和心脏直接相联系，经脉上通于心。脾之支脉注心中，胃之在络出于左乳下，足阳明之正上通于心，足太阴之筋散于胸中，手太阳小肠经络抵胃属小肠，经络的连属是脾胃与心息息相关的基础。在此基础上，脾胃转输水谷精微，化生气血，升清降浊，与心相联系。脾胃健，则心之气血充盛，心火下交，肾水上升，水火调顺。脾脏居于中央，其升降功能是人体气机活动的枢纽，如肝之升发，肺之肃降，心火之下降，肾水之上升，无不需要脾胃的配合。脾胃又为后天之本，其他脏腑的功能活动，有赖于脾胃化生的水谷精微的营养，因此，脾胃病变可影响其他脏腑而共同导致冠心病的发生。结合冠心病患者的临床特点，脾胃失调除直接影响心脏之外，多是涉及到肝、肾两脏。"木赖土荣"，脾胃气机不利，可致肝之疏泄失职，加重影响气血紊乱，临床上多见于冠心病的早期；"土能制水"，肾精又靠后天之精的不断补充，故脾胃不健，运化无权，久之可波及到肾，不但加重了原来的病情，又可产生新的病变，临床上多见于冠心病的后期。总之，在脾胃失调的基础上继发的脏腑功能失常，更加重了整体气血阴阳的失衡，均可直接或间接地对冠心病造成影响。

（二）辨证以虚实为纲

邓氏指出，辨胸痹应抓住虚、实两端，虚证应辨在气在血，实证当辨属湿属痰。气虚之证，多见胸痛隐隐，时作时止，体劳则易发，伴心悸、短气，动则喘息，倦怠乏力，纳差食少，面色萎黄，易汗出，脉沉细；气虚日久，伤及阳气，则为阳虚，多兼见面色㿠白，畏寒肢冷，着衣向火则症减，食冷着凉则加重，甚则表现为感寒后猝然胸痛，脉见沉细微或迟涩；血虚之证，多见胸部隐隐而痛，夜间及劳心后易发，心悸怔忡，头晕目眩，多梦失眠，唇甲色淡，脉沉细涩滞或结代；若血虚日久，阴血俱伤，则兼见心烦不宁，夜间烦热盗汗，口干咽燥，舌质红，脉细数；湿邪内蕴者，多见胸部痞闷而痛，阴雨天加重，伴脘痞纳呆，口粘恶心，头昏沉重，四肢困倦，便粘不爽，小便混浊，舌苔白腻，脉濡缓；如湿蕴化热，则为湿热内蕴，多兼有口苦而粘，口干不欲饮，小便黄，舌苔黄腻；痰浊痹阻者，多见胸部窒闷而痛，或胸痛彻背，背痛彻心，饱食或过食肥甘厚味后易发，兼见胸憋闷气，咳喘痰多，咯出不爽，脉多沉伏或弦滑；气虚血少、痰浊湿邪都可导致瘀血的产生，前者多为血行迟滞，瘀阻生瘀，后者多因痰浊湿邪阻滞脉道，闭而生瘀，无论何种机理，凡兼瘀血者，多兼见胸部刺痛，固定不移，舌黯滞或有瘀斑，舌下青筋显露，脉涩而不畅，综上所述，辨胸痹应明辨疼痛的程度、性质、诱因及兼症。一般来说，虚证胸痹疼痛程度较轻，性质多为隐痛，劳累（体劳及劳心）后易发，休息后可缓解，患者自身容易控制，并兼见诸般不足之象。实证胸痹，疼痛程度较重，性质多为闷痛、窒痛、刺痛、绞痛，阴雨天、饱食及感寒后易发，其发作不易控制，休息后不能立即缓解，多兼见各种邪实之症状。

（三）调脾护心，益气除痰

邓氏对数百例冠心病病人作调查发现，大多数患者都有心悸气短、胸闷、善太息、精神差，舌胖嫩、舌边见齿印，脉弱或虚大等气虚的证候；或同时兼有舌苔浊腻，脉滑或弦，以及肢体困倦、胸闷痛或有压迫感等痰浊的外候。故此，邓氏认为广东人体质较之北方人略有不同，岭南土卑地薄，气候潮湿，冠心病人以气虚痰浊型多见。从病因来看，患者多因恣食膏粱厚味，劳逸不当，忧思伤脾，使正气虚耗，或年老体衰，脏气亏虚，致脾胃运化失司，聚湿成痰，形成气虚痰浊，可见"心痛者，脉不通"，不单是血瘀为患，而痰浊闭塞也是其主要的病理机制。基于上述认识，邓氏提出"痰瘀相关"论，认为痰是瘀的初期阶段，瘀是痰的进一步发展。此外，邓氏还认为气滞可导致血瘀，气虚亦可致瘀。现代血流动力学认为血液的推动力对流速流量的影响是一个重要因素，与中医所说的气的作用很相似，这就从另一角度提示我们，治瘀可通过益气行血之法加以解决，寓通瘀于补气之中。

冠心病的本虚，心虚为主，以全身之虚、五脏六腑功能不足和失调为背景。就心气虚而言，则与脾的关系甚大，心气虚主要表现其主血脉的功能低下，而要提高其功能，则有赖于气与血对心的濡养。脾为后天之本，气血生化之源，脾主升运，能升腾清阳，从根本上起到益气养心之效，故邓氏强调补益心气重在健脾。此外，脾胃健运，则湿不聚，痰难成，亦为除痰打下基础。除痰法在治疗冠心病的过程中是一种通法，是针对标实而设的，通过除痰可以通阳，有利于心阳的恢复，这又有寓补于通之意。补法与通法是治疗冠心病不可分割的两大原则，临床使用先通后补，或先补后通，通多补少，或补多通少，或一通一补，通补兼施，均应根据冠心病的各个类型，视具体情况权衡而定。

治疗冠心病心绞痛属气虚痰浊者，邓氏喜用温胆汤加减，药用橘红6g，法半夏10g，茯苓12g，甘草5g，枳壳6g，竹茹10g，党参15g，丹参12g，豨莶草10g。方中党参补气扶正，丹参活血化瘀，温胆汤除痰利气，条达气机。邓氏使用该方时，喜用橘红代陈皮，以加强开胸之力；轻用竹茹，不在清热，意在除烦宁心，降逆消痞；用枳壳代枳实，意在宽中又防枳实破气伤正。因本病是标实本虚之证，只顾通阳，并非久宜，故加参益气固本，标本同治，不但补益了心气，而且可使"气顺则一身津液亦随气而顺矣"。该方用党参一般不超过15~18g，多用反致补滞，不利于豁痰通瘀。脾气虚弱可合四君子汤，气虚明显加黄芪、五爪龙，或吉林参6g另炖，或嚼服人参5克；兼阴虚不足可合生脉散；如心痛明显，可合失笑散或三七粉冲服；兼高血压加草决明、珍珠母，兼高脂血症加山楂、何首乌、麦芽；兼肾阳虚加淫羊藿；兼血虚者加黄精、桑寄生、鸡血藤。

〔吴焕林，林晓忠，邹旭．邓铁涛治疗冠心病临床经验探析．辽宁中医学院学报，2005，7（4）：312．〕

六、张学文辨治冠心病经验

张学文在长期的临床实践中，对冠心病的中医治疗积累了丰富的经验，他认为冠心病的中医病机主要是正虚、痰瘀阻滞心脉，治疗以益气宽胸通痹为原则，临床分为痰浊痹阻、气滞血瘀、阳虚寒凝、气阴两虚 4 类证候进行论治，取得了较好的疗效。

（一）病机责之虚与滞

冠心病患者多在 40 岁以上，西医病理主要是冠状动脉粥样硬化，临床表现主要是突然阵发性前胸胸闷或疼痛，并可放射至左肩及左上肢，并沿前臂内侧直达小指和无名指，发作时面色苍白、表情焦虑或烦躁、心悸、心慌、短气，疼痛剧烈时可伴冷汗。西医认为本病发作是因为冠状动脉粥样硬化而致管腔闭塞或痉挛，猝然引起心肌缺血、缺氧所致。张氏认为本病主要表现在 3 个方面：一是发病原因复杂，是饮食、情志、吸烟等多因素综合作用导致的，病机复杂，起病隐匿，从血脉受损开始到出现心痛有一个较长缓解的病理演变过程，属于慢性疾病；二是心痛发作却又常因情志、饮食、受寒、劳累等因素的影响而突然出现，易反复发作和演变成厥证；三是心痛、胸闷等症状易改善，但血脉病变不易改善，难以逆转。

对于本病的认识，张氏通过详细的研究，认为属中医"胸痹"、"心痛"的范畴，中医的认识与西医的认识基本相似。诚如《灵枢·经脉》中指出："手少阴（心）气绝则脉不通，脉不通则血不流。"《灵枢·五邪》云："邪在心，则病心痛。"《灵枢·厥论》中说："真心痛，手足青至节，心痛甚，旦发夕死。"《素问·藏气法时论》则有"心痛者，胸中痛，胁下痛，肩背胛间痛，两臂内痛"的论述。张氏认为，本病其核心病理是血脉瘀滞，引起血脉瘀滞的病因虽然复杂，但主要是虚与痰。本病常发生在 40 岁以后，此时脏腑功能开始衰退，宗气生化不足，从而心脉灌注不足，胸阳不振，血液运行无力，血脉瘀滞。长期过食肥甘厚味、过食咸味，则损伤脏腑，尤其是脾胃受损，导致运化失常，清气不升，浊气不降，津液内停，聚而为痰，壅塞心脉，痹遏胸阳，从而脉道不通，气血瘀滞。《灵枢·口问》云："悲哀愁忧则心动。"长期情志妄动，七情过激，或受寒，或劳累过度，损伤气机，导致气血逆乱，心脉失畅，血脉瘀滞。烟为辛燥之品，烟雾为浊气，长期吸烟则不仅浊气内入，壅塞胸中血脉，而且燥可伤津而使血脉失润，导致胸阳痹阻、血脉涩滞。心主血脉，心脉瘀滞则一身失养，机能衰退，是为虚，故本病是虚实夹杂之证。

（二）治以益气宽胸通痹为总则，察兼夹，调五脏

基于冠心病血脉痹阻，虚实夹杂的中医病机，张氏主张临床治疗要以益心宽胸通痹为治疗总则。益心要辨阴阳气血之偏颇，心气不足者常劳累后发作，多短气、心悸心慌、脉细弱，常用人参、黄芪；心阳不振、阳气虚弱者，常受寒易发作，多畏寒、手足厥冷、唇甲青紫，常用附子、桂枝；心阴不足者，多与吸烟有关，常心烦、口干咽燥、失眠多梦、舌红少津、脉细数，常用西洋参、麦冬、五味子；心血不足者，多心悸心慌、面色无华、唇舌淡白、脉细或涩或结代，常用鸡血藤、当归、地黄。宽胸主要是理气散滞，常用芳香类之薤白、香附、降香、檀香、柴胡、郁金。通痹要分别痰和瘀，痰阻者多与过食肥厚、咸味有关，常胸闷、时有眩晕，常用半夏、菖蒲、瓜蒌、胆南星，同时要注意通过健脾和胃以化痰。瘀阻者常疼痛剧烈或刺痛、唇甲青紫、舌有瘀斑或瘀点、脉细涩，常用丹参、葛根、延胡索、三七、桃仁、赤芍、川芎。

中医认为脏腑相关，由于冠心病系慢性疾病，心脉瘀滞后可导致全身血液供应发生改变，导致诸脏腑发生相应病理变化。故《灵枢·厥论》论心痛分为肾心痛、肝心痛、脾心痛、胃心痛、肺心痛。张氏继承传统，临床重视察其兼夹，兼调五脏，认为因情志诱发者须调肝，用柴胡、郁金。过食肥甘者须健脾和胃化浊，用生山楂。阳虚者须调肾，用附子。若实验室

检查提示高脂血症者当注意降血脂，用生山楂、菊花、莱菔子。冠心病是慢性疾病，张氏认为心痛发作时常是标急之证，当以宽胸通痹、散滞止痛为主，疼痛缓解后以标本同治，临床分为4类证候与变证进行治疗。

1. 痰浊痹阻型　多见于肥胖之人，临床表现以胸闷如窒为主，闷重而痛轻，或痛引肩背，短气喘促，肢体沉重，舌胖、苔浊腻或厚腻，脉滑。治以通阳散结，宽胸活血为法，方用宽胸通痹汤加减。处方：瓜蒌15g，丹参15g，生山楂15g，炒酸枣仁15g，鹿衔草15g，薤白10g，降香10g，麦冬10g，川芎10g，赤芍10g，桂枝6g，三七粉（冲服）3g。痰浊化热者，舌红苔黄腻、脉滑数，去桂枝，重用瓜蒌，加黄连、胆南星。胸阳不振而痰阻，舌暗淡、苔厚白腻，脉沉，加附子、干姜。气虚痰阻者，兼见神疲乏力、少气懒言，加人参、白术。兼肾阳虚者怕冷、四肢不温、下肢浮肿，重用桂枝，加附子、茯苓。刺痛加桃仁、红花、琥珀，失眠加夜交藤，舌暗加葛根。

2. 气滞血瘀型　多见于心情抑郁者，临床表现以胸痛心痛为主，疼痛以刺痛为主，部位固定，夜间多发，或心悸，或胁胀，短气，舌暗或紫暗有瘀斑、瘀点，舌下脉络紫曲怒张，脉弦涩或结代。治以通络行气，活血化瘀为法。对于本型，当今医者大数用冠心Ⅱ号（丹参、赤芍各15g，川芎、红花各10g，降香6g）加减。张氏认为，此方活血化瘀之力较强，但较单纯，由于冠心病存在心血不足之内在本质，须加入养血之品，以防化瘀猛峻而伤血、耗血。他临床常用血府逐瘀汤加减。处方：当归15g，桃仁12g，红花10g，生地10g，赤芍10g，柴胡10g，川芎10g，牛膝10g，桔梗15g，枳壳6g，甘草3g。兼痰浊者胸闷，舌苔浊腻，加瓜蒌、半夏、生山楂；兼阴虚者心悸心烦、失眠多梦，加鸡血藤、麦冬、五味子、酸枣仁、柏子仁；兼阳虚者面色白、手足冷，加附子、桂枝、干姜、薤白。肾阳虚者，下肢浮肿、喘促不能平卧，用真武汤加减。若疼痛剧烈，舌下含服冠心苏合香丸，静脉滴注丹参注射液。

3. 阳虚寒凝型　临床表现以胸痛、心悸、畏寒、汗出、肢冷、脉沉细为主。阳虚为主者，胸闷短气、腰酸乏力、面色苍白、唇甲淡白或青紫，舌淡白或紫黯；寒凝为主者，心痛彻背、遇寒加重，手足厥冷。治以温阳通痹为主。阳虚为主者益气温阳、散寒通络，方用人参汤合参附汤加减。处方：人参15g，白术15g，制附子（先煎）10g，干姜6g，甘草5g。寒凝为主者，辛温通阳、宣痹散寒，方用瓜蒌薤白白酒汤加桂枝、附子、檀香、枳实。重证常疼痛剧烈、大汗、面色灰暗、唇甲青紫、四肢厥冷、脉微欲绝，当回阳救逆，含服冠心苏合香丸，静脉滴注参附注射液，汤剂用乌头赤石脂丸合苏合香丸。

4. 气阴两虚型　临床表现为胸闷隐痛、心悸、气短，时发时止，倦怠乏力，头晕目眩，面色少华，偏气虚者舌淡、脉细无力或结代，偏阴虚者失眠多梦、心烦不安、舌红少津少苔、脉细数或结代。治以益气养阴、养血活血为主，方用生脉散合炙甘草汤加减。处方：西洋参10g，五味子10g，桂枝10g，麦冬15g，生地15g，丹参15g，生山楂15g，炙甘草6g，三七粉（冲服）3g。心烦失眠加酸枣仁、远志；偏气虚者加黄芪；偏阴虚者加酸枣仁、柏子仁、玄参；肝肾不足者加杜仲、桑寄生。若心痛甚，大汗淋漓、面色苍白、呼吸细微、脉微欲绝，当益气救逆，舌下含服冠心苏合香丸，静脉滴注生脉注射液。若兼痰浊，舌苔腻，加瓜蒌、薤白。

诚然，因冠心病表现复杂，张氏认为以上证型常可夹杂出现，必须抓住主要证候，灵活辨治，方能取得好的疗效。

5. 变证　冠心病的变证主要是心厥，是本病之最严重的阶段，失治误治，则病情恶化，生命殆尽。临床表现为剧烈疼痛难忍，烦躁不安，极度焦虑，面色灰白、口唇紫绀，四肢厥冷、肌肤湿冷、大汗淋漓，脉微欲绝。治以益气救逆、回阳固脱为法，急用冠心苏合香丸、速效救心丸含服，以生脉注射液或参附注射液静脉滴注，汤剂用生脉散合参附龙牡汤加减，待厥逆纠正后再随症施治。

〔刘绪银．益气宽胸通痹治疗冠心病——国医大师张学文治疗心系疾病经验．中医药导报，2011，17（8）：1.〕

第二节　经典验案点评分析

一、李振华治疗冠心病案

导读：痰湿浊邪盘踞，胸阳失展，阻滞脉络，发为胸痹。痰湿阻滞之胸痹（冠心病心绞痛），治宜健脾化湿，通阳宣痹，方选瓜蒌薤白桂枝汤加减，并注意痰浊与血瘀常同时并见。

案体：孙某，男，47 岁，2005 年 7 月 9 日初诊。患者 1 年前开始出现间断性胸部憋闷、气短等，因心前区憋闷疼痛难忍，于郑州大学一附院住院治疗，诊断为冠心病。由于疼痛时间及程度呈加重之势，行心脏支架手术（PCI），同年因心绞痛复发，住院行第二次心脏支架手术（PCI），术后心绞痛等症状好转，血压控制在 120/80mmHg 左右。近半年来又出现胸闷气短，且有加重趋势，现患者胸闷气短，活动后或因情绪变化而加重，口干不欲多饮，饮食、二便正常，查其形体肥胖，面色萎黄，舌质淡，舌体稍胖大，边有齿痕，苔薄白，脉弦滑。临床诊断为痰湿阻滞之胸痹（心绞痛），治以健脾化湿，通阳宣痹为法，方拟瓜蒌薤白桂枝汤加减。处方：瓜蒌 18g，薤白 10g，檀香 10g，丹参 18g，白蔻仁 10g，荷叶 20g，泽泻 18g，白术 10g，茯苓 12g，陈皮 10g，半夏 10g，香附 10g，砂仁 10g，厚朴 10g，西茴 10g，乌药 10g，桂枝 5g，白芍 10g，枳壳 10g，木香 6g，郁金 10g，节菖蒲 10g，甘草 3g。取 21 剂，水煎服。二诊时患者自述药后气短明显改善，但仍有乏力，咳痰，色白量多，查舌体胖大，苔白腻，效不更方，继用上方，并加川芎以助丹参活血之功，给予草决明润肠，取 30 剂，水煎服。三诊时患者胸部不适消失，大便可，湿邪渐去，气机较前通畅，前方去荷叶、薤白、草决明，加佛手、丝瓜络、人参以增强补气活血通络之功，巩固疗效，循方继进。

〔贺兴东，翁维良，姚乃礼．当代名老中医典型医案集·内科分册．北京：人民卫生出版社，2009.〕

评析：胸痹（冠心病心绞痛）证属痰湿阻滞者，治以通阳化湿，豁痰开结之法，可获良效。冠心病属中医胸痹之范畴，其病位主在心，与肝、脾、肾三脏功效失调密切相关，病理变化复杂多样，但主要为本虚标实，虚实夹杂。心脏支架手术可改善心肌缺血，但若术后忘忽整体，病易于复发。根据患者年龄、体质、病史，本案属痰湿阻滞型胸痹，故治用通阳化湿，豁痰开结之法。方中用瓜蒌、薤白、檀香、桂枝以通阳散结，行气止痛；白术、茯苓、泽泻、甘草健脾利湿，加陈皮、半夏、香附、砂仁可在健脾的基础上达兼化痰湿、理气止痛之功；白蔻仁、荷叶、节菖蒲化湿醒脾；郁金配白芍疏肝、柔肝，行气缓急止痛；西茴、乌药、木香、川朴、枳壳行气止痛；病久多有瘀血之象，配合丹参以活血止痛。全方配伍，共收健脾化湿祛痰，通阳散结，行气活血止痛之功，达到标本兼治之目的。

二、马跃红治疗冠心病案

导读：每因劳累而发作，痛势隐隐，时作时止，心悸气短，中医辨证属中气不足、气虚血瘀之胸痹（冠心病），其治疗当以健脾益气养心，活血化瘀止痛为法，方用归脾汤加减。

案体：赵某，女，58岁，1997年10月5日就诊。患者自述4年前因时感胸闷、憋气、胸背发紧，西医诊断为冠心病。平时一直服用异山梨酯、长效硝苯地平等治疗，近2年来每因劳累而致心前区憋痛频繁，痛势隐隐，时作时止，并伴有心悸气短，纳呆食少，多梦少寐，查心电图显示 ST-T 段改变，心肌缺血，舌苔薄白，脉沉细，服西药未见明显疗效。中医诊断为胸痹心痛，辨证属中气不足，气虚血瘀，给予归脾汤加减治疗。处方：党参10g，黄芪10g，白术10g，茯苓10g，木香5g，远志15g，当归10g，白芍15g，川芎10g，酸枣仁15g，丹参30g，三七粉（冲服）2g，甘草6g，大枣10g。日1剂，水煎服。连服7剂，心前区憋痛停发，余症悉减，再服中药汤剂15日，复查心电图恢复正常，遂以人参归脾丸和复方丹参片调理善后，病情平稳满意。

〔马跃红．调理脾胃法治疗胸痹心痛的临床运用．河北中医，2001，23（1）：3．〕

评析：本例患者已有4年冠心病史，近两年每因劳累而发作，按其症状当属心脾两虚之证，劳倦内伤则脾虚，生化乏源，心血不足，血虚气滞，不通则痛。方用归脾汤引血归源，以旺脾生化之源，心得血养，气血通畅，另加丹参、三七粉以助活血通瘀之力，并用川芎（血中气药）、白芍（血中之血药）配当归养血和营，活血止痛。《素问·宣明五气论》中说："久视伤血，久卧伤气，久坐伤肉，久立伤骨，久行伤筋"，是说中医的摄生理论，较为重视劳逸失宜会给人体带来损害，这对胸痹心痛发作是一个重要的诱发因素。

三、裘沛然治疗冠心病案

导读：胸痹（冠心病）的病机总属本虚标实、虚实夹杂，其治疗应补虚泻实，标本兼顾。中医辨证属气血俱虚，痰瘀内阻者，治以益气养血滋阴，通阳化瘀除痰之法，可获得佳效。

案体：邢某，女，45 岁，以胸痛、心悸反复发作 3 月余于 1995 年 1 月 5 日初诊。患者有神经衰弱史，平素经常失眠，夜梦纷扰，严重时彻夜难眠，近年来神倦心慌，记忆力下降，思想不集中。自去年入冬以来，心悸不宁，胸闷时作，经常在下午或晚上有期前收缩发生，曾到某大医院检查，心电图提示心肌缺血、心律不齐，诊断为冠心病心绞痛。近 3 月来有 3 次严重的心绞痛发作，当时胸闷气短，心悸心慌加重，有昏昏欲倒之感，虽服各种中西药，未见明显效果。诊时患者胸闷心悸，伴有乏力身软，胃纳不馨，大便偏干，查面部有黑色斑点，舌质暗红，舌苔根黄腻，脉细时有结代。诊断为气血俱虚，痰瘀内阻之胸痹（冠心病），治以益气养血滋阴，通阳化瘀除痰。处方：炙甘草 20g，桂枝 24g，石菖蒲 10g，降香 10g，制香附 12g，寸麦冬 18g，干地黄 30g，丹参 20g，西红花 10g，麻仁泥 15g，白茯苓 15g，制半夏 15g，川黄连 9g，龙骨（先煎）24g，龙齿（先煎）24g。取 14 剂，每日 1 剂，水煎服。药后患者自觉胸闷心悸明显减轻，精神好转，入夜期前收缩心慌显著减少，睡眠亦见改善，原方继服 14 剂。1 月后患者相告，胸闷心悸心慌均已消除，晚上偶有期前收缩，心电图检查已正常，胃纳大增，乏力神疲现象消失，睡眠也趋正常，特别是面部黑色斑点大为减退，舌苔根部黄腻好转，脉细。乃以前方为主，略有增减，再服 14 剂，以善其后。

〔贺兴东，翁维良，姚乃礼. 当代名老中医典型医案集·内科分册. 北京：人民卫生出版社，2009.〕

评析：此例为中年女性病人，由于工作繁忙，耗伤心血，阴血不足，心失所养，故夜不成寐。久之则心气虚弱，心悸胸闷，气虚伤脾，则痰浊生，胃纳差。气属阳，心气虚则心阳不足，气阳虚则心血瘀阻。抓住心血、心阴、心气、心阳虚损为根本，结合健脾化痰运中等法而使病人恢复健康。方中以大剂量的炙甘草和桂枝相伍，辛甘化阳，有益心气，通心脉，振心阳之功，俾胸阳得振，心脉痹阻释然。干地黄也有通利血脉作用，用于心绞痛，颇为相符，与炙甘草、桂枝、麦冬、麻仁等配伍，乃取仲景炙甘草汤方之意，兼顾心之气血阴阳亏虚。黄连苦寒入心经，现代药理研究显示其主要成分小檗碱可使心脏兴奋，并能扩张冠状动脉，增加冠状动脉血流量。葛根、茯苓、半夏化痰辟浊，舒畅胸脘，斡旋气机。诸药合用，共奏益气养血滋阴，通阳化瘀除痰之功，切中气血俱虚，痰瘀内阻之发病机制，故药后收效频佳。

四、颜德馨治疗冠心病案

导读：冠心病多发于中老年人，且其经久难愈，年老久病者，其心气不足，血行无力，容易出现气虚夹瘀。气虚夹瘀之胸痹，其治疗当益气扶本，活血化瘀，方用益心汤加减。

案体：周某，男，68 岁。患者患冠心病心绞痛、心肌梗死。胸闷心痛，痛彻项背，入夜频发，甚则日发 10 余次，反复住院，遍用中西药，旋复旋愈，脉沉细，舌紫苔薄。此乃心气不足，血行无力，证属气虚夹瘀之胸痹证，治当益气活血，方用益心汤。处方：黄芪 15g，党参 15g，丹参 15g，葛根 9g，川芎 9g，赤芍 9g，山楂 30g，决明子 30g，菖蒲 4.5g，降香 3g，三七粉（另吞）1.5g，血竭粉（另吞）1.5g。每日 1 剂，水煎服。服药 1 周，胸闷已除，痛势亦缓，上方加人参粉 1.5g 另吞服。一周后心绞痛未发，病情好转，原方去三七粉、血竭粉，续服 3 个月而停药。随访 5 年，病情稳定。

〔颜德馨. 补益活血法远用举隅. 黑龙江中医药，1986，15（5）：4.〕

评析：气能行血，血能载气，气盛则血流滑疾，百脉调达，若病久脏气受伐，气弱则血流迟缓，运行涩滞，乃致血瘀，正如王清任所谓："元气既虚，必不能达于血管，血管无气，必停留而瘀。"气虚血瘀者，治宜益气药与活血药合用，以益气扶本，活血逐瘀，补阳还五汤即为益气活血法的典范方剂。方中重用黄芪大补元气，以助血运，配大队活血药，相辅相成，惮气足瘀除，用于中风、水肿、遗尿、冠心病、肾结石等属气虚血瘀者，多获良效。颜氏临床仿其意，利用益气活血法治疗胸痹，自拟益心汤（黄芪、党参、葛根、川芎、山楂、降香、丹参、菖蒲、决明子），功效益气养心，活血止痛，主治年老或久病，气分已虚而兼有瘀血的冠心病心绞痛，疗效频佳。

五、路志正治疗冠心病案

导读：湿浊为患在胸痹心痛（冠心病心绞痛）的发病中占有重要地位，对湿浊痹阻，胸阳不展所致的胸痹心痛，其治疗应从调理脾胃入手，处以醒脾化湿法治之，可获良好效果。

案体：李某，男，56 岁，1991 年 6 月 20 日初诊。患者自述胸痛 5 年，近 1 月来加重。曾在北京某医院诊断为冠心病心绞痛，服用西药。近 1 月来，自觉胸中憋闷窒痛，阴雨天及天气闷热时加重，脘痞满胀，口中粘腻不渴，饮水少，头昏蒙而重，肢体沉重，查舌胖淡暗有齿痕，苔白厚腻，脉濡细，心电图提示 ST – T 段改变。西医诊断为冠心病心绞痛，中医诊断为胸痹心痛，证属湿浊痹阻，胸阳不展，治以醒脾化湿。药用：杏仁 10g，桃仁 10g，生薏苡仁 30g，白蔻仁（后下）6g，藿香梗 10g，荷叶梗 10g，川厚朴 10g，菖蒲 12g，半夏 10g，茯苓 15g，枳壳 10g，六一散（包）15g，丹参 15g，白檀香 3g。取 6 剂，每日 1 剂，水煎服。服药后憋闷疼痛减轻，脘畅口爽，头昏而不重，肢体轻捷，查舌胖淡，苔白腻，脉沉细，守法再进6剂。三诊时患者自述因脘畅满消，恣纵口腹，进食油腻并饮酒，饭后脘腹闷胀，胸中憋闷窒痛，查舌苔黄白厚腻，脉沉细而滑。此饮食损伤脾胃，仍以原法，稍加进退，原方加茵陈12g，焦三仙各10g，再服6剂，并嘱其调饮食，戒除饮酒及辛辣。四诊以后，胸痛消失。至1991年7月27日，服药达30剂，诸证消失，偶有脘闷、口粘，查心电图大致正常。随访3个月，未见发作。

〔高荣林，李连成. 路志正调理脾胃法治疗胸痹的经验. 中国中医学报，1996，11（3）：33.〕

评析：湿浊痹阻所致的胸痹，约占脾胃失调所致胸痹患者的19%，运用醒脾化湿法治疗效果甚佳。本例患者治疗中饮酒而嗜肥甘厚味，病情反复，经随症调治始愈。因此脾胃失调之胸痹患者，治疗当谨遵《难经·十四难》"损其脾者，调其饮食，适其寒温"之法，谨慎调适，勿令犯忌。

六、刘祖贻治疗冠心病案

导读：治疗胸痹不可浪补、猛攻，当以补正不碍邪，祛邪不伤正为原则。胸痹（心绞痛）辨证属气阴两虚、心脉痹阻者，当以益气养阴，活血通痹，兼以补虚安神为治，确有佳效。

案体：阮某，男，53岁，因胸闷、阵发性胸前区疼痛4月余，于2005年5月13日就诊。患者近4月来因工作学习紧张，出现胸闷，阵发性胸前区疼痛，今年元月初以来，经常突发胸前区刺痛，持续约5分钟，服硝酸甘油可缓解。现胸闷不适，乏力，易烦躁，口苦，头面部出汗，上臂疼痛，尿多，大便结，查舌质暗红，苔薄白，脉沉细，心电图呈ST－T段改变，提示心肌缺血。临床诊断为气阴两虚、心脉痹阻之胸痹

（心绞痛），治以益气养阴，活血通痹为法。处方：生晒参10g，黄芪10g，人参叶10g，麦冬10g，五味子10g，葛根30g，丹参30g，川芎15g，水蛭7g，枸杞子30g，降香10g，枳壳10g，三七6g，山楂30g。取7剂，水煎服，同时嘱患者畅情志，慎饮食，适寒温，勿劳累。二诊时患者自述服上药后胸闷减轻，胸痛症状已缓，仅轻度心悸，易紧张、乏力，查舌质仍暗红，苔薄白，脉沉细，原方加赤灵芝30g，再取7剂，继续服用。三诊时患者胸闷已不明显，其他症状也明显减轻，胸痛未再发作，原方加减继续调服。

〔贺兴东，翁维良，姚乃礼．当代名老中医典型医案集·内科分册．北京：人民卫生出版社，2009.〕

评析：胸痹心痛乃本虚标实之证，早期以实为多，晚期以虚为多，此为常也。《玉机微义·心痛》中特别提出本病之属虚者，云："然亦有病久气血虚损及素作劳羸弱之人患心痛者，皆虚痛也。"虚以气虚为主，或兼阴血虚，实以痰瘀为常，或有寒凝。临床中气阴两虚，心脉痹阻的病例实不少见。本案患者胸痹心痛日久不愈，既有舌下络脉青紫等瘀象，又有劳累（或情绪激动）时加重，易疲劳，舌淡、脉细等气（血）虚之证，故用益气养阴、活血通络之法治疗。方中黄芪、生晒参、枸杞子、五味子益气养心，水蛭、葛根、三七、降香、山楂等活血祛瘀，通络止痛。二诊时胸痹心痛症状已缓，仅轻度心悸，易紧张、乏力，加用赤灵芝，赤灵芝为补虚安神之佳品，此处亦为对症加减，临床用之，确有疗效。

七、陈树森治疗冠心病案

导读：肝气通于心气，肝气滞则心气乏，所以情志失调、七情太过是引发胸痹的常见原因。胸痹（冠心病）中医辨证属肝郁气滞，血瘀脉阻者，治疗当以理气解郁，化瘀通痹为法。

案体：徐某，女，60 岁，1986 年 4 月 7 日就诊。患者 3 年前曾因胸前憋闷疼痛，时而放射至肩背及两胁，常有嗳气，情绪波动加重，在某医院诊治，诊断为冠心病，经用双密达莫、硝酸甘油等，胸闷胸痛仍时发时止，病情不稳定。近来自觉阵发性喉间窒闷不适，似气管狭窄，生气后尤甚，曾经耳鼻喉科及消化科检查，未见明显异常，要求服中药治疗。诊见患者舌边有瘀斑，舌苔薄白，脉弦细，心电图提示冠状动脉供血不足，中医诊断为胸痹，属肝郁气滞，血瘀脉阻之证，治宜理气解郁，化瘀通痹为法。处方：柴胡 10g，广郁金 10g，青皮 10g，甘松 10g，桔梗 10g，赤芍 15g，丹参 15g，川芎 15g，生甘草 6g，三七片（分服）6 片。服药 6 剂，自觉气顺神爽，喉间窒闷消失，胸闷胸痛明显减轻，唯纳食欠香，时有嗳气，再以原方加生三仙各 10g，制半夏 12g，连服 10 余剂，诸症悉除。

〔郝爱真，孙随，崔媛．陈树森辨治冠心病六法．中医杂志，1993，34（11）：32.〕

评析：本例患者郁怒伤肝，肝失疏泄，肝郁气滞，气郁日久，瘀血内停，络脉不通，故见胸闷胸痛；肝气上乘，气机不利，故喉间窒闷不适，呈“梅核气”状；舌边有瘀斑，脉弦细均为肝郁气滞，血瘀脉阻之象。肝郁气滞、血瘀脉阻之胸痹（冠心病），治当理气解郁，化瘀通痹。方用柴胡、青皮、甘松、桔梗疏肝理气止痛，郁金、赤芍、丹参、川芎、三七活血化瘀通络，甘草调和诸药，如此配伍用药，诸症状明显减轻，唯纳食欠香，时有嗳气，故加生三仙消食和胃，半夏化痰散结，使诸症悉除。

八、张瑞华治疗冠心病案

导读：肝气郁结，气机不畅，气滞则血瘀，瘀而心脉不通，发为胸痹。肝气不舒、心血瘀阻之胸痹（冠心病心绞痛）在临床中时常可见到，治疗宜采用行气活血、养心通脉之法。

案体：王某，男，48 岁，1987 年 4 月 14 日就诊。患者发作性心前区疼痛 3 年，每日发作 1～2 次，每次发作多与情绪不佳有关，近两年经常心悸失眠，脉搏节律不齐，间断服硝苯地平、异山梨酯等治疗。现患者心悸失眠，心前区疼痛，每日发作 1～2 次，两胁胀满，善太息，查舌质暗红，苔白，脉弦节律不齐，测血压 130/80mmHg，两肺呼吸音清晰，未闻及干湿罗音，心界叩诊不大，心率 82 次/分，期前收缩 5～6 次/分，各瓣膜听诊区未闻及病理性杂音，肝脾不大，双下肢无水肿，心电图显示频发性房性期前收缩，运动试验阳性。西医诊断为冠心病心绞痛、房性期前收缩，中医辨证为肝气不舒，心血瘀阻，治当行气活血，养心通脉。处方：柴胡 12g，桔梗 9g，牛膝 9g，当归 15g，枳壳 9g，丹参 8g，川芎 15g，红花 12g，桃仁 9g，川楝子 12g，炒枣仁 18g，生龙骨 30g，生牡蛎 30g，甘草 6g。服药 7 剂，心悸、两胁胀满、心前区疼痛明显减轻，测心率 78 次/分，期前收缩 3 次/分，原方改丹参为 24g，加苦参 18g，继续服用。又 18 剂，心悸、心前区疼痛消失，测心率 78 次/分，心律齐。两月后复查，病未复发。

〔张瑞华．期前收缩伴心绞痛证治．北京中医，1993，12（6）：11.〕

评析：气为血之帅，气行则血行，肝喜条达，主疏泄，若情志不舒，肝气郁结，气机运行失常，则气滞血瘀，瘀而心脉不通，不通则痛，发为胸痹。肝气不舒、心血瘀阻之胸痹（冠心病心绞痛）在临床中常可见到。本例患者心前区疼痛，两胁胀满，善太息，查舌质暗红，苔白，脉弦节律不齐。辨为肝气不舒，心血瘀阻，治宜采用行气活血、养心通脉之法，方选血府逐瘀汤加减。方中柴胡、枳壳、桔梗、川楝子疏肝理气散结，当归、川芎、丹参、牛膝活血祛瘀，甘草调和诸药。诸药配合，使气机调达，瘀血消散，则诸症状自除。

九、张伯臾治疗冠心病案

导读：胸痹的病理变化主要表现为本虚标实，虚实夹杂，在心绞痛发作时，止痛治标为当务之急，然其病机总属本虚标实，故止痛治标的同时又当注意配合治本，做到标本兼顾。

案体：吴某，女，73岁，1974年4月20日就诊。患者素有冠心病史，左胸部闷痛经常发作，今晨左胸剧痛，畏寒肢冷，汗出，心悸气急，不得平卧，查舌质淡苔白，脉细代不匀。此属心阳不振，阴霾痰浊弥漫，年迈病重，需防突变。处方：熟附片（先煎）12g，桂枝6g，党参18g，丹参18g，当归12g，川芎6g，薤白头6g，全瓜蒌12g，制半夏9g，降香4.5g。取2剂，水煎服。4月22日二诊，患者左胸部闷痛、心悸均见好转，气急渐平，已能平卧，稍感头晕，大便干燥，查舌苔薄，脉细已匀，此乃心阳渐振，肠燥则便艰，仍守前法出入，前方去党参，加火麻仁12g，再取3剂，水煎服。4月25日三诊，患者左胸部闷痛未再发作，心悸亦平，大便通畅，舌苔薄，脉弦小，心阳损伤渐复，痰湿未清，再拟通阳活血、滑利气机之法。处方：桂枝6g，薤白头6g，全瓜蒌12g，制半夏9g，茯苓12g，丹参15g，当归9g，红花6g，降香4.5g。

〔严世芸. 张伯臾医案. 上海：上海科学技术出版社，1979.〕

评析：本案患者心绞痛发作时，病情危重，止痛为当务之急，故用通阳泄浊，化瘀理气等法治其标，"通则不痛也"。故人虽有"痛无补法"之说，不过此论对冠心病心绞痛的治疗并不适用，盖冠心病属本虚而标实，阴霾弥漫而心胸疼痛，源由心阳不振，不振其心阳，阴霾安散？故本案于止痛治标的同时，又用附子、党参之类温振益气，以治其本，离照当空，则阴霾自散矣。

十、任继学治疗冠心病案

导读：厥心痛（冠心病）中医辨证属气滞血瘀者，在临床中相当多见，对此类患者当以理气化瘀，益气止痛为治法，方选血府逐瘀汤化裁，使瘀祛气行，血脉通畅，则诸症状自除。

案体：王某，男，60岁，1995年10月6日初诊。患者近4年来经常心悸、气短，急躁易怒，夜寐多梦，自服天王补心丹可缓解。近1月来自觉心前区闷痛，时有刺痛，并伴右侧肩胛区酸痛，夜间尤甚，服用速效救心丸后缓解，但不久又复发，纳食可，口干不欲饮，二便正常，查其颜面青黄，口唇青紫，舌隐青，苔薄白，脉沉涩，心电图提示心肌缺血。临床诊断为冠心病，属中医之厥心痛（气滞血瘀），治宜理气化瘀，益气止痛。处方：赤芍15g，桃仁15g，红花15g，当归15g，生地15g，枳壳15g，川芎15g，桔梗10g，牛膝25g，黄芪10g，甘草5g。每日1剂，水煎服。服用6剂后胸闷心痛明显减轻；又治疗月余，诸症状消失，复查心电图大致正常。

〔任喜尧，任喜洁．任继学教授治疗急症验案四则．中国中医急症，2005，14（10）：979.〕

评析：本例患者年老体弱，肾精亏损，精亏不能上奉于心，水火失济，致心阴不足，心阳独亢，扰动心神，故心悸易怒；又阴虚日久，阴损及阳，心阳不足，无力温运血脉，血行迟滞，瘀血停留，故不通则痛。辨证属气滞血瘀之厥心痛，治以理气化瘀，益气止痛，所处方药由血府逐瘀汤化裁而成。方中当归、川芎、赤芍、桃仁、红花养血活血化瘀；牛膝祛瘀血，通血脉，引瘀血下行，有"血化下行不作劳"之意；桔

34

梗开宣肺气，载药上行，枳壳开胸行气，以助血行，二者一升
一降，升降相因；生地合当归滋阴养血、凉血清热，使祛瘀不
伤正；甘草调和诸药。上药合而用之，使瘀祛气行，血脉通
畅，则诸症状自除。

十一、张琪治疗冠心病案

导读：临床求治于中医的心脏病患者，多为西医治疗无明
显效果的疑难病人，其中很大一部分中医辨证为"痰瘀交
阻"，发挥中医特色，痰瘀并治，豁痰开瘀，在此时尤为重
要。

案体：李某，男，73 岁，2000 年 10 月 27 日初诊。患者
平素嗜酒，喜食肥甘，有冠心病史 30 年，逐年发作，持续加
重，发展为心衰。本次因情志刺激而复发，西医常规治疗无
效，求治于中医。诊时患者胸闷，心悸，气短，不能平卧，尿
少，一昼夜仅 350ml，查体口唇颜面紫绀，肝大有压痛，质地
硬，心率 115 次/分，双下肢浮肿明显，按之没指，舌质红紫
而有瘀点、瘀斑，苔白厚腻，脉沉伏，心脏彩超显示冠心病、
全心衰竭，心电监护显示前壁广泛心肌缺血，化验检查血脂高
密度脂蛋白 0.54mmol/L，低密度脂蛋白 4.27mmol/L，甘油三
酯 2.69mmol/L，总胆固醇 6.58mmol/L。西医诊断为冠心病心
衰二度，中医诊断为胸痹、心水，辨证为心阳虚衰，水气凌
心，血脉瘀阻，痰浊阻滞。药用：附子（先煎）20g，白术
25g，赤芍 25g，茯苓 25g，泽泻 25g，葶苈子 25g，白茅根
50g，红花 20g，当归 30g，怀牛膝 25g，猪苓 25g，丹参 20g，
大黄 10g，郁李仁 15g，黑丑 15g，白丑 15g，胆南星 15g，全
瓜蒌 30g，大枣 10 枚。每日 1 剂，水煎取汁，分早晚服。服药
7 剂，心悸明显减轻，夜间可平卧，口唇、爪甲、颜面紫绀明
显减轻，尿量增加，一昼夜 650ml，双下肢水肿消退明显，舌

紫有瘀点、瘀斑，苔白，脉沉，前方去二丑，加车前子 20g，五加皮 20g，继续服用。又服 35 剂，浮肿完全消失，体力明显增加，活动后仍觉心悸气短，偶有紫绀，舌质紫而少苔，有瘀点瘀斑，脉沉弦，化验检查血脂高密度脂蛋白 0.76mmol/L，低密度脂蛋白 3.75mmol/L，甘油三酯 2.14mmol/L，总胆固醇 5.04mmol/L。再服 35 剂，状态已如常人，好转出院。随访年余，状态稳定。

〔孙元莹，张海峰，王暴魁．张琪从痰瘀交阻治疗疑难病经验．辽宁中医杂志，2007，34（1）：13。〕

评析：张氏通过大量临床观察发现，痰浊与血瘀交互为患是冠心病发病的一大特点，对于心血管病来讲，临床求治于中医者，多为西医治疗无明显效果的疑难病人，其中很大一部分中医辨证为"痰瘀交阻"，这时候再应用西药扩张血管、抗凝，大多效果欠佳，发挥中医特色，痰瘀并治，豁痰开瘀，在此时就尤为重要。"痰瘀交阻"的辨证要点为，病人一般形体偏胖，病程较长，精神倦怠或萎靡，自觉周身酸重不适，头目晕沉，记忆力减退，面色晦暗，心前区疼痛发作以闷痛为主，舌体胖大，边缘有齿痕，舌色紫暗，舌苔白腻或黄厚腻。若痰浊瘀而化热，则可出现口渴喜冷饮，心烦，小便黄赤，大便秘结，心前区灼痛，舌色红紫等一系列热邪为患的症状；若病人素体阳虚，痰从寒化，则可以出现畏寒肢冷，纳呆便溏，小便清长，心前区冷痛等寒邪阻滞的症状。临床根据病人具体情况，痰浊瘀血二者孰轻孰重，或二者并重，来决定治疗上豁痰开瘀的用药比例。本例患者中医诊断为胸痹、心水，辨证为心阳虚衰，水气凌心，血脉瘀阻，痰浊阻滞，从"痰瘀交阻"入手，痰瘀并治，温阳利水，豁痰开瘀，疗效满意。临证只要辨证准确，治法用药得当，定能取得好的疗效。

十二、周仲瑛治疗冠心病案

导读：冠心病胸痛，中医辨证属心脾同病，中阳不足，胸阳不振，血行瘀滞者，其治疗当标本兼顾，用温理中焦，通阳宣痹，理气化瘀之法，方选理中汤为主加减，其疗效满意。

案体：余某，男，62岁，干部，因冠心病胸痛1年余，加重3个月，于1992年12月26日初诊。患者患冠心病胸痛1年余，近3个月来胸痛加重，心胸疼痛阵作，日发数十次，发作时疼痛难支，伴有汗出，多于活动后发生，痛止后神疲乏力，平时胸闷不舒，胸膺隐痛，脘痞嗳气，纳谷欠馨，大便溏薄，日行1~2次，面色偏黯，舌质淡映紫，苔淡黄浊腻，脉细滑。证属心脾同病，中阳不足，胸阳不振，血行瘀滞，治宜标本兼顾，温理中焦，通阳宣痹，理气化瘀。处方：党参10g，干姜5g，焦白术10g，炙甘草3g，桂枝6g，失笑散（包煎）10g，红花10g，丹参15g，三棱10g，莪术10g，炒延胡索10g，九香虫10g，甘松10g。每日1剂，水煎服，连服7剂。1993年1月4日复诊，患者药后胸痛大减，仅快步行走时小有发作，无汗出，脘痞嗳气基本消除，纳谷有增，便溏改善而仍欠实，守方继进，上方改党参为15g，干姜6g，桂枝10g，以增强温理中停之功效。再服7剂后，病情日渐好转，原方稍事出入，服用近2个月后，胸痛诸症状消失，食纳复常，大便成形。

〔袁园，过伟峰．周仲瑛教授从五脏辨治胸痹的经验．云南中医学院学报，2009，32（3）：47.〕

评析：本例患者有冠心病病史，以心胸疼痛阵作，伴有汗出为主症，痛后神疲乏力，此为心阳不足，不能温煦，胸阳失旷之典型胸痹病证；同时兼有脘痞嗳气，纳谷欠馨，大便溏薄，是为脾阳虚弱，运化失权，胃气郁滞所致；面色偏黯，舌质淡暗紫，舌苔淡黄浊腻，提示痰瘀痹阻。周氏辨证为心脾同病，心病者心阳不振，心脉瘀滞，脾病者中阳不足，脾胃虚弱。治以标本兼顾，温理中焦，通阳宣痹，理气化瘀，方选理中汤为主加减。方中干姜大辛大热，直入脾胃，温中祛寒，振奋脾阳；桂枝温通心阳；党参、白术、甘草健脾益气；配以失笑散、红花、丹参、三棱、莪术等理气活血；九香虫、甘松、炒延胡索均为辛温行气止痛之品。诸药配合，使中阳足，脾胃健，心阳振，瘀滞除，血脉通，则诸症状自除。本例患者临床表现为典型的心脾同病，在两脏的主次关系上，周氏认为以脾阳不足为本，心阳不振为标，足太阴脾经"其支者……注心中"，故脾阳不足，胸阳亦随之不振，脾失健运，痰浊内生，痹阻胸阳，瘀滞心脉，则胸痹心痛。周氏治疗本案胸痹，不用瓜蒌薤白类方温通心阳，而是独辟蹊径，从脏腑辨证出发，通过温理中焦，以振奋心阳，其辨治思路，值得思考。

第二章　病毒性心肌炎

　　病毒性心肌炎是指病毒侵犯心脏引起的心脏局灶性或弥漫性的急性、亚急性及慢性炎症病变。很多病毒可引起心肌炎，柯萨奇病毒和埃可病毒是最为常见的病原，病毒性心肌炎的发病机制与病毒直接损伤心肌以及病毒感染引起的免疫紊乱有关。病毒性心肌炎多发于儿童和青年，男性多于女性，可流行或散发性发病，在病毒感染的人群中约5％的病人发生心肌炎，病毒性心肌炎多数患者预后良好，少数逐渐演变为扩张型心肌病，严重病例可致猝死，因此必须重视病毒性心肌炎的防治。

　　病毒性心肌炎的临床表现取决于病变累及的部位和程度，主要为心悸、胸闷、发热、乏力、气急、心前区隐痛，严重者出现昏厥、猝死等，属于中医学"心悸"、"怔忡"、"胸痹"、"温毒"、"虚劳"等的范畴。中医认为病毒性心肌炎的发生主要是在素体虚弱（久病或先天禀赋不足所致之气血阴阳亏虚，脏腑功能失调）的基础上，复因外邪入侵，热毒侵心，致使瘀血痰浊阻滞，心脉失于濡养而成。其虚为发病的根本，外邪（病毒）是发病的重要条件，正虚感邪是发病的特点。病毒性心肌炎的病位主在心，涉及肺、脾、肾多个脏器，辨证的关键在于辨明本虚标实，本虚以气血阴阳亏虚为主，标实多由热毒、瘀血、痰饮为患，瘀血、痰饮既是病毒性心肌炎病变过程中的病理产物，同时又是使病机趋于复杂化、使病情加重不可忽视的重要因素。

中医治疗病毒性心肌炎应以解毒、化瘀、养心为基本原则，在此基础上依急性期、恢复期及慢性期辨证结果之不同，恰当选用治疗方法。通常急性期以清热解毒，滋养心阴，益气固脱为主；恢复期和慢性期以健脾养心，益气滋阴，温阳化痰，活血化瘀为主。

第一节　中医名家辨治经验

一、董建华辨治病毒性心肌炎经验

董建华认为病毒性心肌炎多因感受温热毒邪引起，临床表现从发热咽痛而后出现的心悸、胸闷、隐痛等，是温邪由卫入营、热伤心肌所致，这在温病学上称为逆传。这种逆传虽未见神乱谵语之候，但可见心气营阴耗损之症状，如身热夜甚、舌红而干、脉细数或结代等。逆传多见于心气或心阴素亏，以及受邪较重的患者。治疗上以清解心营热毒为主，同时照顾到邪热耗阴的一面，如在方中酌情参入滋阴养心之品太子参、北沙参、麦冬、生地等，若病深入络则配伍活血通络之品，兼湿阻者则加化湿或透表之品。

董氏临证根据病毒性心肌炎发病机制和临床表现的不同，分为清热透表法、清热化湿法、清热养阴法、清热解毒法、清热通络法五法进行辨证治疗，每获良效。

（一）清热透表法

清热透表法用于初期因外感温毒，肺卫失宣，内扰心神，或本有心之气阴不足，复感温邪之证。其治疗宜表里同治，以清热透表为法，常用方药为银翘散加丹参、板蓝根、玉竹等。

（二）清热化湿法

清热化湿法用于夏秋季节，外感时邪，内伤心营的病证。

常用方药为石膏滑石汤，组成为石膏、知母、淡竹叶、青蒿、白薇、金银花、连翘、滑石、豆卷、桂枝等。本方以平淡轻清而不伤正为特点。董氏认为湿热阻于内，不可操之过急，骤清必伤正，速补则留邪。唯轻清化气利湿为先，平补气阴与清利相伍，正气渐复，湿热之邪分利而去，缠绵之病始得平复。

（三）清热养阴法

清热养阴法用于中后期常见余热未净而营阴耗损之象，尤以心阴耗损为突出。方用加减复脉汤加银柴胡、白薇、丹参、生龙骨、生牡蛎。

（四）清热解毒法

病毒性心肌炎常见咽痛，且反复难愈，在感冒期间咽痛以热毒为主，治以清热解毒利咽，方用银翘马勃散加板蓝根、玄参、蒲公英、玉蝴蝶。无感冒而咽肿痛较轻者以养阴清热为主，兼以解毒，药用别直参、甘草、麦冬、桔梗、板蓝根、芦根、金银花、连翘、赤芍等。若表虚则伍用玉屏风散。

（五）清热通络法

病毒性心肌炎多为热毒内侵，加之气阴耗损，血运涩滞，易致心包脉络瘀滞，尤以后期多见，治当在清热的基础上配伍活血化瘀通络之品，如丹参、赤芍、桃仁、红花、当归、桂枝、郁金、旋覆花。

以上无论何种治法，清热是主线，同时要注意到透表、化湿、解毒、通络、养阴。处方用药要多选入营分心络的药物，如丹参、桂枝、金银花、连翘、麦冬、生地、白薇、玄参、龙齿、炒枣仁等。虽然本病可见卫气营血的证候，但病位主要在营分心包络，涉及肺胃肝肾，故治疗以清心凉营解毒为主，热清毒解，营不再耗，心神得养，则病自痊愈。至于迁延日久，气阴两伤，甚则阴阳俱虚而出现的病证，则应按心悸、怔忡、胸痹、汗证等杂病论治。

〔田金洲. 董建华运用温病理法治疗心肌炎. 中医杂志，1989, 30（8）: 14.〕

二、周次清辨治病毒性心肌炎经验

周次清辨治病毒性心肌炎，分急性期、恢复期、慢性期和后遗症期四期，从调整机体阴阳入手，恰当选用治法方药，其临床疗效显著，现将其经验简要介绍如下。

（一）急性期责之于心肺脾，治宜辛凉宣湿法

病毒性心肌炎的发生主要是由于外感风热或风湿所致，发生于冬春者，一般多先表现为发热、微寒、周身不适、头痛、咽痛、咳嗽流涕、舌红苔薄白、脉浮数或脉促等风热犯肺的证候。发于夏秋季者，一般多先表现为寒热起伏，肌肉酸痛、腹泻纳呆、恶心呕吐、舌苔白滑或白厚、脉濡缓或脉结代等风湿困脾之证。继而出现神疲、气短乏力、心悸、胸闷或心痛等心病的感觉。周氏认为对于此种病证，多见于心肌损害或心律失常，而少见于心脏扩大和心衰患者，治疗则多从心肺、心脾入手。

风热犯肺者，治宜疏表清热宣肺，方用辛凉清解饮（《秋温证治》），药选桔梗、杏仁、牛蒡子、蝉蜕、薄荷、金银花、连翘、淡竹叶。体温高、热象盛者，加黄芩、知母、生石膏；咳嗽者，加炒杏仁、炙枇杷叶、百部；胸痛者，加瓜蒌皮、黄连、枳壳；咽痛者，加玄参、马勃；头痛者，加白芷、荆芥；热伤气阴，损及心肺者，可用清暑益气汤。风湿困脾者，治宜祛风胜湿，芳香辛开，方用宣疏表湿法（《时病论》），药选苍术、藿香、防风、秦艽、陈皮、砂壳、生甘草。若表里俱实，湿热内迫而见胸满、脉促、心悸、腹泻、舌红苔黄腻者，可用葛根芩连汤；若湿热郁阻、脾气受困，而见发热起伏、缠绵不

解，心悸、胸闷、恶心、腹泻者，治宜苦降清热，健脾利湿，方用清热渗湿汤（《证治准绳》），药选盐黄柏、黄连、苍术、白术、茯苓、泽泻、甘草。

对于上述患者，如果治疗及时，一般服药 3~5 剂，病情即可控制。但若病起急骤，除有上述风热或风湿症状外，尚见心悸、胸闷、头晕、呼吸困难、烦躁不安、紫绀、脉迟细数弱或脉结代无力的患者，多同时伴有心界扩大，心音低钝，奔马律，心律不齐，肝大。如能及时治疗，也可痊愈，方用回阳汤（《银海精微》），药选人参、附子、甘草、五味子、当归、赤芍、川芎、细辛、茯苓、车前子。对症见面色苍白、汗凉肢厥、唇指青紫、血压下降、脉微欲绝之虚阳外脱或见抽搐、昏迷、手足厥冷、脉迟涩或脉屋漏之血虚寒厥者，如不及时治疗，可因阳气暴绝而亡，周氏临证方用回阳返本汤（《伤寒六书》方，药物组成有人参、麦冬、五味子、附子、甘草、干姜、陈皮、腊茶）和附子麻黄汤（《医案必读》方，药物组成有人参、附子、干姜、白术、甘草、麻黄）往往能使病人起死回生。

对于急性期的治疗，应注意与一般外感病的不同，因为病毒性心肌炎即使是邪盛，而正气业已损伤，甚至到阴竭阳绝之地步，因此扶正多于祛邪，扶阳益阴是治疗病毒性心肌炎的根本法则。

（二）恢复期正虚邪亦减，治宜扶正兼祛邪

病毒性心肌炎病人，如经适当治疗，正气渐衰，病邪始减，病情趋向好转，疾病进入恢复期，临床所见有时病邪虽减，但正气已伤明显，或因正气微虚，邪亦微实，正邪相持不下，可使病情迁延，日久难愈。周氏临证，根据其临床所见，多按气阳虚湿邪留恋、气阴虚热邪未尽和微虚微实三证施治。

若证见低热不解，或发热起伏，胸闷憋气，神疲肢倦，面色苍白，纳呆便溏，舌苔白腻，脉象濡缓或结代，周氏认为此属气最虚湿邪留恋，心电图检查多见心动过缓、传导阻滞、期前收缩，治宜益气、清热、燥湿，方用参苓丸（《疡医大全》），药用黄芪、苦参、苍术。若证见午后发热，心悸、心烦，口干，盗汗，舌红少苔，脉细数或脉促，多属气阴虚热邪未尽，心电图检查多呈窦性心动过速、期前收缩、心肌劳损等，治宜益气养阴，清热安神，方用人参安神汤（《幼科铁镜》），药用人参、麦冬、生地、当归、酸枣仁、黄连、茯神。若冬春季节感受风寒，自觉形寒微热、倦怠乏力、食欲不振、脉缓，或夏秋季节冒受暑湿，自觉似热非热、头目不清、胸闷、心悸、气短，周氏认为这是微虚微实之证，心电图检查多表现 ST – T 改变，时好时坏，久损不复，治疗前者多以保元汤合桂枝汤以益气逐寒调和荣卫，后者投以轻清缓补之生脉散合清络饮，确有著效。

（三）慢性多是阴阳偏，治疗重在气与阳

病毒性心肌炎如因正伤邪去，反复感染发作，多致机体阴阳失调，因此补其不足，泻其有余，调整阴阳的偏盛偏衰，是治疗慢性病毒性心肌炎的基本法则。以临床来看，气阳不足的病人，多表现为神疲乏力，短气自汗，面色苍白，舌质淡，苔薄白，脉迟涩或脉结代，心电图也多呈 ST – T 改变，传导阻滞、心律不齐、低电压等，周氏多投以参芪益气汤（《杂病源流犀烛》），药用人参、黄芪、炮附子、白术、炙甘草、五味子、麦冬、陈皮。如同时伴有浮肿、舌质淡体胖、舌苔滑腻、脉缓或结代等阳虚阴乘、痰湿内生之证，则合以瓜蒌薤白半夏汤；兼有舌质瘀暗、瘀斑、胸痛较重，脉沉涩、结代等血瘀气滞者，合以丹参饮；如兼呼吸似喘，气短不足以息，脉象沉迟微弱，三五不调，至数不齐之胸中气陷之证，则多以升陷汤加人参、山萸肉等治疗。

阴血不足的病人，多表现为心悸怔忡，胸闷胸痛，头晕烦躁，口干口苦，失眠多梦，盗汗，尿黄便干，舌红少苔，脉细数或脉促等，心电图多呈 ST – T 改变，窦性心动过速、阵发性室上性心动过速等，治疗宜滋阴养血，方用人参养营汤（《温热论补注》），药用人参、麦冬、五味子、熟地、当归、白芍、知母、陈皮、甘草。如同时兼有阴亏液煎、痰火阻络之舌红而润、口干不欲饮、脉动数、滑促等，加用生地；兼见舌暗红、口干漱水不欲咽等阴亏血滞等症状者，加桃仁、红花。若临床所见阴阳俱虚，患者既不耐寒又不耐热者，常用参附养营汤（《温疫论补注》），药用人参、附子、炒干姜、生地、当归、白芍。

（四）精虚内耗后遗症，治疗益精调营卫

部分患者由于病情严重或延误治疗，由虚而成损，精气内夺，心脉失常，可遗留胸闷、心悸、头晕、脉结代或脉促等所谓病毒性心肌炎后遗症，治疗起来比较困难，周氏根据"损其心者调其营卫，损其肾者益其精"的治疗方法，临床采用炙甘草汤和生脉补精汤加减治疗，临床多获良效。中医认为"阳本乎阴，心本乎肾"。心脏主阳气、主血脉、主藏神的功能赖于肾脏的资助与温养。"心本乎肾，上不安者由乎下，心气虚者因乎精"，病毒性心肌炎后遗症多久虚成损，据"久病归肾"的特点，对病毒性心肌炎后遗症久治不愈者，虽无明显肾亏之象，亦每以治肾着手，以图根本。损其心者，症见气短、胸闷、脉结代、心动悸、舌光少苔，治宜炙甘草汤；损其肾者，症见心悸、头晕、神疲乏力、食少、耳鸣、健忘、失眠、小便颇清、畏寒恶热、舌少津、脉象迟细而涩，治宜生脉补精汤（《类证治裁》），药物组成有人参、麦冬、五味子、熟地、当归、鹿茸。

总之，病毒性心肌炎发病的主要原因是感受外邪，但起决定作用的是人体的正气，临床表现多虚中有实，实中有虚，只有辨清虚实，察明阴阳盛衰，才能施以正确的治疗。对于病毒性心肌炎急性期和恢复期，辨证的关键在于分清外感湿、热与人体气阳、阴津的虚实、转化，慢性期和后遗症期辨证的重要在于察明人体的阴阳盛衰与内伤热郁、血滞、痰湿、寒凝之间的消长关系。治疗上初期益气养阴以祛湿热，后期扶阳益阴而除郁阻，尤其是益气扶阳是治疗本病之根本所在。

〔陈茂仁．周次清诊治病毒性心肌炎的经验．江西中医药，1993，24（2）：10.〕

三、丁书文辨治病毒性心肌炎经验

丁书文临床经验丰富，他治疗病毒性心肌炎，主张辨病与辨证相结合，强调清热解毒及时彻底、益气养阴贯穿始终，重视活血化瘀，酌用安神定志，体现了共性与个性的统一，不拘常法，经验独到，疗效较好。

（一）清热解毒要及时彻底

病毒性心肌炎主要是感受温热邪毒，袭肺侵心所致。发病早期多表现为外感实热证，如发热，恶寒，头身痛，舌质红，苔黄，脉浮数等。据此，丁氏认为在本病急性期或反复发作伴有外感症状时，治疗以祛邪为原则，清热解毒为常法，常选用金银花、连翘、大青叶、苦参、黄连、黄芩和栀子等为主组方。强调解毒祛邪务要彻底，急性期治疗不应以肺卫表证的消除而过早弃用解毒祛邪之品，应注意诊察有无余邪稽留，彻底清除隐患。一是察咽喉，咽喉为肺卫之门户，毒邪留恋心肺，可见咽喉隐痛、局部充血、扁桃体肿大等，咽喉炎症存在，是本病反复发作或迁延不愈的病因所在。因非暴感时邪，咽痛不著，不少医家临证时往往因此忽视"咽喉诊"，徒用扶正之品，造成闭门留寇之弊。非祛邪不足以安正，在辨证拟方的基础上，加用黄芩、赤芍、丹皮、牛蒡子、桔梗等解毒活血利咽之品，肃清余邪。二是观舌苔，认为本病若见黄苔、黄白厚苔持续不退，皆提示余毒蕴蒸心肺，无论病处何期，均可配用清热解毒药，清除余毒，则正气可安。

应用清热解毒之品，须谨记由于本病为本虚标实，故祛邪勿要伤正，要根据病人的素体禀赋和临床表现，因人因证施治。体质壮实者，可重用清热解毒之品以祛邪，体质素虚或病情严重、正气亏损症状突出者，则扶正多于祛邪，不可妄用苦寒之剂，而犯虚虚之弊。

（二）益气养阴当贯穿始终

丁氏认为，病毒性心肌炎的发病虽与感受温热毒邪有关，但起决定作用的是人体正气的足与不足，认为"温邪上受，首先犯肺，逆传心包"，病机中"逆传"的关键就在于心肺气阴不足。并且温热毒邪致病，传变迅速，极易耗气伤阴，因此，气阴两虚不仅是病毒性心肌炎发病的内因，还是病变的必然结果，存在于疾病发展过程中的各个环节，故益气养阴法当贯穿治疗的始终。

本病早期在清热解毒的同时，及时应用补心气、益心阴药，以截断传变，可减轻心肌病理损伤，防止或减少后遗症。常在解毒祛邪的同时加用生黄芪、西洋参、生地、麦冬、玄参等药。生黄芪非徒扶正，且有护心之用；西洋参、生地、麦冬、玄参等甘寒滋阴，又兼清热，无滋腻恋邪之虞。本病中后期全身气血阴阳均可受损，加之病理产物郁热、痰浊、瘀血的产生，导致病机虚实夹杂，临床证候表现不一，但病机特点总以气阴两虚为本，郁热、痰浊、瘀血为标，治疗要以益气养阴为主，用黄芪生脉饮（生黄芪、西洋参、麦冬、五味子）为主方，随证酌情加清热、豁痰、活血或温阳之品。丁氏认为，复阴不易速效，根据"久病入肾"的观点，从滋补肾阴着手养护心阴，治心而不专于心，可获良效，常选用熟地、山茱萸、黄精、制何首乌、杜仲等药。长期临床观察发现，本病反复发作，患者常有气虚易感倾向，每次外感都会进一步耗伤心肺之气，并为下次的感染受邪制造机会，导致恶性循环。此"复感于邪"的表现，正是造成"内舍于心"的重要因素，故应积极防治，可用玉屏风散加味以固表防邪。丁氏认为"气阴两虚"与本病的"免疫失调"机制有密切关系，现代研究证实益气养阴药能改善机体的免疫状态，增强抗病能力。总之，益气养阴体现在病毒性心肌炎的治疗、预防及改善预后各个方面，为本病辨治之根本大法。

（三）活血化瘀不容忽视

热毒之邪，既伤心体又伤心用，使心气不足，鼓动血行无力，血流不畅而形成瘀血。瘀血既成，阻塞脉络，进一步使气血滞涩不畅，加重病情，即所谓虚可致瘀，瘀亦可致虚。所以，瘀血不仅是病毒性心肌炎病程中的病理产物，同时亦是致病、加重病情的重要因素，故活血化瘀是治疗中不容忽视的一环。丁氏使用活血化瘀药不拘泥于机体有否瘀血征象，认为瘀血存在于本病发展过程的各个时期，中后期由于正气亏虚明显，瘀血征象也就相应突出，但早期瘀血征象不典型者，也有瘀血的存在。他结合现代医学指出，本病早期病毒直接侵害心肌使之发生炎症、变性和坏死，可以认为是机体局部瘀血的形成。现代研究证实，活血化瘀法有改善炎性病灶的血液循环，减少渗出，促进炎症吸收的作用。由于虚可致瘀，瘀亦可致虚，故丁氏主张治疗应重在治气，而祛瘀又利于气旺，两者相辅相成，常在益气、行气的基础上选用玫瑰花、红花、川芎、当归、丹参、葛根等药。瘀血征象明显或胸痛者，加用乳香、没药、土鳖虫、三七粉等理气活血止痛。通过多年临床观察，丁氏认为活血化瘀法对本病所致心脏扩大有回缩功效，并有显著改善左心室功能的作用。

（四）安神定悸须随证选用

病毒性心肌炎恢复期患者常有心悸、心烦、失眠等心神不安的表现，且常以此作为就诊的主诉。临床观察还发现，上述心神不安的表现会因各种不良刺激而加重，甚至成为本病急性发作的重要诱因。据此，丁氏认为安神定悸法应为治疗病毒性心肌炎的重要辅助治疗措施。根据病机偏虚偏实的不同，分别选用酸枣仁、夜交藤、石菖蒲、远志等养心安神，莲子心、珍珠母、琥珀粉、龙骨、牡蛎等清心重镇安神。如此邪去神清，心神得养，心悸、心烦、失眠之证可除，有利于患者康复。现代研究证实，此类药物具有改善心脏自主神经功能和镇静安神的作用，故能解除心悸、失眠等症状。

（五）后遗诸症宜攻补兼施

病毒性心肌炎后遗症主要表现为遗留各种异常心电图，如ST－T改变和各种心律失常，尤以期前收缩多见，或伴有全身症状。丁氏认为这是由于病程日久，心肾亏虚，脏气乖违，气血运行失常兼痰瘀阻涩脉道所致。病机特点总属虚实夹杂，治宜攻补兼施。属气阴亏虚者以黄芪生脉饮、六味地黄丸为主，属气阳亏虚者以炙甘草汤、金匮肾气丸为主，皆随证配以清热、豁痰、逐瘀之品，又结合现代药理研究，酌加有抗心律失常作用的药物，如黄连、苦参、葛根、甘松、桑寄生等。顽固性心律失常者，在上述用药的基础上，加用息风通络之品，如地龙、僵蚕、全蝎等，可使部分患者获验。

总之，气阴亏损，邪毒瘀血，心神失养是病毒性心肌炎的主要症结，益气养阴、解毒活血、宁心安神等治法的灵活应用，是促使心肌功能恢复的关键。

〔杨文军．丁书文治疗病毒性心肌炎经验．山东中医药大学学报，1997，21（1）：48．〕

四、袁海波辨治病毒性心肌炎经验

袁海波辨治病毒性心肌炎，强调正虚为本，热毒、瘀血、痰饮为标，注重扶正固本，善于运用经方，他将病毒性心肌炎分早期、中期和后期三期进行治疗，疗效较好。

（一）正虚为本，热毒、瘀血、痰饮为标

病毒性心肌炎是由外感温热邪毒引起的、以心脏损害为主要特征的疾病，相当于中医学心悸、胸痹等的范畴。病程中可出现气血阴阳受损的不同程度变化，病机复杂。袁氏认为，正气不足是本病的发病基础，感受邪毒（包括风热、湿热、疫疠等）是关键。邪毒乘袭，蕴结于心，阻遏心肺之气，伏于心包，使心脉不畅，邪毒先伤"心用"，后伤"心体"，常见心悸、咽痛（干）、胸痛（闷）、烦热、气促、乏力等。正如《素问·痹论》中所说："心痹者，脉不通，烦则心下鼓。"病理过程中，心气不足，血行瘀滞，阻于脉络，水津失布，则痰饮内生；痰饮停滞，久则化瘀，瘀血痰饮互相影响，二者既是病理产物，又是病情转化的重要因素。总之，本病以正虚为本，热毒、瘀血、痰饮为标，属本虚标实、虚实夹杂之证。治疗宜补虚、泻实兼顾，补虚以调补气血阴阳为主，泻实以清热解毒为主，辅以活血、祛痰，治疗时常随虚实之轻重而各有侧重。袁氏更强调"清热不忘养心阴、宁心不忘通心脉、补气不忘清余毒"，充分体现其标本兼顾的原则。

（二）扶正固本，尤重气阴

心肌炎患者多为气虚体质，易感受时邪而罹患本病，病程中多耗气伤阴。早期即使邪毒亢盛，正气亦有耗伤。而阴虚为病理机转之枢纽，阴不虚则血脉盛，阴虚日久则易伤阳，甚者阴竭阳绝，危及生命。故袁氏十分重视扶正，且扶正有助于祛邪，所谓"正气存内，邪不可干"，"邪之所凑，其气必虚"。

扶正治疗当以益气养阴为主，并贯穿始终，正合"留得一分津液，便有一分生机"之古训，更须详察其症，分别施治。其症多见心悸，短气，头晕，倦怠，烦热，舌偏红，苔少，脉细略数。用药可选太子参、黄芪、麦冬、生地、五味子等，主药黄芪善治一切气虚之证，是"上中下内外三焦之药"（《汤液本草》）。气虚明显者以红参代替太子参，黄芪可用至60g；阴虚甚者加熟地、玄参、天冬、地骨皮等以滋阴；若热入营血致血虚者，可加当归、白芍、阿胶以补血。

（三）善用经方，用药周详

袁氏熟读经典，并付诸实践，对经方屡用屡效。如本病常用生脉散，乃因患者多心气、心阴不足，需养心益气之故，方中五味子早、中、晚期均可应用。《本草汇言》中说："五味子，敛气生津之药也。"袁氏认为，治病选药必须依病势而定，不能泥古不化，经方亦须辨证准确，方可奏效，不能总是全方照搬。又如生脉散中人参的临证选择，气虚明显者，可用红参；阴虚夹热，即使伴气虚，也只参用太子参、西洋参，若用红参则可能因温燥伤阴致心慌加重。在选用其他经方时，袁氏同样既效仿古人，又有所创新，如多个经方合用，经方、时方联用。如治疗"脉结代、心动悸"之炙甘草汤，功专益气养血、滋阴复脉，若心血不足者，合用归脾汤则补血养心之效更佳；若血瘀明显者，合用血府逐瘀汤则活血通脉之力更著，其中炙甘草作用有和有缓，有补有泻，其临证的灵活性，可见一斑。

（四）重视温通法的运用

心主血脉，血行脉中，循环不休。《素问·调经论》中说："血气者，喜温而恶寒，寒则泣不能流，温则消而去之。"袁氏认为，本病多由气虚发端，失治则易阳虚，甚则亡阳。故治疗重视温通，尤其对病久而瘀血明显者，通阳则血活。阴阳两虚者，通阳则阴液得复，阳气得收。除阴虚火旺、热毒侵心外，均可选用人参、桂枝、细辛、附子等温通心阳之品，痰浊内阻证尤当适用，所谓"病痰饮者，当以温药和之"，尚需伍用祛湿化痰药物。气虚、气滞者，可加强补气、理气之力；素体阳虚者，可再加鹿茸、补骨脂、肉桂等温肾助阳之品，则收效更佳。

（五）脉症结合药理，提高疗效

病毒性心肌炎患者常伴有不同程度、不同类型的心律失常，严重者有生命之忧。袁氏对此高度重视，认为除辨证论治外，还应脉症结合药理，针对不同的心律失常，选药亦不同。如脉促、脉数，多相当于现代医学之快速房颤、频发期前收缩等心律失常，证属热盛气滞，可选苦参、黄连、黄芩、郁金、五加皮等清热理气之品，期前收缩明显者加龙骨、牡蛎、紫石英等。若见脉迟缓或结、代，多相当于窦性心动过缓、二联律或三联律等心律失常，证属阴盛阳微，其中结脉多因于气血凝滞，重在行气活血，代脉多因于元气虚衰，重在培本固元，临证时除用参附汤、麻黄附子细辛汤外，袁氏更善用甘松、鹿衔草、淫羊藿、楮实子等，收效颇佳。另外，本病多属病毒感染，选金银花、连翘、板蓝根等清热解毒药，有抗病毒之功。对于心肌酶升高者，加用地锦草、夏枯草等，对降低酶学指标、提高疗效亦有重要意义。

（六）分期论治，配伍精当

袁氏认为，本病病机虽复杂多变，但从病程上大体可分为早、中、后三期论治。早期以祛邪为主，中期祛邪兼扶正，后期扶正为主兼祛邪。由于人群的个体差异性，临床又不必拘泥于上述分期，这也反映了袁氏因人制宜的辨证特点。

1. 早期　即邪毒侵心期。症见发热身痛，咽干，咽痛，胸痛，心悸，气促或有咳嗽，舌质红，苔黄，脉浮数或结。治以清热解毒为主，佐以益气养心滋阴，方用银翘散、保元汤等加减。处方：金银花、连翘、黄芩、当归、丹参、麦冬、太子参、黄芪、甘草等。热重者加生石膏，用量 30～50g；咽痛甚者加板蓝根、牛蒡子、玉竹；胸痛、胸闷明显者加桃仁、檀香、延胡索；舌暗者加红花。因本方药多苦寒，对体质虚弱者应注意顾护胃气，可酌加健脾和胃之品。

2. 中期　即痰瘀互结，气机阻滞期。症见胸闷，胸痛，心悸，喘促，痰多，腹胀，肢肿，舌紫暗，苔白腻，脉沉滑或涩或结。治以化痰理气，活血利水，逐瘀通脉，方用丹参饮、瓜蒌薤白半夏汤、血府逐瘀汤等加减。处方：丹参、黄芪、瓜蒌、连翘、当归、麦冬、五味子、太子参、淫羊藿、桃仁、赤芍、红花等。胸痛明显者加蒲黄、五灵脂；胸闷严重，咯痰黄粘者加黄连、竹茹；口渴甚者加天花粉；下肢浮肿明显者加茯苓皮、益母草、葶苈子；严重心律不齐者加桂枝、苦参、柏子仁、炙甘草等，炙甘草可用至30g。

3. 后期　即气阴两虚（恢复）期。症见心悸，胸闷，乏力，或五心烦热，自汗，舌红少津、苔少，脉细无力或结、代。治以养阴益气，宁心复脉，方用生脉饮、归脾汤等加减。处方：西洋参、麦冬、五味子、茯苓、黄芪、白术、防风、淫羊藿、甘草。烦热明显者加生地、酸枣仁、紫石英；失眠者加柏子仁、远志、石菖蒲；咽干口燥者加沙参、石斛；肢体疼痛者加地龙、鸡血藤；脉结、代者加徐长卿、甘松、枳壳。如见眩晕，肢冷畏寒，多涎，尿少肢肿，不能平卧，舌淡红，苔白滑，脉弦滑或迟，多属阴损及阳，水气凌心，此为变证，可合用真武汤，酌加肉桂、补骨脂、吴茱萸、炮姜等，以振奋心阳，化气行水。

〔白虎明，李仁堂. 袁海波教授治疗病毒性心肌炎经验介绍. 新中医，2009，41（3）：13. 〕

五、汪慰寒辨治病毒性心肌炎经验

汪慰寒临床经验丰富，他将病毒性心肌炎分为急性期、恢复期和慢性期三期，分采取清热解毒、凉血活血为主，益气养阴、活血化瘀为主，以及益气养阴或温阳益气为主、佐以活血化瘀、养心安神的方法进行辨证治疗，每获良效。现将其经验简要介绍如下。

（一）急性期治疗以清热解毒、凉血活血为主

汪氏认为，病毒性心肌炎急性期的病因病机为温热毒邪由鼻咽或卫表而入，肺卫不宣，热毒不解，逆传心包。热毒侵心是本期的关键，故治疗以清热解毒、凉血活血为主，方选汪氏自拟方。药物组成为金银花、黄芩、板蓝根、紫花地丁、生地、丹皮、赤芍、丹参、葛根、枳壳、郁金、炒麦芽等。咽喉疼痛加木蝴蝶、锦灯笼；热重加石膏；咳嗽多痰加鱼腥草、川贝母等。据现代药理研究及临床证实，方中金银花、黄芩、板蓝根、紫花地丁、鱼腥草等均具有明确的抗病毒作用。汪氏认为本期治疗以祛邪为主，解毒祛邪一定要彻底，不应因肺卫表证的消除而过早弃用解毒之剂，务求彻底清除隐患，以免温热毒邪留恋心肺，使病情反复。

（二）恢复期以益气养阴、活血化瘀为主

汪氏认为，病毒性心肌炎恢复期温热毒邪犯心，损伤心气，烧灼心阴，而多表现为气阴两伤、瘀血阻滞。治宜益气养阴，活血化瘀。药用黄芪、麦冬、丹参、赤芍、川芎、红花、当归、葛根、枳壳、郁金、炒麦芽等。虚烦失眠加炒酸枣仁、百合；兼水肿加茯苓皮、桑白皮。方中黄芪是补气要药，现代药理学研究表明，黄芪具有抗病毒、调节免疫功能的作用，可诱导体内生成干扰素，加强心肌收缩力，对缺血、缺氧及感染病毒的心肌具有保护作用。有研究还发现，黄芪对急性柯萨奇

B3 病毒性心肌炎小鼠心肌中的病毒 RNA 复制有很好的抑制作用和减轻心肌病理改变的作用。汪氏指出，病毒性心肌炎后期心肌内病毒持续存在，免疫失调，黄芪作为既能抗病毒又能调控免疫功能的药物，有重要的临床价值。

（三）慢性期以益气养阴或温阳益气为主，佐以活血化瘀、养心安神

1. 气虚血瘀　治宜益气活血通络。予生脉饮合血府逐瘀汤加减，药用人参、麦冬、丹参、赤芍、桃仁、红花、当归、桂枝、郁金、炒麦芽等。

2. 阴虚内热　治宜养阴清热。予补心汤加减，药用生地、玄参、丹参、天冬、麦冬、酸枣仁、柏子仁、当归、茯苓等。气虚加太子参、黄芪；火旺加黄连、竹叶。

3. 心阳不振　治宜温阳益气。予参附汤加味，药用人参、制附子、桂枝、甘草、白术、干姜、补骨脂、仙茅、淫羊藿等。

（四）可演变为慢性扩张型心肌病，侧重益气活血利水

汪氏指出，少数病毒性心肌炎患者由于失治、误治等原因，可演变为慢性扩张型心肌病。汪氏认为，慢性扩张型心肌病患者临床多表现为气虚血瘀水停，故治疗侧重于益气活血利水，药用西洋参、丹参、川芎、赤芍、红花、降香、枳壳、郁金、茯苓皮、丹皮、桑白皮、泽泻等。气虚明显者加黄芪；心悸甚者加龙齿、紫贝齿等。

（五）活血化瘀贯穿始终

汪氏认为，温热毒邪既伤心体又伤心用，致心气不足，血行鼓动无力，血流不畅而形成瘀血。瘀血阻塞脉络，进一步使气血滞涩不畅，加重病情，瘀血不仅是病毒性心肌炎病程中的病理产物，又是致病、加重病情的重要因素。因此，汪氏认为

瘀血存在于病毒性心肌炎发生发展的全过程，活血化瘀应贯穿治疗的始终。现代药理研究亦表明，活血化瘀药物能改善炎性病灶的血液循环，促进炎症病灶的吸收及损伤组织的修复，调整机体免疫系统功能等。通过多年大量的临床观察，汪氏认为活血化瘀药物对病毒性心肌炎所致心脏扩大有回缩功效，并具有显著改善左心室功能的作用。

〔何红涛，武蕾．汪慰寒教授治疗病毒性心肌炎经验．河北中医，2008，30（5）：461．〕

六、张琪辨治病毒性心肌炎经验

张氏根据病毒性心肌炎发病机制和临床表现的不同，分为解毒清热、宣肺清心法，益气养阴、活血通络法，疏肝泄热、益气通阳、潜镇宁心法，以及温振心阳、化痰消瘀法四法进行辨证治疗，其施法巧妙，甚有效验。

（一）解毒清热，宣肺清心法

解毒清热、宣肺清心法适用于病毒性心肌炎急性期，临床表现为心悸，胸闷，咳嗽，气短，发热，咽痛，舌质红，苔薄黄，脉数或促等。辨证属热毒侵心，兼袭表犯肺者，张氏常以自拟解毒清心饮加减治之。药用板蓝根、大青叶、金银花、连翘、薄荷、桔梗、竹叶、枇杷叶、牛蒡子、麦冬、柏子仁、甘草。诸药相合以达解毒退热，宣肺宁心之功效。咳重气憋者加杏仁；气虚乏力者加党参；心中烦者加豆豉、栀子。

（二）益气养阴，活血通络法

益气养阴、活血通络法适用于病毒性心肌炎恢复期或迁延期，临床表现为心悸，胸闷，气短，乏力，自汗，心前区隐痛或刺痛，舌质紫或暗红或有瘀斑，舌苔薄白，脉细或涩或结代等。辨证属气阴两亏，瘀血阻络者，张氏常以生脉饮合血府逐瘀汤加减治之。药用当归、丹参、红参、麦冬、五味子、柴胡、生地、桃仁、枳壳、赤芍、桔梗、川芎、红花。方以生脉饮益气养阴，以血府逐瘀汤行气活血，二者相伍为用，有补而不滞，消而不损，相辅相成之效。若气阴虚较重可减行气药；胸闷重者加瓜蒌；胸痛甚者加三七、蒲黄。

（三）疏肝泄热，益气通阳，潜镇宁心法

疏肝泄热、益气通阳、潜镇宁心法适用于病毒性心肌炎恢复期、迁延期或慢性期，临床表现为心中悸动不已，心烦口苦，胸闷，夜寐不安，舌质红，苔白干，脉弦或弦细无力等。辨证属肝火痰热内扰，而兼阳气不足者，张氏常用柴胡龙骨牡蛎汤加减治之。药用龙骨、牡蛎、柴胡、黄芩、半夏、太子参、茯苓、丹参、制大黄、甘草等。方以柴胡、黄芩、制大黄疏泄肝热，茯苓、半夏健脾化痰，太子参、丹参益气通阳活血，龙骨、牡蛎潜镇宁心安神，甘草调和诸药。本方散与敛、通与补、温与清诸法配合应用，对于虚实寒热错杂之证多有效验。

（四）温振心阳，化痰消瘀法

温振心阳、化痰消瘀法适用于病毒性心肌炎迁延期或慢性期，临床表现为胸闷气憋，心悸，气短，胸中时有刺痛，纳差，手足欠温，舌质黯红，苔薄白或白腻，脉沉迟或结代。辨证属心阳不振，痰瘀互阻者，张氏常用瓜蒌薤白半夏汤合血府逐瘀汤加减。药用当归、丹参、瓜蒌、薤白、半夏、桂枝、桃仁、赤芍、枳壳、红参、制附子、甘草。本方有温振心阳，化痰消瘀之功。若气虚者加黄芪；心下有寒饮者加茯苓、白术。

〔朱永志．张琪治疗病毒性心肌炎四法．四川中医，1994，12（6）：7.〕

第二节　经典验案点评分析

一、李振华治疗病毒性心肌炎案

导读:《伤寒论》中说"脉结代，心动悸，炙甘草汤主之"。炙甘草汤具有益气滋阴、补血复脉之功效，是治疗心悸的著名方剂，气阴两虚之心悸（病毒性心肌炎）用之效果良好。

案体:权某，女，25 岁，2005 年 9 月 20 日就诊。患者因服减肥药泄泻，身体虚弱，感冒之后出现心悸、胸闷，即于 2005 年 4 月作心电图等检查，诊断为病毒性心肌炎，于同年 8 月 9 日~9 月 12 日住河南省某市级医院治疗，心悸仍未除而来就医。现患者心悸，胸闷，神疲，肢倦乏力，心烦急躁，失眠多梦，测心率 95 次/分，查舌质淡红，舌体稍胖大，苔白少，脉弦细数而结代。临床诊断为气阴两虚之心悸（病毒性心肌炎），治以益气养阴，安神定悸为法，方选炙甘草汤加减。处方:红参 10g，麦冬 15g，生地 15g，阿胶 10g，桂枝 4g，丹参 15g，茯神 15g，酸枣仁 15g，节菖蒲 10g，龙齿 15g，知母 10g，火麻仁 15g，檀香 10g，炙甘草 6g。取 15 剂，日 1 剂，水煎服。2005 年 10 月 8 日复诊时，患者心悸明显好转，胸闷减轻，精神转佳，但仍失眠多梦，查舌红苔少，脉弦细，结代脉偶尔有之，期前收缩基本消失，方证相符，药已见效，继续用上药益气养阴、安神定悸以求巩固疗效，于上方中加山萸肉、枸杞子以滋阴，桂枝减为 3g，红参性燥改用补而不燥之白干参，并嘱患者注意休息，勿使劳累，配合治疗。再进 15 剂，患者精神转佳，心悸消除，查心率 72 次/分，期前收缩消失，心动悸痊愈。3 月后随访，心悸未再发生。

〔贺兴东，翁维良，姚乃礼．当代名老中医典型医案集·内科分册．北京：人民卫生出版社，2009.〕

评析：心悸（病毒性心肌炎）辨证属气阴两虚者，炙甘草汤疗效满意。本例病毒性心肌炎后遗症患者，属中医气阴两虚之心悸，用炙甘草汤加味治之，以益气养阴，安神定悸，加用节菖蒲、檀香以增温通之力，取得了较好疗效。心动悸，脉结代，其病证多为心之气阴两虚，尤以心阴虚为主，阴虚则心阳偏亢，故出现期前收缩、脉结代，治疗当养心阴，益心气，佐以安神。用炙甘草汤治疗时，桂枝用量不宜大，一般为2～3g，过则结代脉更多，本例桂枝初治时用4g，见效后改为3g，即体现了这一用药特点。数十年来，临证运用炙甘草汤并注重桂枝的使用，不仅对心肌炎及其后遗症，同时对多种心脏病出现期前收缩，每获奇效。

二、姜春华治疗病毒性心肌炎案

导读：病毒性心肌炎发病前多有上呼吸道感染病史，与风温病邪"逆传心包"的发病机制有相通之理，对辨证属风温化热，逆犯心脉，瘀热互结者，治宜泄热解毒化瘀，清心宁脉。

案体：任某，女，36岁，1981年8月25日就诊。患者1月前上呼吸道感染，继之则胸闷、心悸、低热，在某医院查心电图提示左右心室高电压、ST段及T波改变，测心率98次/分，时有期前收缩，诊断为病毒性心肌炎，曾住院应用葡萄糖注射液、氯化钾注射液、脱氧核苷酸注射液等治疗10天，心悸未减，期前收缩及心电图T波改变未见好转。现患者心悸胸闷，心烦，咽痛，口干，面赤，便秘，查舌质红绛，边有瘀点，苔黄，脉短促，测心率94次/分，期前收缩10次/分。"阳盛则促，数则心烦，此证是也"。此例系风温化热，逆犯心脉，瘀热互结而致脉律失常，治拟泄热解毒化瘀，清心宁脉。处方：金银花15g，连翘15g，板蓝根15g，生地30g，川黄连3g，淡豆豉9g，山栀子9g，赤芍12g，丹皮9g，苦参12g，丹参15g，桃仁9g，大黄6g，白茅根30g。取7剂，日1剂，水煎服。药后大便得通，心烦咽痛好转，心悸仍有，上方去大黄，加麦冬9g，再服7剂，心悸、心烦均平，诸羔逐渐消失，复查心电图T波恢复正常，测心率70次/分，无期前收缩。随访至今未复发。

〔贝润蒲．姜春华治疗心律失常的经验．福建中医药，1983，14（5）：14．〕

评析：病毒性心肌炎的发病与风温病邪"逆传心包"相似，其治疗宜以卫气营血理论做指导。病毒性心肌炎系由病毒侵犯心肌所致，发病前多有上呼吸道感染病史，与风温病邪"逆传心包"的发病机制有相通之理，故临床宜用温病卫气营血理论指导辨治，考临床亦有大量实践资料证明了这一点，运用卫气营血理论辨治病毒性心肌炎已得到大家的认同，渐成辨治常规。本例患者的治疗从立法组方上看，用金银花、连翘、板蓝根入气分清热解毒；用生地、黄连、栀子、丹皮入营分清营凉血；用赤芍、丹参、桃仁理血脉之瘀滞；用淡豆豉与栀子相伍名栀子豉汤，是《伤寒论》治热扰胸膈之虚烦不得眠，心中懊憹之名方；苦参之用据《本草经百种录》载"专治心经之火，与黄连功用相近，但黄连似去心经之火为多，苦参似去心脏小肠之火为多"，本方用之与黄连共清心与小肠之热；白茅根清热利尿，大黄泄热通腑，二药合用导邪热从二便分消。综观全方，以银翘等清气分热，生地、丹皮等清营分热，栀子、淡豆豉清胸中热，黄连、苦参清心经热，银翘、板蓝根清热于上，大黄、白茅根泻热于下，再配丹参、赤芍活血化瘀，从而使"瘀热互结"得以分消，这便是本例"风温化热，逆传心脉，瘀热互结"证候的立法组方特点。

三、傅绍桂治疗病毒性心肌炎案

导读：临证时认真询问病史，做到仔细检查，四诊合参，详加辨证，谨慎选方用药，方能取得好的疗效，如若诊察不细致，四诊不详，被表象所迷惑，容易造成诊断和治疗失误。

案体：陈某，男，27 岁，1983 年 6 月就诊。患者于 1982 年元月患病毒性心肌炎，经住院治疗 3 月余，病情好转出院。1983 年元旦结婚，4 月 18 日起病，头痛、发热、恶寒、咽痛，在某医务室作感冒处理，病情加剧，患者大汗淋漓，心悸胸闷，乃转入职工医院住院治疗。入院时测体温 37.8℃，心率 48～50 次/分，心音低钝，偶有早搏，血常规检查白细胞 11.5×10⁹/L，心电图提示窦性心动过缓、室性期前收缩、Ⅰ°房室传导阻滞。临床诊断为病毒性心肌炎伴Ⅰ°房室传导阻滞，经西医治疗两月余，形体日见羸瘦，病情反复，至 6 月 24 日经人介绍邀余会诊。现患者自汗，恶风，心悸，胸闷，长期鼻塞，反复感冒，其时室外气温达 30℃ 左右，但患者家中仍窗帘紧闭，不越房帏，时感腰膝冷痛，步履艰难，舌质嫩红，苔白润，左脉沉迟而涩，右脉寸关浮大，结代频频。此乃虚劳、心悸，病机为营卫不固，心肾阳衰，心脉不畅，正虚邪恋，治以敛营固卫，振奋心肾，温阳通脉，试投桂枝汤加参附，赤芍易白芍。处方：桂枝 9g，赤芍 9g，炙甘草 9g，红参（另煎兑服）6g，淡附片 9g，大枣 10 枚，生姜 9g。取 3 剂，日 1 剂，水煎 3 次，分 3 次服，忌浓茶。上药服完，自汗恶风好转，心率增至 56 次/分，胸闷减轻，但仍有心悸，夜间惊恐不安，多梦遗精，脉仍结代，宗《金匮要略》虚劳病意，投桂枝加龙骨牡蛎汤加味。处方：桂枝 6g，炙甘草 9g，白芍 12g，煅龙骨 15g，煅牡蛎 30g，黄芪 20g，枣皮 10g。服药 15 剂后，胸闷心悸大减，心电图提示窦性心律，偶发室性早搏，仍有轻度传导阻滞，患者舌质转红，夜半咽干，脉搏 82 次/分，细数无力，偶有结代。病虽好转，但气阴不足之机已露，转投炙甘草汤加减，气血双补，阴阳两调，每日 1 剂。连服 45 剂后，复查心电图已恢复正常，诸症状消失而病愈。

〔傅绍桂．桂枝汤新用及其机理初探．湖南中医杂志，1989，5（5）：783。〕

评析：本例患者初始在医务室治疗时，医者没能详细询问病史，忽视痼疾病毒性心肌炎的存在，忽视机体正气虚弱、卫外不固，被表象所迷惑，一见头痛、发热、恶寒、咽痛即作感冒给予发汗解表之药，致使治疗用药失误，结果病情加剧，患者大汗淋漓，心悸胸闷，以致西医治疗两月余，难取佳效。后经辨证属营卫不固，心肾阳衰，心脉不畅，正虚邪恋之证，先用敛营固卫，振奋心肾，温阳通脉之法治之，待气阴不足之机显露，又转投炙甘草汤加减，气血双补，阴阳两调，辨证准确，药证相符，故而诸症状逐渐消失而病愈，此例患者的治疗充分说明了临证详审病情的重要性。

四、周诗环治疗病毒性心肌炎案

导读：病毒性心肌炎中医辨证属风温邪毒客表，心气受损，血流不畅者，治疗当以清热解毒，益气活血为法，方选解毒化瘀益心汤，并注意随病情变化灵活加减，可取得较好疗效。

案体：陈某，女，46 岁，1990 年 4 月 16 日初诊。患者 1 周前出现恶寒发热，头痛咽痛，周身骨节酸楚，经村医疗站治疗，症状稍减。近 2 日胸闷心慌，神疲乏力，面色少华，查咽部微充血，扁桃体不大，舌质淡，苔薄黄，脉浮数，测心率 112 次/分，心电图提示窦性心动过速，ST－T 波倒置，心肌受损。西医诊断为病毒性心肌炎，中医辨证属风温邪毒客表，心气受损，血流不畅，治当清热解毒，益气活血，方选解毒化瘀益心汤加减。处方：黄连 5g，连翘 15g，荆芥 6g，羌活 10g，板蓝根 30g，郁金 10g，当归 10g，川芎 10g，赤芍 15g，党参 15g，黄芪 15g，琥珀 3g，甘草 5g。上药连服 5 剂，寒热退净，诸症消失，唯仍觉体倦乏力，舌之黄苔未净，再以原方去荆芥、羌活，加焦山栀 10g、丹参 30g，继续服用。又进 5 剂，复查心电图正常，给予益气养心之剂调治 15 天，身体逐渐康复。随访半年，未见异常。

〔周诗环．解毒化瘀益心汤治疗病毒性心肌炎 62 例．江苏中医，1993，14（5）：14.〕

评析：病毒性心肌炎多属本虚标实之证，本虚以气血阴阳亏虚为主，标实多由热毒、瘀血、痰饮为患，其治疗应标本兼顾。本例患者标实为风温邪毒，本虚为心气虚损，风温邪毒客于肌表，卫阳被郁，故见恶寒发热；邪毒熏蒸清道，故见咽喉疼痛；清阳不展，脉络失和，则头痛、肢节酸痛；体虚之人，单纯祛邪，强发其汗，重伤正气，气虚则无力行血，血不行则瘀，故胸闷心慌；舌质淡，苔薄黄，脉浮数皆为风温邪毒客表之象。其治疗当以清热解毒，益气活血为法，方中黄连、连翘、荆芥、羌活、板蓝根清热解毒，党参、黄芪补益心气，当归、川芎、赤芍、郁金活血化瘀，琥珀镇惊安神，甘草调和诸药。如此配伍应用，寒热退净，诸症消失，唯自觉体倦乏力，黄苔未净。此乃余邪未尽，络脉不畅，故去荆芥、羌活等风药，而用焦山栀增强泻火之力，丹参增强活血之功。体倦乏力乃心气仍虚之故，所以给予益气养心之剂调治后，身体逐渐康复。

五、李培生治疗病毒性心肌炎案

导读：气虚血瘀之心悸（病毒性心肌炎），属虚实夹杂之候，临床中当根据虚实轻重之多少，依照攻补兼施之原则，以益气活血化瘀为治法，可选瓜蒌薤白白酒汤加减进行治疗。

案体：孙某，男，29 岁，2005 年 6 月 11 日初诊。患者两年前因感冒引发心慌，诊断为病毒性心肌炎，曾用药物治疗（具体药物不详），疗效不显，两年来心慌时发时止，近 1 周来心慌加重。现患者心慌发作频率增加，伴胸闷，易疲劳，偶有鼻塞，夜寐欠安，纳可，二便调，查舌质暗红，边有瘀点，苔光剥少津，脉弦细，心电图提示窦性心律，心肌缺血。临床诊断为气虚血瘀之心悸，治以益气活血化瘀为法，方拟瓜蒌薤白白酒汤加减。处方：瓜蒌皮 15g，薤白 10g，丹参 20g，赤芍 15g，白芍 15g，陈皮 8g，橘络 8g，当归 10g，太子参 10g，五味子 10g，茯神 20g，炒山楂 15g，川黄连 6g，煅龙骨 15g，煅牡蛎 15g。取 5 剂，日 1 剂，水煎服。药后心慌明显好转，已无胸闷，鼻塞消失，夜寐欠安，遂以上方去川黄连、煅龙骨、煅牡蛎，加夜交藤 15g，继续服用。再进 40 余剂，诸症悉除。

〔贺兴东，翁维良，姚乃礼．当代名老中医典型医案集·内科分册．北京：人民卫生出版社，2009．〕

评析：本例患者西医诊断为病毒性心肌炎，素感外邪，伤及心气，心气不足，则发心慌；气虚日久，无力推动血液运行则胸闷。四诊合参，属虚实夹杂之候，治当益气活血化瘀，方用瓜蒌薤白白酒汤加减。方中太子参、五味子益气补阴，瓜蒌皮、薤白宣痹通阳，丹参、赤芍、当归、炒山楂活血化瘀，陈皮、橘络、川黄连、白芍理气和胃，煅龙骨、煅牡蛎、茯神镇静安神，全方共奏益气活血化瘀之功，切中其发病机制，故而获取较好的疗效。

六、郑克勤治疗病毒性心肌炎案

导读：病毒性心肌炎中医辨证属气阴两虚者，在临床中较为多见，对于此类患者，其治疗当以益气养阴，活血通络为法，以生脉散、炙甘草汤为基础组方治疗，可获得较好的疗效。

案体：肖某，女，17 岁，1996 年 9 月 10 日就诊。患者发热头痛，咽痛，胸闷痛，心悸心慌，气短乏力等，诊断为病毒性心肌炎，经住院治疗 11 天，发热头痛、咽痛消失，但余症仍存。现患者胸闷胸痛，心悸心慌，气短懒言，动则尤甚，面色㿠白，口唇色绀，咽干，头晕神疲，四肢乏力，纳差，查舌质偏红，苔薄白，舌下络脉瘀滞，脉细弱偏数，心率 112 次/分，律不齐，可闻及早搏，7～8 次/分，心音低钝，心电图提示窦性心动过速并不齐，频发室性期前收缩，心肌缺血，血常规检查白细胞 $12.6 \times 10^9/L$，血沉 $60mm/$小时。此乃病毒性心肌炎，中医辨证为气阴两虚，心络瘀阻，治宜益气养阴，活血通络。处方：党参 20g，太子参 15g，丹参 15g，生地 15g，麦冬 10g，白术 10g，赤芍 12g，益母草 20g，板蓝根 15g，苦参 10g，生山楂 20g，炙甘草 6g。每日 1 剂，水煎 2 次，早晚各服 1 次。连服 5 剂后，口唇色绀除，胸闷痛、心悸心慌减轻，守方再进 5 剂，胸闷痛、心悸心慌、气短明显好转，精神可，纳食增，脉细，复查心电图提示窦性心律师事务所，偶发室性早搏，2～3 次/分，心肌缺血改善，此乃邪气已去，正气始复，气阴不足证，改用益气通阳，养血滋阴，少佐活血祛瘀之品。处方：党参 20g，生黄芪 30g，丹参 15g，生地 15g，麦冬 10g，五味子 6g，赤芍 10g，益母草 15g，白术 10g，桂枝 9g，大枣 10g，炙甘草 6g。连服 15 剂后症状缓解，早搏消失，心电图及其他检查均恢复正常。嘱守方再服 10 剂，以资巩固，1 年后随访正常。

〔郑克勤. 益气养阴活血法治疗病毒性心肌炎 48 例体会. 江西中医药，2001，32（2）：26.〕

评析：病毒性心肌炎是临床常见的心脏疾病之一，发病多见于青壮年，常在感冒的同时或感冒之后发病，本例患者有感冒病史，又有心电图改变，显系病毒性心肌炎无疑，从临床表现分析系气阴不足，心脉不畅，故治疗以益气养阴，活血通络为法。药用党参、太子参、生地、麦冬、炙甘草益气养阴，丹参、赤芍、益母草、生山楂活血通络，用苦参者是疗频发之室性早搏，用板蓝根者乃是杀心肌之病毒。分析所用药物，实为生脉散、炙甘草汤之变方，证之临床，此二方联合应用对病毒性心肌炎确有良效。

七、沈敏南治疗病毒性心肌炎案

导读：辨证论治是中医的特色和优势，治法用药必需根据辨证的结果而定。病毒性心肌炎辨证属于肺脾气虚，心气心阴两虚，兼有郁热者，其治疗当以益气养阴，清热宁心为法。

案体：陈某，女，17岁，1996年10月20日就诊。患者1994年因发热心悸，住院诊断为病毒性心肌炎，久治未愈，今特再治。现患者面色㿠白，形体消瘦，易感冒，逢冷即鼻流清涕，功课紧张，有鼻塞咽喉痛则有心悸、早搏，胃纳不佳，大便易秘，平时心率快至98次／分，舌质红，苔薄黄，脉数欠齐，心电图检查提示窦性心律，偶发性室性期前收缩。病属病毒性心肌炎，证属肺脾气虚，心气心阴两虚，兼有郁热，治以益气养阴，清热宁心。处方：党参15g，麦冬10g，五味子6g，白术15g，防风10g，生黄芪15g，珍珠母30g，丹参15g，酸枣仁15g，苦参10g，白薇10g，炙甘草6g，磁石30g。嘱患者适寒温，勿劳心过度，忌发热食物。此方加减服3月后，心率已降至80次／分，心律齐，余症均有改善，后服天王补心丹半年，至今未复发。

〔沈敏南，赵亦工，潘锋.17种常见疑难病治验思路解析.

北京：人民卫生出版社，2006.〕

评析：本例患者 2 年前发病，因功课紧张，治疗不力，反复发作，幸年轻未涉痰滞瘀阻之境。细析其病机有三：一为肺脾气虚为因。肺主一身之气，在外固表以防邪，肺虚卫外不固，则易鼻塞、感冒，病毒易入侵呼吸道；脾居中焦，司运化饮食水谷，并升清上输精气于肺。脾虚胃纳不佳，水谷精微不能上承于肺，形成肺脾气虚。二为心气、心阴两虚为本。心气不足不能防御病毒侵入，心气、心阴不足则易心悸，如鱼池失水、水浅则鱼跃而跳，故患者劳心过度或鼻塞、咽喉痛则有心悸、期前收缩。三为兼夹郁热。患者父母郁热之体，遗传基因而成，又是年轻郁热易聚。根据辨证论治的原则，治宜益气养阴，清热宁心。方中用玉屏风散培补肺脾之元气，生脉饮加甘草、丹参益心气养心阴，白薇、苦参祛郁热、清热解毒，珍珠母、磁石、酸枣仁宁心安神。药多而不杂，各司其职，疗效尚佳。后服天王补心丹养心气，滋心血，安神清热，以冀根除。

八、查玉明治疗病毒性心肌炎案

导读：病毒性心肌炎以心悸胸闷为突出表现者居多，对于中医辨证属毒热内蕴之心动悸患者，治疗当以清热解毒，养阴益心为法，方选清营汤合清宫汤化裁，可取得较好的疗效。

案体：孙某，女，30 岁，2006 年 4 月 3 日初诊。患者以感冒 1 周，心悸、胸闷 3 天为主诉就诊，诊时患者咽痛、发热，心悸胸闷，神疲乏力，口干，睡眠差，大便略干，小便色黄，查舌质绛红，苔少，脉促细，测血压 120/80mmHg，体温 37.2℃，听诊双肺呼吸音清，心率 90 次/分，可闻及期前收缩，各瓣膜未闻及杂音，心电图检查提示窦性心律，频发房早，心肌缺血，血常规检查白细胞正常，淋巴细胞略高，心肌酶升高。临床诊断为毒热内蕴之心动悸（病毒性心肌炎），治以清热解毒，养阴益心。处方：金银花 50g，连翘 25g，板蓝根 15g，蒲公英 15g，丹参 20g，玄参 15g，麦冬 20g，生地 15g，黄连 10g，莲心 10g，射干 10g。取 5 剂，每日 1 剂，水煎取汁 300ml，分早晚服。服药后咽痛、发热消除，心悸胸闷减轻，但仍有乏力，二便正常，效不更方。用药随证略作加减，继续服用 15 剂，心悸胸闷消失，时有乏力，二便正常，余无不适，复查心电图正常，心肌酶正常，病告痊愈。

〔贺兴东，翁维良，姚乃礼. 当代名老中医典型医案集·内科分册. 北京：人民卫生出版社，2009.〕

评析：本例患者为外感时邪，毒热内蕴而发，温邪由表及里，热耗营阴，毒热内陷，心肌受损，肺心同病。温热病毒传里化热，心营耗损则心悸、胸闷气短；热扰神明，则睡眠差；温邪从外而入，扰于咽部，犯于肺系，则咽痛；心阴被耗，心气虚弱，则乏力；大便略干，小便色黄，舌绛红，脉数促细，均为毒热内蕴，耗损心阴所致。病属毒热内蕴之心动悸（病毒性心肌炎），治以清热解毒，养阴益心为法，所用方剂系《温病条辨》之清营汤合清宫汤化裁而成。方中以金银花、连翘、蒲公英、板蓝根配伍，可清热解毒，以除邪热，为君药；配玄参、麦冬、生地养心阴，保津液，以复耗损之心阴，为臣药；加黄连、莲心清心除烦，宁心安神，使心悸可除，为佐药；同时取丹参养血通脉，投射干以祛痰利咽。全方合用，既能清热祛邪，以防伤正，又能恢复耗损之气阴，以护其心，共奏和血通脉之功，药证相符，收效显著。

九、邓铁涛治疗病毒性心肌炎案

导读：心肌炎、心律失常（心悸）证属气阴两虚、痰瘀内阻者，应以扶正祛邪为原则，以补益气阴、养心安神为主，佐以祛瘀通脉，方选炙甘草汤为基础灵活变通，分阶段调治。

第二章　病毒性心肌炎

案体：雷某，女，40岁，因心慌心悸、胸前区郁闷半月，于1997年7月1日入院。患者5月1日因受凉感冒，头痛鼻塞，自服康泰克等，上述症状消失，但仍有咽部不适。至半月前因过度劳累后始出现心慌心悸，胸前区郁闷不适，心电图检查提示偶发室性早搏，服用心血康、肌苷等，症状未见缓解。诊时患者自述心慌心悸，胸闷，时作时止，疲倦乏力，眠差，纳食一般，二便调，查舌淡黯，边有齿印，苔少，脉结代，体格检查心界不大，心率66次/分，律欠齐，可闻及早搏2～3次/分，未闻及病理性杂音，超声诊断为心肌炎改变，ECT检查静态心肌显像示心肌前壁病变。邓氏查房，四诊合参，中医诊断为心悸（气阴两虚，痰瘀内阻），西医诊断为心肌炎、心律失常、频发性室性期前收缩。治疗第一阶段：扶正祛邪，治以补益气阴、养心安神为主，佐以祛瘀通脉，方以炙甘草汤加减，配合中成药宁心宝、生脉液、滋心阴口服液、灯盏花素（按制剂说明剂量用药）治疗。处方：炙甘草30g，生地20g，麦冬15g，阿胶（烊化）9g，桂枝12g，党参30g，麻仁（打碎）20g，大枣6枚，生姜9g。每日1剂，水煎服，共服5天。第二阶段（1999年7月5日）：经上述治疗，精神好转，偶有心慌心悸、胸闷，纳食、睡眠可，无口干，二便调，舌淡黯边有齿印，苔薄白，脉涩，查心率81次/分，律欠齐，可闻早搏1～2次/分，心电图大致正常，其气阴已复，痰瘀渐显，治以益气养阴，豁痰祛瘀通脉为法，原方去生姜，加法半夏、茯苓、丹参、桃仁，以加强豁痰祛瘀通脉之力。处方：炙甘草30g，生地20g，麦冬15g，阿胶（烊化）9g，桂枝12g，党参30g，麻仁（打碎）20g，大枣6枚，法半夏12g，茯苓30g，丹参20g，桃仁12g。每日1剂，水煎服，共服4天。第三阶段（1999年7月9日）：患者精神好，心慌心悸、胸闷偶作，纳食、睡眠可，二便调，舌淡黯，苔稍腻，脉细涩，心率78

次/分，律欠齐，可闻及早搏 1~2 次/分，上药养阴太过，痰瘀更明显，治以益气健脾，涤痰祛瘀通脉为主。处方：竹茹 10g，枳壳 6g，橘红 6g，茯苓 15g，法半夏 10g，太子参 30g，白术 15g，田七沫（冲服）3g，麻仁（打碎）24g，炙甘草 10g，五爪龙 30g，丹参 20g。每日 1 剂，水煎服。患者守方服用 20 天，诸症消失，纳食、睡眠可，二便调，舌淡红，苔薄，脉细，心率 80 次/分，律齐，24 小时动态心电图显示窦性心律，偶发室性期前收缩，仅见原发室早 4 次，出院。

〔周文斌，尹克春，蒋丽媛．邓铁涛调脾护心法治疗心悸的经验．辽宁中医杂志，2005，32（8）：758.〕

评析：心肌炎心律失常、室性期前收缩表现为心慌心悸，难以自止，伴胸闷，当属中医学之"心悸"范围。"伤寒，脉结代，心动悸，炙甘草汤主之"（《伤寒论》原文 117 条）。在《伤寒论》中，炙甘草汤用以治气血不足、心阴阳两虚之脉结代、心动悸证，与本例辨证相符，故加以援用。方中以炙甘草甘温补脾益气，通经脉，利血气，为主药；配人参、大枣补益中气，化生气血；并配桂枝、生姜辛甘通阳复脉；又配阿胶、生地、麦冬、麻仁以滋阴养血。诸药配合，使阴阳得平，脉复而悸自止。但服药病未能痊愈，邓氏认为乃因其除气阴虚外，当兼痰瘀之实邪，且滋阴助痰有助邪之嫌，故阴复后则将治法改为益气涤痰祛瘀为主。邓氏认为广东省地处岭南，气候潮湿，极易聚湿生痰，加之当今社会转型，工作生活习惯改变，社会竞争激烈，生活压力升高，日夜生活规律打破，且多恣食膏粱厚味，劳逸不当，忧思多虑，事不从心，使气阴虚耗，或早衰，脏气亏虚，痰浊内蕴，闭塞脉络，气滞血瘀。故痰为瘀之初，瘀为痰之果，痰瘀交结，使病情缠绵。因此，痰是心疾之病理基础，而脾是生痰之源，是心疾的关键环节。若脾胃健运，湿不聚，痰难成，瘀不生，气血生化源源不绝，心脉充盈，气血流畅，心神自安。故邓氏治心疾重在益气健脾除痰，痰去瘀除，用温胆汤加减，意在益气健脾，涤痰祛瘀，使邪去，胸中清阳得以正位，心神得养而神自安，从而获得良好疗效。但仍保留有炙甘草汤之意（太子参、麻仁、炙甘草），以助脉复，且防再伤阴。

十、郭子光治疗病毒性心肌炎案

导读：病毒性心肌炎以心悸不宁为突出表现者，当属中医心悸之范畴，郭氏擅辨脉之"形、势、位、数"以治之，对证为气血亏损，余热未尽者，治疗当以益气滋阴，清热凉血为法。

案体：唐某，男，18 岁，2002 年 10 月 10 日初诊。患者因病毒性心肌炎住院治疗月余，诸症已缓，唯室性期前收缩不除，且心肌酶持续不降，心悸不宁，偶尔胸痛，动则加重，咳嗽无痰，咽干尿黄，查舌瘦红，苔薄黄干，脉细数偶有歇止。辨证为气血亏损，余热未尽，治以益气滋阴，清热凉血。处方：太子参 20g，麦冬 20g，五味子 12g，丹参 20g，玉竹 15g，生地 15g，黄连 10g，虎杖 15g，瓜蒌壳 10g，炙甘草 8g，谷芽 20g。每日 1 剂，水煎服。服完 12 剂，查心肌酶正常，期前收缩消失，诸症状大减，以生脉散加黄芪、虎杖、板蓝根、丹参、酸枣仁、生地、谷芽调理善后。2 月后复查，一切正常。

〔刘杨．郭子光辨治心血管疾病的临证思想与经验．四川中医，2006，24（6）：1.〕

评析：病毒性心肌炎以心律不齐为主要表现者，在临床中较为多见。郭氏擅辨脉之"形、势、位、数"以治病毒性心肌炎等疾病所引发的心律不齐，临床以脉"数"为纲，分为慢率型与快率型两类。大体慢率型脉象包括迟、缓、涩、结、代、虾游、屋漏脉等，以气阳虚夹瘀滞为基本病机，治当温阳化瘀为主，兼顾寒凝、痰浊等；快率型脉象包括数、疾、促、釜沸、雀啄脉等，以气阴虚夹瘀滞为基本病机，治当益气养阴通脉为主，兼顾阳亢、痰浊等。常用生脉散加黄芪、丹参来针对气虚血瘀这一心律失常的共同病机而颇有良效。但虾游、屋漏、釜沸、雀啄脉以及治疗不能改善的促脉，进行性加重的迟脉等，多预后不良，亦属临证须知。本例患者病为病毒性心肌炎室性期前收缩，辨证为气血亏损，余热未尽，治以益气滋阴，清热凉血，辨证准确，治法用药得当，所以取得了满意的疗效。

十一、张琪治疗病毒性心肌炎案

导读：病毒性心肌炎经久不愈，常表现为气阴两虚，余邪不尽，本虚标实，此类患者的治疗当以扶正祛邪为原则，益气养阴为主，同时配合清热解毒祛邪药物，方能取得较好疗效。

案体：李某，男，21岁。患者有病毒性心肌炎病史15年，本次因过劳而发作，心率40～190次/分，夜间常有"憋醒"现象，心率低于55次/分或高于120次/分时，则自觉心悸、气短、胸闷难以忍受，伴有濒死感，西医诊断为病毒性心肌炎、心肌损伤，超声心动检查显示心脏轻度扩大，抗心肌抗体阳性，心肌酶明显升高。就诊时主要表现为心悸、气短、头晕乏力，活动后则各种症状明显加重，查舌质淡红，苔白而干，脉沉而无力，心电图提示广泛心肌缺血，心率62次/分。辨证为气阴两虚，余邪不尽。处方：生晒参15g，黄芪50g，白芍35g，当归25g，丹皮35g，石菖蒲25g，五味子15g，板蓝根25g，土茯苓50g，鱼腥草50g，蒲公英50g，紫花地丁25g，远志20g，生龙骨35g，生牡蛎35g，甘草10g。每日1剂，水煎取汁，分早晚温服。服药21剂，心悸气短明显减轻，夜间憋醒现象未再发作。又服药35剂，心悸气短基本消失，体力明显增加，心率为 55～110 次/分，舌质红紫，苔薄白，脉沉迟，心肌缺血基本消失。病人共服药近 160 剂，心率 60～110次/分，一切如常人，抗心肌抗体阴性，心肌酶正常，从而治愈。

〔孙元莹，吴深涛，姜德友．张琪诊治疑难心脏病 4 则．中西医结合心血管杂志，2006，4（5）：437.〕

评析：张氏认为外感之邪为病毒性心肌炎的直接致病原因，在外感病邪中又以柯萨奇病毒导致的上呼吸道感染为最多见，正所谓"温邪上受，首先犯肺，逆传心包"。本病主要病机为湿热毒邪入侵，正气虚弱，正邪交争，正不胜邪，邪毒直入于里，蕴结于心所致。其中由于邪气的性质、数量以及正气的盛衰情况决定了各种证候。起病首先是由于邪毒客心、正邪交争而发病，其次是邪毒与正虚并存，如果邪胜正衰则可出现心阳虚衰，甚则亡阳，继而是邪去正虚（气虚、血虚、阴虚、阳虚）不能及时治愈则导致心脏虚损，气机不利，无力推动血液运行，出现血行不畅，五脏六腑失其所养，故变证百出。心脏虚损为本，邪毒阻滞为标，本虚标实，其中湿热毒邪最易化燥伤阴耗气，导致气阴两虚、心气虚损。经过大量临床观察，气阴两虚往往贯穿于本病中后期，起病初期由于邪毒炽盛，正气受损往往不明显，中后期气阴两虚证状已经十分突出。另外，目前本病求治于中医的病人，多为西医常规治疗无效者，基本上急性期已过，处于病程中后期，治疗本病以益气养阴法为主，同时配合大剂量清热解毒药物，使毒邪尽去，正气来归，实践证明，效果理想。本例患者病程已长，呈现气阴两虚，余邪不尽，本虚标实，辨证准确，治法用药得当，且用药能持之以恒，取得了满意疗效。

十二、颜德馨治疗病毒性心肌炎案

导读：病毒性心肌炎后遗症辨证属胸痹者，按"阳微阴弦"论治，以益气通阳，升清降浊为法，方选桂枝加龙骨牡蛎汤加减，重用附子为君药，"益火之源，以消阴翳"，疗效卓著。

案体：涂某，女，46岁，2005年12月30日初诊。患者9年前感冒后出现心悸，查 COXB6-IgG（+），余（-），拟诊为病毒性心肌炎，未积极治疗。2001年底胸闷、心悸加重，有时心痛、憋气，一直服中药治疗，效果不明显。今年3月感冒后上述症状加剧，至5月已留观或住院6次，11月6日头晕发作，恶心呕吐，视物旋转，转动头部更甚。现患者头晕，头颈转动则加剧，胸闷心悸，乏力，自汗、盗汗，形寒，四肢欠温，纳呆，服安眠药方可入睡，烦躁，大便干结，2～3日1行，口腻、干，耳鸣，左后脑头痛，月经正常，白带色白量多，查其舌苔厚腻，脉沉细。诊其为心阳不振，升降失司，瘀血内停之胸痹（病毒性心肌炎后遗症）。治以益气通阳，升清降浊，方拟桂枝加龙骨牡蛎汤加减。处方：淡附片6g，桂枝4.5g，龙骨30g，牡蛎30g，瓜蒌15g，薤白9g，葛根15g，麦冬9g，葶苈子9g，苦参15g，甘松3g，半夏9g，生蒲黄9g，五味子9g，党参15g，升麻4.5g，苏子9g，白芍15g，甘草6g。取14剂，每日1剂，水煎服。二诊时患者自述服药后自汗大减，肢体温和，呈阵发性头晕，稍瞬即逝，查舌苔厚腻，脉已起，阳气有来复之机，血瘀尚未调达，治以温通阳气，活血化瘀。处方：葛根15g，升麻9g，川芎9g，天麻9g，参三七（吞服）2g，桂枝3g，五味子9g，麦冬9g，党参15g，薤白9g，瓜蒌15g，川黄连3g，苦参15g，丹参15g，炙甘草6g。取14剂，每日1剂，水煎服。三诊时患者心悸怔忡，晨暮差距较大，四肢欠温，查舌苔黄腻，脉沉细，属心阳未复，升清降浊失司之象，治温为温通心肾，调节气血。处方：淡附片（先煎）9g，苍术9g，白术9g，干姜2.4g，丹参15g，煅龙骨

30g，煅牡蛎 30g，桂枝 4.5g，白芍 9g，炙甘草 6g，苦参 9g，甘松 3g，川黄连 4.5g，川芎 9g，红花 9g，赤芍 9g，茯苓 9g，茯神 9g，五味子 9g，麦冬 9g。再取 14 剂，继续服用。药后诸症悉减，停药 2 日后，自汗淋漓，肢软纳差，入夜少寐，新感咳嗽，痰多，查舌苔薄腻，脉小数，心阳有来复之机，气血仍欠调达，仍宗原法增损，改为下方。处方：淡附片（先煎）9g，党参 15g，炙黄芪 30g，白芍 15g，清炙草 6g，桂枝尖 4.5g，五味子 12g，麦冬 9g，煅牡蛎 30g，百合 30g，淮小麦 30g，酸枣仁 9g，柏子仁 9g，甘松 3g，苦参 9g，糯稻根 30g，白术 9g，茯苓 9g，茯神 9g，丹参 15g。取 14 剂，每日 1 剂，水煎服。药后心悸即减，胸闷偶作，又服上方 30 余剂，诸症已悉平。

〔贺兴东，翁维良，姚乃礼．当代名老中医典型医案集·内科分册．北京：人民卫生出版社，2009．〕

评析：《金匮要略》中论述胸痹之病机主要归结为"阳微阴弦"四字，本例患者历经九载，正虚邪实，完全吻合仲景之说。患者心阳不振，动则气急，自汗形寒，四肢欠温，脉象沉细，但同时见大便干结，舌苔厚腻，虚中夹实显然，故定扶正达邪之法，初诊用桂枝加龙骨牡蛎汤加淡附片振奋心阳，合生脉散兼顾气阴，瓜蒌、薤白、半夏宽胸豁痰，升麻、葛根、苏子、葶苈子升降气机，苦参、甘松、生蒲黄理气化瘀以治标。全方剿抚兼施，固本清源，故药后自汗大减，肢已温，脉已起。因天气转暖，一度停用附子，旧疾旋起，遂重用附子为君，从此步入坦途。可见胸痹之治疗，祛痰化瘀治标，必须以振奋阳气为本，所谓"益火之源，以消阴翳"，治此案则益信矣！

第三章 慢性心功能不全

慢性心功能不全也称慢性充血性心力衰竭、慢性心力衰竭，简称心衰，是多种心血管疾病发展到一定阶段，临床上以心排血量不足，器官组织血流量减少，不能满足机体代谢需要，同时出现肺循环和（或）体循环静脉瘀血为特征的临床综合征。从血流动力学而言，由于心肌舒缩功能障碍，使心脏压力高于正常，即左室舒张末期压力＞18mmHg，右室舒张末期压＞10mmHg。慢性心功能不全是大多数心血管病的最终归宿，也是最主要的死亡原因，随着人口老龄化的加快，我国各种心血管疾病导致的慢性心功能不全呈快速上升趋势。

中医并无慢性心功能不全之病名，结合慢性心功能不全的临床表现和病理生理变化，可将其归属于中医学"心痹"、"心悸"、"怔忡"、"喘证"、"水肿"、"痰饮"和"癥瘕"等范畴。中医认为先天不足或后天劳伤失养，并受外邪入侵，致使心之阳气不足，血脉运行无力，血行缓慢而瘀滞，心脾肺肾诸脏器功能失常，水液运行障碍，水湿不化聚生痰湿而发病。慢性心功能不全属因虚致实，虚实夹杂之证，虚主要为心气虚、心阳虚，涉及肺肾，实主要为气滞、血瘀、痰饮、水邪。慢性心功能不全的病位主在心，可涉及五脏，病情轻重取决于正气损伤的程度和邪气的消长，临证时宜辨清虚实及其主次，并注意邪实和正虚之性质、涉及的脏腑等。

中医治疗慢性心功能不全以温阳益气为首要，使正复邪去，气充血行。在此基础上，根据兼证的轻重缓急，适当配合化瘀行水、益气敛阴、化痰逐饮等法。以补为主，以通为辅，祛邪而不伤正，不可滥用攻伐，以免徒伤正气，致使正气难复，邪气难除。

第一节 中医名家辨治经验

一、邓铁涛辨治慢性心功能不全经验

邓铁涛认为慢性心功能不全与五脏相关，以心为本，他脏为标；属本虚标实之证，以心阳亏虚为本，瘀血水停为标；其治疗宜阴阳分治，以温补阳气为上，临证做到辨病与辨证相结合，灵活变通。

（一）五脏相关，以心为本，他脏为标

心衰病位以心为本，以肺、脾、肾、肝为标。在心衰的发生发展过程中，肺、脾、肾、肝都与心互相制约，互相影响，如久患肺病，失于肃降治节之功，通调水道不利，水津不布，痰水内结，则可遏伤心阳，阻塞心气；久患肾病，肾精亏乏，命门火衰，精亏不能生血以上奉于心，火衰则气化不利而水饮内停，以致心体失养，水气凌心；"脾病不能为胃行其津液，气日益衰，脉道不利"。这些都可能是诱发心衰或使心衰加重的因素。反过来，心衰又可以引起多脏腑的功能衰竭。

（二）本虚标实，心阳亏虚为本，瘀血水停为标

心衰的病机可以概括为本虚标实，以心之阳气（或兼心阴）亏虚为本，瘀血水停为标。心主血脉，血脉运行全赖心中阳气的推动，诚如《医学入门》中所说："血随气行，气行则行，气止则止，气温则滑，气寒则凝。"心之阳气亏虚，鼓动无力，血行滞缓，血脉瘀阻，从而出现心衰，故心脏阳气（兼阴血）亏虚是心衰之内因，是心衰发病及转归预后的决定

因素，标实则由本虚发展而来。水肿的形成与肺、脾、肾三脏有关，其标在肺，其本在肾，其制在脾，就心衰而言，水饮停积的根本原因还是心阳不足。另外，水饮亦与血瘀有关，所谓"血不利则为水"。瘀血水饮虽继发于阳气亏虚，但一旦形成又可进一步损伤阳气，形成由虚致实、由实致更虚的恶性循环。

（三）阴阳分治，以温补阳气为上

治疗心衰必须重点调补心脏的气血阴阳。气属于阳，温阳即所以补气；血属于阴，滋阴即所以养血。因此辨治心衰主要可分为两大类型，即心阳虚型和心阴虚型，故立温心阳和养心阴为治疗心衰的基本原则。阴阳分治之中，又以温补阳气为主，《素问·生气通天论》中说："阳气者，若天与日，失其所则折寿而不彰，故天运当以日光明。"心属火，为阳中之阳，人体生命活动有赖于心阳的温煦，心衰就是因为心阳气虚，功能不全，血脉运行不畅，以致脏腑经脉失养，功能失调。在用药方面，补气除用参、芪、术、草之外，喜用五爪龙，且用量多在30g以上。对于心阴虚患者，也宜在益气温阳的基础上加用滋阴养血之品。若虚热已退，气虚突出之时，仍当以益气扶阳为主。

（四）辨病辨证相结合，灵活变通

对于心衰，虽然强调辨证论治，但也不能忽视西医辨病对治疗的参考意义，必须辨病与辨证相结合，灵活变通，根据心衰的不同病因，适当调整治疗方案。冠心病患者，多见气虚夹痰，痰瘀互结，可用温胆汤加味；若属阴虚，则多用温胆汤合生脉散加减。风湿性心脏病患者，有风寒湿邪伏留，反复发作，治疗在原基础上加用威灵仙、桑寄生、豨莶草、防己、鸡血藤、桃仁、红花以祛风除湿，并嘱患者注意防寒避湿，预防感冒，防止风寒湿邪再次侵入为害。病因为高血压性心脏病者，大多数为肝阳偏亢，则需配合平肝潜阳法，常用药物有草决明、石决明、代赭石、龟甲、牡蛎、钩藤等，心衰不重时，则可按高血压辨证论治。

〔单书健，陈子华. 古今名医临证金鉴·心悸怔忡卷. 北京：中国中医药出版社，1999.〕

二、林钟香辨治慢性心功能不全经验

林钟香治学严谨，造诣精深，对慢性心功能不全的治疗独有心得，她根据"气、血、水"三因论，采用益气温阳、活血利水法治疗慢性心功能不全，取得了满意的临床疗效。

（一）病因病机

中医学对慢性心功能不全虽无具体论述，但分属于"心悸"、"怔忡"、"水肿"、"喘证"、"痰饮"、"心痹"、"支饮"、"心水病"、"癥瘕"等范畴，病之重者则属于脱证、亡证等危急重症。《素问·水热穴论》中说："水病下为跗肿大腹，上为喘呼，不得卧者，标本俱病。"《金匮要略·水气病脉证并治篇》中说："心下坚，大如盘，边如旋杯，水饮所作。"类似于右心衰竭肝肿大的描述。林氏结合多年的临床经验，指出慢性心功能不全（心衰）的病因多为感受外邪，虚损劳倦，情志内伤，饮食不节等。病机为血瘀、水湿、痰饮所致，以阳虚、气虚为本，瘀血、水饮为标，本虚标实。病位以心为主，涉及肺、肝、脾、肾、三焦、膀胱等多系统。气、血、水在生理上相互依存，相互为用，密切相关，在病理状态下气、血、水互相转化，交互为病。心衰的病理变化过程为心阳（气）虚，瘀血阻滞，水液蓄停的气、血、水病变。临床上常见的风湿性心脏病早期表现为心气虚，代偿期则见心阴虚，甚则发展为阳虚气脱之亡阳重证。心、脾、肾阳气虚衰，无以运化水湿及鼓舞营血，因而造成水湿内停，瘀血阻络，多见于冠心病、高血压性心脏病所致心衰，而肺肾两虚、痰浊蕴肺多见于肺心病所致之心衰。

（二）治则治法

心衰的发病机制以阳（气）虚为本，瘀血、水饮为标，气、血、水三因一体。故治宜益气温阳，活血利水。并强调治疗时应注意扶正固本，不可本末倒置，一味攻逐，中伤正气。临证益气多选黄芪、党参、太子参等；温阳多选用熟附子、桂枝、细辛等；活血多选用川芎、丹参、赤芍、鸡血藤、红花等；利水多选用茯苓、葶苈子、泽泻等。根据林氏多年的临床经验总结，除体质强壮，瘀血明显者，心衰病人多正气已亏，脾胃虚弱，体质较差，不耐三棱、莪术、乳香、没药等破血逐瘀药之攻伐，故宜少用。林氏喜用葶苈子，且剂量在 20～30g 左右，旨在助肺布敷宣散，通调水道，泻肺利水，治疗顽固性心衰屡有奇功。对于熟附子、细辛等温振心阳，培本扶元之药味，剂量要大，不可轻描淡写，隔靴搔痒，熟附子剂量在 30g 以上，细辛剂量在 12～18g 之间，突破传统"细辛不过钱"之说，认为非至温至热之品无以振奋心阳，林氏在治疗上有破有立，灵机圆活，不拘于常法。若阳虚明显，畏寒肢冷者，加用仙茅、仙灵脾、补骨脂等温补肾阳；若阴虚明显者，加用麦冬、五味子、女贞子、旱莲草等兼制附、桂之热性；若脾胃虚弱者，加用炒白术、鸡内金、山楂肉、麦芽、谷芽等健脾化湿和胃。若咳唾喘息不得卧者，加用桑白皮、苏子、白芥子、车前子等健脾化痰利水之品；若呕吐、上气者，加用旋覆花、代赭石、竹茹等平肝降逆止呕；若肝气不舒者，加用柴胡、香附、郁金等疏肝解郁；若夜寐不安者，加用百合、夜交藤、酸枣仁等健脾养心安神。林氏多年临床经验发现，中医治疗心衰之益气温阳，活血利水与西医的强心、利尿、扩血管有着异曲同工之妙，且中药药性和缓，疗效持久，无西药之弊，单独使用或合用西药均起到标本兼治之功。

〔孙丽华．林钟香教授辨治慢性心功能不全经验撷英．甘肃中医，2003，16（11）：6．〕

三、史大卓辨治慢性心功能不全经验

现代医学认为心功能不全的生理病理基本可分为两个方面，一为心脏收缩、舒张功能下降，二为血液循环障碍、水液代谢产物滞留，史大卓认为中医治疗心功能不全亦不能不考虑这两个方面。中医认为心脏收缩舒张功能减退多属气虚、阳虚，气虚和阳虚不仅在于心，还涉及脾肾，临床亦有阴血不足，不能荣养心脉，而致心脏功能减退者。由于慢性心功能不全多日久难愈，常存在阳损及阴，即使临床没有明显的阴虚症状，亦可存在阳（气）损及阴的潜在病机，因此史氏临床常在补阳（气）的基础上，稍佐养阴药，如麦冬、生地等，可使阳（气）内守，以贯血脉、运血行。史氏认为真武汤、苓桂术甘汤为阳虚水泛、水气凌心，咳喘上逆、胸中窒闷的治标之法；葶苈大枣泻肺汤为治疗肺气贲郁、喘息不得卧的权宜之计。真武汤、苓桂术甘汤辛温耗散，久用易伤阴耗气；葶苈大枣泻肺汤应用时若不与补心气、宗气药同用，则有泄利伤正之弊。

慢性心功能不全因其病程长，多存在阴损及阳、阳损及阴，且在病理发展过程中，因心气不能主血脉，多有瘀血滞脉、瘀血不利化水的病理改变，因此中医辨证治疗慢性心功能不全，应注意以下几个方面。

（一）益气温阳、活血化瘀利水

益气温阳以运气血，使血脉流通；活血化瘀利水，可促进滞留代谢产物的排泄。益气用黄芪、人参补心气、元气，不应只用党参，党参善补脾气，补心气、元气之力不足；温阳用桂枝，以温通血脉。无血脉凝寒、四肢逆冷或肾阳虚、阴寒内结者，不用附子，附子乃大辛、大热、大燥之品，易伤阴散气，应用于慢性心功能不全的长期治疗较为不利。对于慢性心功能不全的水液潴留，不应单用利水之法，用药如茯苓、猪苓、车前子、泽泻、二丑等。血不利则为水，慢性心功能不全的病人水液代谢滞留多因血脉不利所致，故活血利水应以活血化瘀为主，利水为辅。活血化瘀选用丹参、泽兰、益母草，这三味药现代药理研究表明有扩张肾动脉、增加肾小球滤过率、促进水液代谢的作用。利水选用车前子、赤小豆、白茅根、茯苓、猪苓等，淡渗利水而不耗伤阴液。

（二）调畅肺腑

慢性心功能不全，尤其是有心功能不全引起的肠道瘀血、粘膜水肿的病人，大便溏薄者较为多见。就临床而言，大便秘结或大便虽不秘结，而排便困难者，亦不少见。大便秘结，腑气不通，一影响肺气的升降，水液代谢更为之不利；二可加重肠道血液循环障碍；三可影响毒性代谢产物的排泄。故慢性心功能不全的病人，应注意调畅大便。调畅大便之法，一可用杏仁、瓜蒌仁、桃仁等质润降肺调肠之品；二可用甘温质润药如当归、肉苁蓉，气虚秘结者加黄芪合甘温润肠药；三可应用大黄通腑调气。传统认为大黄大苦大寒，泻下通便，易耗伤正气，久病正虚者禁用，而对于慢性心功能不全兼有便秘者，用之可有如下功效，其一是通腑以降肺气；其二是通便促进毒性代谢产物排泄，此非其他通便药所能及；其三是活血化瘀，推陈致新，促进肠道血液循环，尤其是对肺心病心功能不全合并感染、大便秘结者，恰当使用大黄，可获得较好疗效。临床可用10g左右，体虚明显者，用5g左右。与他药同煎，可减弱其泻下之性，增强其活血化瘀、祛毒功效。

（三）养阴、收敛心气

阴液不虚，阳气能内守不外散，才能注血脉以运行。养阴配以酸敛，常用麦冬、五味子，一可使阳气内守，温运心脉；二可防止温阳化气药物辛温伤阴散气。心气心阳用在鼓动血脉，随血脉运行，不象脾阳（气）用在温中守中，肾阳用在潜藏、密精。补心阳、心气，佐以养阴酸敛，有助于使心气、心阳正常运行于血脉之中。心气阴两虚者，常用生脉散，益心气药人参和养阴酸敛药麦冬、五味子相伍。无明显阴虚者，亦应在补气的基础上，稍佐麦冬、五味子，回心气于营血之中。阳虚者，临床常温之、通之，因恐养阴甘寒遏其阳气或酸敛影响阳气温通，而弃之不用。殊不知心气、心阳不同于卫气、卫阳，走肌表、温分肉、肥腠理，性滑疾、无处不到，心气、心阳只有含于营血之内，走于血脉之中，才能温运血脉运行，因而在温阳、通阳之时，亦应助以养阴酸敛，以奏阴阳相生、相克之妙。史氏治疗慢性心功能不全，根据心气易于耗散、心主血脉和心与其他脏腑的联系，常用方如下：人参、麦冬、五味子、葶苈子、丹参、益母草、车前子、泽兰、赤小豆、仙灵脾、巴戟天。通常心阳虚、血脉不利者，加桂枝；大便秘结者，加大黄；全身浮肿者，加桑叶、石韦。

〔张扣启，孙青．史大卓教授治疗慢性心功能不全经验撷菁．中医药学刊，2003，21（1）：29.〕

四、王新陆辨治慢性心功能不全经验

根据慢性心功能不全的症状及体征，当属中医学"心悸"、"怔忡"、"水肿"、"喘证"、"痰饮"、"心水"等病证的范畴。王新陆在多年的临床实践中，积累有治疗慢性心功能不全的宝贵经验，他认为心阳气不足是心功能不全发生之根，同时也是水饮停积、瘀血阻脉的根本原因，治疗关键在于补虚固本，并在益气温阳以补虚的基础上兼治以活血化瘀、利水祛痰消肿，同时辅以养心阴、安心神及通腑泻浊等治法以疗其他兼证。

（一）病因病机

王氏在长期的临床中体会到，慢性心功能不全多由多种疾病不能得到及时和有效的治疗发展而来，病及五脏，病位在心，与肺、脾、肾等脏器有着密切的关系。认为本病虽然病情复杂，但"久病多虚，久病多瘀"，从其症状来看，其病机当为本虚标实，其虚为气血阴阳亏虚，以心阳气虚为甚，实为痰浊瘀血水饮，其中瘀血水饮尤为突出。

现代医学认为心功能不全的病理改变为两个方面，一是心脏收缩、舒张功能下降，二是血液循环障碍，水液代谢产物潴留。王氏认为这正是心中阳气亏虚，痰瘀阻脉的表现。气行则血行，气滞则血瘀，气虚则运血无力而致血瘀，阳虚则水饮失于温化，水津不布，聚而为痰，痰滞留脉中，血行不畅而为瘀，或水饮聚于胸腹中，流于肢体发为水肿，故瘀血、水饮是慢性心功能不全的基本病理产物，同时也是其致病因素。由于慢性心功能不全多由各种慢性心系疾病没有及时和有效的治疗，日久产生慢性心功能不全，本病也是日久难愈，病久则耗气伤阳，阳损及阴，最终导致阴阳亏虚。反过来，久病多瘀多虚使瘀者更甚，虚者更虚，形成恶性循环，加重病情。慢性心功能不全患者的常见症状，常为心气亏虚，心脉痹阻，则心失所养而发为心悸、气短，影响及肺则咯血；阳气亏虚，水液失布，水饮内停，凌心射肺，使肺气上逆，发为咳喘、呼吸困难；气虚运血无力，则心脉痹阻，血行不畅，则肌肤失养，出现唇甲紫绀；阳虚不能温化水液，则水饮不布，停于胸腹，流于肢体，而表现为肢体浮肿、少尿；劳则气喘、乏力，脉弱而无力乃为气虚之象；舌质紫暗，苔薄白或舌胖应是瘀血水饮内阻之征。由此可见，心阳气亏虚为慢性心功能不全的发病之根，瘀血水饮乃发病的主要临床病理表现。

王氏认为心阳气不足是心衰的发病之根，同时也是水饮停积、瘀血阻脉的根本原因。另外，水饮亦与血瘀有关，诚如"血不利则为水"。瘀血水饮虽继发于阳气亏虚，一旦形成又可进一步损伤阳气，形成由虚致实，由实致更虚的恶性病理循环。因此，截断这一恶性循环的关键在于补虚固本，在益气温阳以补虚的基础上兼治以活血化瘀、利水祛痰消肿，同时辅以养心阴、安心神及通腑泻浊等治疗以疗其他兼证，乃为本病的治疗原则。决不可标本倒置，专事攻逐，愈伤其正。

（二）常用治法

1. 益气活血　《医学真传·气血》中说："人之一身，皆气血之所循行，气非血不和，血非气不运。"气为血之帅，气行则血行，气滞则血瘀，气虚则血瘀。清代有名的活血大家王清任说："元气即虚，必不能达于血管，血管之气必停留而瘀。"因此，益气是活血的关键，因气虚也易致血瘀，所以也可起到早治防变之效。在各种类型的慢性心功能不全病理变化中，心脉中多常有血液的缓滞或瘀阻，王氏善用人参、党参、黄芪、白术等大补心气，益气以行血，使血流通调。

2. 温阳利水　《金匮要略》中说："病痰饮者，当以温药和之。"水饮的形成多由五脏阳虚，尤其是肺脾肾三脏阳虚所致。饮为阴邪，得阳始化，饮邪积聚于体内，又易伤阳气，因此治疗当以温性药物温阳化气。且温热药物不仅具有振奋阳气、开发腠理，通行水道之功，而且还可鼓动心脉，促进心血的运行。王氏善用桂枝、茯苓、葶苈子、泽泻、制附子等以温化痰饮，振奋心阳，使水消痰去，血脉流畅。若见肾阳虚加淫羊藿，王氏认为此药辛甘而温，性温而不燥，善温补肾阳，长期应用无伤阴耗气之弊。

3. 活血利水 "血不利则为水"。瘀血、水饮为慢性心功能不全的基本病理产物，又是加重病情的主要致病因素。水液不化，一方面责之于气虚，温化无权，另一方面"血不利则为水"也是病机的主要方面。故活血利水应以活血为主，利水为辅，血活则水行。王氏常用的活血化瘀药主要有丹参、泽兰、益母草、水蛭等。丹参为血中之气药，既能活血又能行气；泽兰、益母草均能活血兼可利水。利水消肿则常选用薏苡仁、车前子、赤小豆、茯苓皮、椒目、防己等淡渗利水而不伤阴。

4. 养心阴安心神 慢性心功能不全病程较长，迁延不愈，久病及阳，终则导致阳病及阴，阴阳两虚，且本病患者常伴有心慌、烦躁、失眠等心神失养、心神不宁的表现，因此在益心气、温心阳的基础上，适当配以养心阴、补心血兼辅以安心神之品，可收到更好的治疗效果。王氏常用沙参、麦冬、枸杞子、当归、何首乌、百合、炒枣仁、五味子等药物。

5. 通腑泻浊 慢性心功能不全患者常伴有腑气不通，排便困难。大便秘结，在排便时增加心脏负担，极易使本病加重病情，重者常引发本病的危候。而且肺与大肠相表里，腑气不通，亦常影响肺之肃降而见咳逆上气，端坐呼吸，不能平卧，故通调腑气亦为慢性心功能不全的重要治法之一。王氏常选用大黄、桃仁、瓜蒌、肉苁蓉等润肠通便药。

（三）经验处方

王氏治疗慢性心功能不全常用的基础方为：党参15g，黄芪30g，桂枝10g，制附子9g，丹参30g，炒枣仁30g，五味子10g，茯苓9g，白术9g，泽兰15g，沙参6g，当归9g，葶苈子10g。同时临证根据病情的变化注意随症加减。若咳喘明显者，可加前胡、苏子、白芥子等以降气平喘；瘀血明显者，加水蛭粉6g冲服，以加强活血化瘀之力；痰浊壅盛者，加半夏12g，陈皮 9g，厚朴 12g；肾阳亏虚明显者，加淫羊藿 12g，杜仲 10g；大便秘结者，加大黄（后下）9g，生何首乌 15g；小便量少、肢体浮肿明显者，加猪苓 15g，泽泻 12g，芦根 12g。全方用药精当，标本兼顾，诸药合用，共奏益气活血，温阳利水之功。现代药理研究表明，方中诸药都有直接和（或）间接增强心肌收缩力，强心利尿之效。大量的临床实践也证明了本方治疗慢性心功能不全有较好的疗效。

〔胡怀强．王新陆教授治疗慢性心功能不全经验．中医药学报，2007，35（6）：9.〕

五、成启予辨治慢性心功能不全经验

成启予认为心衰的基本病因是气虚痰饮，早期症状为心悸、气短，浮肿、紫绀是心衰较重的表现，而喘脱昏厥则是心衰本虚标实、脏腑俱损、阴阳离决之危候的征象。成氏根据临床表现的不同，将心衰分为心悸气短型、心咳喘满型（可兼咯血）、心水肿胀型以及心脱肺绝型四种临床类型。

心衰的病因病理主要为心气阳虚，血脉不利，血从水化，水瘀互阻，脏腑俱损，内闭外脱，阴阳离决。其病位始在心肺，在心肺同病的基础上进而累及肝脾，终将及肾。主要诱因为感受外邪，劳碌烦心，平卧体位等。成氏通常采用补益心气法、温阳强心法、活血利水法以及从肺治四法对心衰进行辨证治疗。

（一）补益心气法

补益心气法适宜于心悸气短型患者，症见心悸气短，胸闷，劳动即甚，易于疲劳乏力，夜间憋闷，舌质偏淡，苔薄，脉细数。选用生脉散、四君子汤、桂甘龙牡汤加味。

（二）温阳强心法

温阳强心法适宜于心咳喘满型（可兼咯血）患者，此类患者在气虚的基础上出现气喘，心慌，面色少华，畏寒怕冷或浮肿，舌质淡胖有齿印或暗，脉细弱结代或促或散乱不齐。选用参附汤、保元汤加味。兼脾阳虚，便溏、纳少者，选配附子理中汤、苓桂术甘汤；偏肾阳虚腰酸膝软，尿少浮肿者，选配真武汤、济生肾气丸；若喘促、汗出，肢冷厥逆者，应回阳固脱，选独参汤、参附龙牡汤、生脉饮加味。

（三）活血利水法

活血利水法适宜于心水肿胀型患者，症见面色暗滞、紫绀，喘咳咯血，颈静脉动甚，血丝缕缕，腹壁青筋，胁下痞块，舌质淡暗有瘀斑瘀点，舌下青筋显露，脉散涩，体腔积液，浮肿少尿。选用当归芍药散、防己茯苓汤、桂枝茯苓丸等。

（四）从肺治四法

从肺治四法包括宣肺解表法、清肺化痰法、肃肺平喘法、泻肺利水法，适宜于心脱肺绝型患者。宣肺解表法用于心衰兼外感表证明显者，偏风寒者选用三拗汤、杏苏二陈汤、玉屏风散加味；偏风热者选用桑菊饮、银翘散加减。清肺化痰法用于心衰合并肺部感染咳痰粘稠或黄者，选用泻白散、清气化痰丸、千金苇茎汤加减，咯血者加白茅根、仙鹤草等。肃肺平喘法用于心衰喘咳痰白量多，苔白滑或腻者，选用苏子降气汤、三子养亲汤等加减。泻肺利水法适宜于心衰喘满痰多伴支饮、悬饮、浮肿表现者，选用葶苈大枣泻肺汤、五皮饮等。

成氏认为上述诸法应根据病情选配应用，分清缓急、主次。益气温阳意在强心增加心功能，活血利水可减轻心脏前后负荷，从肺治四法多用于合并感染加重心衰或痰饮咳喘明显时。

在心衰的诊治中，成氏强调应特别注意以下几点：①导致心衰的疾病不同，病程有长短之分，加之有无合并感染等因素，因此病情有轻重缓解，但从中医分析来看，其病因病机的关键在于气阳不足，瘀水互阻；②益气温阳、活血利水是治疗心衰的基本方法，适用于心衰各临床类型，基本方药有黄芪、党参（或红参、西洋参）、麦冬、玉竹、附子、仙灵脾、丹参、泽兰、泽泻、车前子、葶苈子等，该法具有强心、利尿、减轻外周血管阻力、增加心脏排血量等作用；③中医药治疗心衰，辨证是基础，但必须结合辨病，方可提高疗效，辨病治疗包含两方面，一是从药理角度选择具有强心、利尿、扩张血管等作用的益气温阳、利水活血的药物组方，二是病情处于隐性心衰阶段，虽无阳虚、显性血瘀、水饮浮肿之表现，亦可温阳活血利水，因气属阳，气虚发展则为阳虚，心主血脉，气虚血脉不畅而致隐性血瘀，瘀从水化，水瘀蕴结于内，成氏称之为隐性血瘀、隐性水饮。

〔成启予．浅谈充血性心力衰竭的中医诊断及其证治．南京中医学院学报，1994，10（2）：23.〕

六、周端辨治慢性心功能不全经验

周端治疗慢性心功能不全，立足辨证，注重辨证与辨病相结合，他认为心气亏虚、阴阳两虚是慢性心功能不全的病理基础，以益气养阴、通阳宣痹、平喘利尿、宁心强心等作为基本治疗原则，灵活变通治疗慢性心功能不全，取得了较好的疗效。

（一）病机概要

慢性心功能不全是各种心血管疾病发展到危重阶段的结果，症状复杂，辨证困难。根据其临床表现和生理病理变化，当属中医学"心悸"、"喘证"、"水肿"等的范畴，临床上常表现为心悸、胸闷、气促、浮肿等症状。

周氏认为慢性心衰的病位在心，但不局限于心，五脏是一个相互关联的整体，在心衰的发生发展过程中，肺、脾、肾、肝都与之相关。若肺失布津，治节无权；肝失疏泄，津液失布；肾阳衰微，水寒不化；脾不运化，痰湿内生，均可累及心脏。他脏病久及心，或心脏自病日久，可致心衰形成。将心孤立起来看待就不可能正确地认识心衰的病因病机。心衰虽关联五脏，但以心病为本，他脏为标。心衰不离乎心，亦不止于心。

慢性心衰的中医病机多为本虚标实。心气虚为本，心阴不足、心阳不振在心衰中亦常见，瘀血、水饮、痰浊为标。心气虚贯穿于慢性心衰的整个病变过程。瘀血、水饮、痰浊是慢性心衰的基本病理产物，气虚、阴虚、阳虚及瘀血、水饮、痰浊相互作用或转化，临床表现多为虚实夹杂。

周氏认为慢性心衰早期临床表现以心气亏虚为主，症见心悸、气短、神疲、乏力、懒言，动则汗出，舌淡苔白，脉虚；病至中期则气虚及阴，表现为气阴两虚，症见心悸、气短，口干心烦，失眠多梦，自汗或盗汗，舌质红，苔薄白，脉细数无力；病程进展至晚期则阴虚及阳，表现为阴阳两虚，水饮上泛，症见心悸怔忡，形寒畏冷，气急、喘促、水肿，舌淡胖或有齿痕，苔薄白，脉沉迟无力或结代。治疗应重点调理心脏的气血阴阳，临床上主张分期辨治。

（二）中医治疗

根据慢性心衰虚、瘀、痰、水的病理环节及病情发展过程，周氏治疗慢性心衰主张分期辨治。即早期以心气亏虚为主，当补益心气；中期以气阴两虚为主，治以益气养阴；晚期多见阳虚水泛，当温阳利水。各期治疗中，均可灵活运用活血、祛痰、逐饮之法，同时兼顾有无多脏同病或其他兼证，注重整体功能的调理。其中补益心气为治疗慢性心衰的基础，气为血之帅，气旺则血行，气盈则阳盛。益气的同时活血化瘀必

90

不可少，血不利则为水，而温阳活血利水是治疗慢性心衰的重要环节之一。其间，祛除瘀血、水饮等病理产物，使心阳畅通，心血得养。慢性心衰久病及肾，治必补肾。

周氏补益心气多以保元汤为基础方，益气养阴多以生脉散为基础方。益气善用人参、黄芪，实验证明人参能改善心肌代谢，加强心肌收缩力，减少心肌耗氧量，尤其对心衰患者作用明显，黄芪则有补气升阳之效。养阴喜用北沙参、麦冬、黄精、玉竹等。补阳善用桂枝、附子，温通心阳，助阳化气。周氏认为，善补阳者必阴中求阳，故在补阴基础上用少量附子、桂枝，一般为3g左右。若兼有肝阳上亢、头晕目眩，则加用羚羊角粉。补肾纳气、益精助阳，善用蛤蚧、冬虫夏草、补骨脂、杜仲、益智仁、核桃仁等。活血化瘀多选用丹参、泽兰、川芎、红花、三七等，尤善以丹参、泽兰、川芎三者配伍，活血行气兼利水消肿。渗湿利水多选用葶苈子、苏子、车前子、茯苓等。周氏治疗顽固性心衰喜用毛冬青、猫人参、万年青根，剂量均在30g左右。现代药理研究证明，毛冬青能增加冠脉血流量，降低外周阻力，具的抗血栓作用；万年青根具有强心、抗心律失常作用；猫人参健脾除湿，利水消肿。三者配伍治疗慢性心衰屡建奇功。常用瓜蒌皮30g、郁金12g，活血通脉，宽胸宣痹。同时还选用水蛭、穿山甲等用以破血逐瘀消癥。应用海藻、莪术等软坚散结之品用以改善心室重塑。并根据辨证酌加健运脾胃之品，盖脾统四肢，土旺则诸脏安，喜用参苓白术散加减。还考虑五脏病变的相生关系，若心病及肝，则合一贯煎加减。对于慢性心衰患者伴有心律失常，多选用琥珀粉以镇惊安神，或用灵芝、苦参、酸枣仁、甘松等，尤以琥珀粉用药频率最高，屡有奇效。

总之，周氏用中药治疗慢性心衰强调辨证施治，辨证与辨病有机结合，注重随症化裁，其治疗法则体现了中医整体观，治心兼顾治肝、脾、肾、肺，作用于心衰的多个病理环节，标本兼顾。临床实践证明，慢性心衰患者治疗两周左右一般症状得以有效控制，且作用持久，疗效稳定。

〔张文群，周端．周端辨治慢性心功能不全的临床经验．上海中医药杂志，2007，41（6）：26．〕

第二节　经典验案点评分析

一、郭子光治疗慢性心功能不全案

导读：心悸、水肿（风心病心力衰竭）出现格阳证者，不可单纯使用辛温通阳之法，治宜益气通阳，益气通阳则综合辛温通阳和利尿通阳，方用防己黄芪汤、五苓散、真武汤加减。

案体：某患者，女，62 岁，2007 年 3 月 12 日初诊。患者 30 年前诊断为"风心病"，近 10 年来多次因为气短、全身浮肿住院治疗，给予地高辛、呋塞米等西药，开始有效，以后则逐渐效果不佳。诊时自述心慌气短，动辄更甚，上 3 楼要休息 3 次，不能平卧，汗多，畏寒甚，但又觉热气上冲，脸上灼热，心中烧灼感，纳食、睡眠可，大便调，小便短少，查体精神萎靡，面颊潮红，口唇红干，呼吸短促，端坐呼吸，语音低微断续，全身浮肿，双下肢高度水肿，按之凹陷久久不起，扪其四肢冰凉，舌质淡苔白，脉沉微，似有似无，呈鱼翔之象，心电图提示心房纤颤。中医诊断为心悸、水肿，西医诊断为风心病心力衰竭、心房纤颤，辨证属阳虚气弱，格阳于上，寒水停聚，治宜益气温阳，利水通阳，方用防己黄芪汤、五苓散、真武汤加减。处方：黄芪 70g，制附子（先煎 1 小时）20g，桂枝 15g，茯苓 30g，白术 20g，猪苓 20g，泽泻 15g，汉防己

15g，黄精15g，延胡索15g，丹参20g，太子参30g，玉竹15g。取4剂，每日1剂，水煎服，同时取人参100g，切成片后泡水服用，每次3g，每日3次，嘱患者停用地高辛。4月8日复诊，患者自述服用上药以后效果较好，心慌气短症状稍减轻，又按上述处方自行服用7剂。药后脚肿已消，仍心累，肢凉，舌质淡苔白，脉沉微。守法守方，加大黄芪和附片的用量，黄芪80g，制附片30g。此后一直用上方加减调治3个多月，患者自动停用一切西药，只服用中药。7月8日再复诊，患者自述心慌气短有很大的改善，可平卧，行走自如，心中已无烧灼感，小便正常，自觉抵抗力增强，服中药以来无感冒，嘱坚持服药。

〔宋帮丽，傅春华，方荟荟．郭子光治疗顽固性心力衰竭经验．山东中医杂志，2008，27（9）：630．〕

评析：心悸水肿之格阳证，其治疗宜益气通阳。郭氏认为本病的基本病机是气虚阳微，本病本虚标实，气虚阳微为本，血瘀水停为标。气不仅为血帅，气乃全身一切阴质之帅，气行则津液运行，气虚无力则津液运行停滞，而阳微则血凝，津液不化。故气虚阳微必致瘀血积滞，浊水停聚。同时瘀血和浊水可以相互影响，交阻为患。反过来瘀血和浊水又进一步耗气伤阳，如此恶性循环，导致心衰不断加重，每况愈下。少阴格阳证的典型表现是四肢厥逆，但欲寐，小便不利，脉微欲绝，或呈现出雀啄脉、鱼翔脉、虾游脉等怪脉。由于阳虚阴寒内盛，往往出现格阳之象。有的面颊潮红，唇舌红赤，心烦，汗出，或背胸腹灼热难当，此为格阳于上证；有的下肢热甚难受，此为格阳于下证；有的全身不恶寒而恶热，此为格阳于外证。少数因使用大量利尿剂，过度通利损伤气阴，表现出口唇赤如涂朱，口干，手足心热等气阴亏损的证候。郭氏认为本病凡具有格阳证，单纯用西药强心剂治疗，收效不佳，加用利尿剂又易伤气阴，而中药单纯使用辛温通阳法，效果也不好。因此，他提出益气通阳的基本治法，通阳则综合辛温通阳和利小便通阳二法，自拟出一个治疗本病的基本方，由黄芪、制附子、人参、桂枝、茯苓、猪苓、白术、泽泻、汉防己、益母草、丹参、黄精、麦冬等组成。方中以黄芪、人参益气，以附子、桂枝温通阳气，以茯苓、猪苓、泽泻、白术、汉防己利小便通阳气，佐以益母草、丹参活血化瘀，黄精、麦冬养阴生津。全方益气通阳而不燥浮火，通利小便而不伤气阴，用以治疗多例顽固性心衰，效果颇佳。

二、邓铁涛治疗慢性心功能不全案

导读：心衰（高血压性心脏病，冠心病，慢性心功能不全）以气促、肢肿、四肢欠温为主要表现，证属阳虚痰瘀者，治疗以温通心阳为本，用温阳活血化痰之法，可取得较好疗效。

案体：吴某，女，76 岁，2006 年 3 月 12 日就诊。患者 2002 年 6 月开始出现劳累后气促，伴双下肢浮肿，间断有夜间阵发性呼吸困难，无胸闷心悸，在中山二院住院，查胸部 X 线片显示"胸腔积液"，诊断为"双侧胸腔积液，心力衰竭、冠心病（无痛性心肌缺血）未排"，经强心、扩管治疗后症状好转出院。2005 年 12 月在我区住院时诊断为"高血压病 I 级，极高危组；高血压性心脏病；慢性心功能不全，心功能 II 级；良性小动脉性肾硬化；慢性肾衰综合征（失代偿期）；冠心病；脑梗死后遗症期"，出现后间断在我院门诊就诊，病情稳定。今年 3 月 1 日患者症状再次加重，于 3 日到我院急诊留观，查胸部 X 线片显示"心影增大，考虑急性左心衰可能性大"，心脏彩超提示"EF47%，左室壁节段性运动减低，符合冠心病所致心脏超声改变，左室收缩功能减退，主动脉瓣轻度关闭不全，二尖瓣重度关闭不全，三尖瓣重度关闭不全、重度肺动脉高压，少量心包积液"，今为求进一步治疗，收住我科。诊时患者疲倦，气促，动则加重，脚肿，四肢末端欠温，纳差，夜尿频多，大便调，查舌质淡红，边尖有瘀点，苔薄黄，尺脉沉，重按无力。诊其为阳虚痰瘀心衰（高血压性心脏病，冠心病，慢性心功能不全），治以温阳活血化痰为法。处方：炙麻黄 10g，制附子 5g，细辛 3g，北黄芪 15g，桂枝 5g，仙灵脾 15g，法半夏 10g，川芎 15g，当归 9g，枳壳 6g，橘红 6g，甘草 6g。取 5 剂，日 1 剂，水煎服。药后气促好转，下肢浮肿减轻。

〔贺兴东，翁维良，姚乃礼．当代名老中医典型医案集·内科分册．北京：人民卫生出版社，2009．〕

评析：本例患者西医诊断为高血压性心脏病、冠心病、慢性心功能不全。心阳亏虚，不能鼓动血脉，血停成瘀；心火不能温煦脾土，脾失健运，痰湿内停。水凌心肺，故见气喘；后天之本失固，先天之本失养，则脾肾虚而夜尿频多。心为火脏，阳气旺则盛，阳气衰则病，心衰每与心阳不振有关，故治疗心衰当以温通心阳为根本。本例患者中医辨证属阳虚痰瘀者，治用温阳活血化痰之法，辨证准确，治法用药得当，收效较好。

三、施今墨治疗慢性心功能不全案

导读：肾主水，心功能不全所致之心源性水肿，病虽主在心，但与肾虚不能气化有关，从肾入手，采取健脾益肾、温阳利水法治疗，并注意随证情变化灵活变通，可取得较好疗效。

案体：张某，女，30 岁。患者自幼劳苦，生活条件差，患心脏病已近 10 年，未曾正规治疗，后来北京工作 1 年，屡经医院诊治，病情未见好转。最近 1 个月来又现水肿，尤以下肢为甚，气短心悸，小便不利，查舌润而白腻，脉沉迟。考虑其病经十载，心气早亏，火衰水寒，遂见水肿，拟健脾益肾，温阳利水之法治之。处方：川桂枝 5g，汉防己 12g，绵黄芪 20g，炒远志 10g，赤茯苓 12g，赤小豆 25g，川厚朴 5g，糠谷老 15g，墨旱莲 10g，白通草 5g，车前草 10g，炙甘草梢 5g，黑豆衣（热黄酒淋 3 次）12g。服药 2 剂，症状如前，上方加附片 6g，白术 6g，金匮肾气丸（包煎）25g，滋肾丸（包煎）12g，再服。又进 6 剂，药已见效，小便增多，水肿见消，上方去糠谷老、黑豆衣，加淡猪苓 10g，冬瓜子 12g，冬葵子 12g，继续服用。6 天后再诊，小便增多，水肿大减，只足跗仍肿，晚间尤甚，心悸气短均见好，唯感行动微喘，拟开肺气行水之法。处方：川桂枝 10g，汉防己 12g，赤茯苓 12g，赤小豆 25g，绵黄芪 20g，炙麻黄 3g，川附片 6g，淡猪苓 10g，野白术 10g，炒远志 10g，川厚朴 5g，冬瓜子 20g，冬葵子 20g，车前草 10g，墨旱莲 10g，炙甘草梢 5g，金匮肾气丸（包煎）25g，滋肾丸（包煎）12g。又服药 10 剂，除两足跗稍肿外，余无他症，拟服丸药巩固之，给予金匮肾气丸，每次 10g，每日 2 次，分早晚服，共服用 1 个月。

〔祝谌予，翟济生．施今墨临床经验集．北京：人民卫生出版社，2005.〕

评析：本例患者为心源性水肿，患者前后共服中药汤剂 42 剂，始终以健脾益肾、温阳利水为治法，主方取防己茯苓汤、麻黄附子汤，防己黄芪汤、二草丹、葵子苓茯丸，并以金匮肾气丸及滋肾丸包煎，活用古方，疗效颇著，最后以金匮肾气丸收功。在现代医学诊断为心脏病心功能不全所致之心源性水肿者，中医常从肾治而获效，这是因为肾主水，心功能不全所致之心源性水肿的发病与肾虚不能气化有关。

四、颜德馨治疗慢性心功能不全案

导读：心衰证属心肺同病，咳喘日久，水饮内蓄，阻遏心阳，阳气耗损，血脉失畅，致痰、湿、瘀交结不化者，治以温阳利水，方选麻黄附子细辛汤合苓桂术甘汤加减，疗效满意。

案体：患者，男，75 岁。患者患冠心病、肺心病 10 年，反复胸闷、咳喘，因胸闷、咳喘加重伴肢肿 1 周入院。诊见胸闷，咳喘气急，难以平卧，神疲，面色苍灰，唇甲青紫，四肢不温，下肢浮肿，舌质淡紫而胖，苔薄腻，脉沉而无力。此乃心肺同病，咳喘日久，水饮内蓄，阻遏心阳，阳气耗损，血脉失畅，致痰、湿、瘀交结不化。治宜温阳利水，方选麻黄附子细辛汤合苓桂术甘汤。处方：炙麻黄 9g，熟附子 6g，细辛 4.5g，茯苓 15g，桂枝 4.5g，白术 30g，生半夏（先煎）9g，生蒲黄（包煎）9g，橘红 6g，益母草 30g，车前草 12g，泽泻 15g。取 7 剂，每日 1 剂，水煎服。二诊时患者咳喘大减，渐能平卧，下肢浮肿消退，四肢见温，阳气初复，痰湿渐化，以益气化瘀善后。处方：党参 30g，白术 9g，黄芪 30g，茯苓 12g，生蒲黄（包煎）9g，益母草 30g，泽泻 15g，法半夏 9g，陈皮 6g。每日 1 剂，水煎服。

〔严夏，周文斌，杨志敏. 颜德馨教授治疗心衰经验撷拾. 实用中医内科杂志，2003，17（6）：447. 〕

评析：目前多项研究主张治疗心衰以扶正培本为主，其中温运阳气是治疗心血管疾病的重要法则，尤其对危重的心血管病。麻黄附子细辛汤原治少阴感寒证，历代医家称其为温经散寒之神剂，麻黄解寒，附子补阳，细辛温经，三者组方，补散兼施，故依此治疗虚寒证的心衰，确有疗效。方中附子辛热、有大毒，其性走而不守，功能助阳补火，专能振奋阳气，可突破正邪相持的局面，有退阴回阳之力，起死回生之功；麻黄作用在肺，其效甚短，必与附子配伍，肺肾同治，内外同调，振奋已衰之肾阳；细辛入肺、肾二经，功能温饮定喘，其辛散有余，但合以附子，攻补兼顾，有相得益彰之功。本例患者病属心肺同病之心衰，以水饮内蓄，阻遏心阳为主要发病机制，治疗以温阳利水为法则，方选麻黄附子细辛汤合苓桂术甘汤加减，所用处方在麻黄附子细辛汤的基础上伍以具有健脾渗湿、温化痰饮之苓桂术甘汤，再配以半夏、橘红燥湿化痰、理气和中，生蒲黄、益母草活血化瘀，车前草、泽泻渗湿利水，诸药合用，健脾渗湿，温阳利水，活血化瘀，标本兼顾，中病既止，以平为期，疗效满意。

五、周仲瑛治疗慢性心功能不全案

导读：胸痹辨证属心肺同病，痰瘀闭阻，宗气不足，胸阳不振者，其治疗当采取心肺同治之法，以化痰祛瘀，宽胸开痹为主，兼顾益气养阴扶正为治则，可取得较好的临床疗效。

案体：单某，男，68岁，1998年5月5日初诊。患者既往有动脉粥样硬化病史多年，1997年9月突发心肌梗死，胸膺憋闷疼痛，连及后背，汗出，住院治疗两个月方缓解。1998年元月又因气喘再次住院，检查为心功能不全、肺通气功能障碍。目前气喘明显，动则喘息气急，咳痰质粘，胸部稍有闷痛，饮食、二便均正常，查舌质紫，苔淡黄浊腻，脉细弦。中医辨证属心肺同病，痰瘀闭阻，宗气不足，胸阳不振，治以化痰祛瘀，宽胸开痹为主，兼顾益气养阴。处方：全瓜蒌12g，薤白10g，法半夏10g，石菖蒲6g，丹参15g，川芎10g，桃仁10g，红花10g，苏木10g，苏罗子10g，生黄芪15g，潞党参15g，炙远志5g。每日1剂，水煎服。服药7剂后二诊，患者气喘好转，咳痰减少，质稠转稀，胸闷不著，大便溏，日行1~2次，查舌质红，苔薄黄，脉细滑，上方改生黄芪20g，全

瓜蒌 10g，加当归 10g，炒苏子 10g，以助行气活血，连服 14
剂。三诊时因停用利尿剂病情尚不稳定，气喘反复，下肢水
肿，稍感胸闷，舌质暗，舌苔黄，脉小弦滑，宗二诊方加葶苈
子 10g，泽兰 10g，泽泻 10g，木防己 12g，五加皮 6g，再取 14
剂，继续服用。四诊时患者气喘胸闷俱平，肢肿已消，食纳尚
可，舌质暗紫，苔淡黄薄腻，脉小弦滑，转从养心补肺、扶正
固本为主治疗。处方：炙黄芪 25g，党参 15g，炒白术 12g，炙
甘草 3g，炮姜 3g，法半夏 10g，薤白 10g，丹参 15g，白檀香
（后下）3g，砂仁（后下）3g，苏罗子 10g，泽兰 10g，泽泻
15g，石菖蒲 6g，红花 6g。每日 1 剂，水煎服。守上方加减进
退 7 月余，至 1999 年 1 月 8 日，患者胸闷气短均平，未见反
复，精神饮食正常，二便通调，可缓慢散步，自测心率每分钟
70 次左右，未见期前收缩。

〔袁园，过伟峰. 周仲瑛教授从五脏辨治胸痹的经验. 云
南中医学院学报，2009，32（3）：47.〕

评析：本例患者初诊以气喘，动则喘息气急，咳痰质粘为
主诉，此乃肺之气阴亏虚，宣肃失司，痰浊壅肺之证。尽管初
诊未见明显胸膺憋闷疼痛之胸痹见症，但患者既往有动脉粥样
硬化及心肌梗死病史，舌质紫，舌苔浊腻，提示存在胸阳失
旷，痰瘀交阻，心脉不利之病理改变。故周氏辨证为心肺同
病，痰瘀互结，宗气不足，治以化痰泄浊，祛瘀通痹为主，佐
以益气养阴扶正。方拟瓜蒌薤白半夏汤加石菖蒲、炙远志宽胸
散结，化痰泄浊；丹参、川芎、桃仁、红花、苏木行血祛瘀；
苏罗子宽胸行气；党参、黄芪补益心肺之气，以防喘脱之变。
病程中出现停用利尿剂后气喘反复，下肢水肿，此乃气虚瘀阻
水停之证，故加葶苈子、泽兰、泽泻、木防己、五加皮以泻肺
行水，祛痰定喘。四诊后喘息、胸闷、咳痰等标实之证缓解，
故转从本虚治疗。本例患者属于胸痹之"心肺同病"，心为君

主之官，肺为相傅之官，心主血脉，肺主治节，两者相互协调，气血运行自畅，若心病不能推行血脉，肺气治节失司，则血行瘀滞，痰浊内生，心脉痹阻，肺失肃降，故采用心肺同治之法而获效。治心者，在于宽胸开痹，通利心脉；治肺者，一者化痰泄浊，以助通降，再者补气益肺，以资宗气。

六、查玉明治疗慢性心功能不全案

导读：慢性心功能不全以心悸、胸闷、气短、浮肿为主要表现，属中医心动悸者，从"温补"立论，以温阳化气行水为法，用温肾救心汤加减，对心阳衰微、正虚邪实证，确有良效。

案体：李某，女，66岁，以心悸、胸闷、气短5年，加重伴双下肢浮肿10天为主诉，于2006年1月5日初诊。患者5年前无明显诱因出现心悸、胸闷、气短，医大诊断为冠心病、房颤、心肌缺血，曾多次住院接受中西医治疗，病情时轻时重。10天前因劳累心悸、胸闷、气短加重，甚时不能平卧，伴双下肢浮肿，怕冷，食少，腰酸乏力，大、小便少，查舌质绛红、体胖，边有瘀斑，苔少，脉促代频见。诊断为心阳衰微之心动悸（冠心病、房颤、心衰Ⅱ度），治以温阳益气，化湿利水，方用温肾救心汤加减。处方：炙附子7.5g，白术25g，茯苓25g，赤芍15g，黄芪50g，五加皮25g，细辛5g，桂枝7.5g，五味子10g，党参20g，防己15g。取5剂，每日1剂，水煎取汁计300ml，分早晚服。服药后患者浮肿渐消，心悸、气短明显减轻，效不更方，随症略有加减，继续服用20剂，浮肿全消，心悸、气短消失。

〔贺兴东，翁维良，姚乃礼. 当代名老中医典型医案集·内科分册. 北京：人民卫生出版社，2009.〕

评析：本例患者病久反复发作，心肺两损，气血虚耗，正虚邪实，精气被夺，心失血养而悸。肺失宣降则喘；心阳衰，不能下交于肾，而致肾阳不足，水火失济，水湿不化，则尿少浮肿；阴盛于内，则形寒肢冷；舌有瘀斑乃气虚血瘀之象；气血失调，脏气衰微，则脉象促代频见。病属心阳衰微之心动悸，治以温阳益气，化湿利水，方用温肾救心汤加减。温肾救心汤乃真武汤化裁而来，寒湿内盛，治以辛热，方中附子壮阳益肾，温寒化水；茯苓、白术健脾制水，水去则悸安；赤芍酸收，敛阴和营兼活血；生姜温散水气，配黄芪益气利水；桂枝温阳化水；细辛平喘利水；五加皮消肿祛水，使气化水去而肿消，配五味子收敛肺气，以益心气。诸药合用，使心肺得补，肾阳得振，心阳得救，心衰可解。

七、郭子光治疗慢性心功能不全案

导读：慢性心功能不全以全身浮肿、腹中胀满、咳逆喘息、气短头晕为主要表现，辨证属阴盛阳虚，格阳于外，水停血瘀者，当以大力通利小便，佐以温阳、益气、活血为治法。

案体：杨某，男，61岁，1995年2月20日就诊。患者患高血压病多年，心悸、浮肿半年，1月前昏倒2次，诊断为"全心衰竭"。目前全身浮肿，下肢尤甚，腹中胀满，咳逆喘息，气短头晕，时值早春，颇有凉意，病人却睡不盖被，摇扇不休，不恶寒而反恶热，舌质淡紫，苔白滑，脉沉微涩，叁伍不调。察前医之方，通脉四逆、真武苓桂已服不少。辨为阴盛阳虚，格阳于外，水停血瘀，当大力通利小便，佐以温阳、益气、活血为治。处方：黄芪90g，防己15g，桂枝15g，泽泻20g，茯苓20g，白术20g，猪苓15g，制附片（先煎）20g，红人参20g，五味子15g，麦冬20g，丹参20g，当归15g。每日1剂，水煎服。连服12剂，小便增多，浮肿消，格阳除。又加减共服60余剂，患者精力充沛，胃口佳良，上四楼不觉喘息。

虽诸症状解，脉仍不调，病根未除，嘱其常服生脉饮，勿劳累，慎起居，避风寒。随访 3 月余，病情稳定。

〔刘杨．郭子光辨治心血管疾病的临证思想与经验．四川中医，2006，24（6）：1．〕

评析：郭氏认为慢性心功能不全从中医辨证看所涉及病证范围广，但病本属虚，包括心肾肺脾等脏的虚损，由于气化无力，气机阻滞，则瘀血、痰浊、水饮内生，标实之象常又非常突出。考其病机当以少阴心肾为中心，因而主张从少阴病论治，治疗中又当以振奋少阴气阳为本，标本兼顾。需要注意的是在慢性心功能不全的过程中，所形成的少阴格阳证，无论寒化或是热化都以严重的浊水停聚为共同特点。郭氏根据叶天士"通阳不在温，而有利小便"之精神，以利小便为主，佐以辛温通阳或益气滋阴治之，收效卓然。本例患者辨为阴盛阳虚，格阳于外，水停血瘀，前医用通脉四逆、真武苓桂之属乏效，郭氏治用大力通利小便，佐以温阳、益气、活血之法治之，疗效满意。

八、林钟香治疗慢性心功能不全案

导读：慢性心功能不全以胸闷、心悸、喘息、肢肿、肢冷为主要表现，中医辨证属心肾阳虚，血瘀水阻者，标本兼顾，攻补兼施，以温阳利水，益气活血为治法，可取得较好疗效。

案体：关某，男，73 岁，因胸闷、心悸、肢肿反复 10 余年，加剧 1 月，于 2002 年 7 月 11 日就诊。患者年轻时曾确诊为风湿性心脏病、风湿活动，10 年前出现心衰、房颤，间断服用地高辛、利尿剂。近 1 月来因服地高辛（每日 1 片）后出现恶心、呕吐，拒服该药，心衰加重，遂寻求中医治疗。刻下患者胸闷、心悸、喘息，夜不能平卧，咳吐白色泡沫痰，量多，咳时伴大汗，乏力肢冷，纳呆，口干欲饮，小便少，大便尚调，夜寐欠安，舌质紫暗，苔白腻，脉沉细促，查体神志清，精神萎靡，测血压 130/60mmHg，两肺底可闻及细小罗音，心率 116 次/分，房颤，心尖区可闻及收缩期及舒张期Ⅲ级杂音，肝位于胁下一指，质中等硬，有触痛，双下肢浮肿，口唇、爪甲紫绀，心电图提示房颤伴心肌缺血，心脏彩超提示二尖瓣狭窄伴关闭不全，少量心包积液，EF 为 45%。证属心肾阳虚，血瘀水阻，治以温阳利水，益气活血之法。处方：黄芪 20g，党参 15g，当归 15g，川芎 12g，瓜蒌皮 15g，半夏 12g，茯苓 12g，桂枝 12g，泽泻 15g，杜仲 15g，桑寄生 15g，益母草 20g，炙附片 20g，葶苈子 30g，炙甘草 9g。患者服上药 14 剂后，胸闷、心悸、咳喘减轻，纳食馨，小便增加，双下肢不肿，夜能平卧。再进 14 剂后，复查心脏彩超心包积液消失，EF 为 57%。

〔孙丽华．林钟香教授辨治慢性心功能不全经验撷英．甘肃中医，2003，16（11）：6.〕

评析：本例患者久居潮湿之地，加之劳倦过度，而患风湿痹证。复感外邪，内舍于心，而致心悸。病久脾肾阳虚，脾失健运，肾失气化，水饮内停，上犯心肺，外溢肌肤，而致胸闷、心悸、喘息、夜不能平卧、咳吐白色泡沫痰、双下肢浮肿诸症丛生。治以温阳利水，益气活血。方中黄芪、党参、当归、川芎益气健脾，养血活血；半夏、茯苓健脾化湿；桂枝配茯苓，温通心阳而利水；泽泻、益母草活血利水；杜仲、桑寄生温补心肾之阳；炙附片振奋心阳，葶苈子泻肺平喘；瓜蒌皮宽胸理气；炙甘草调和诸药。诸药配合，标本兼顾，攻补兼施，共奏益气活血，温阳利水之功，切中其发病机制，故而药后症情平稳，疗效较好。

九、邓铁涛治疗慢性心功能不全案

导读：慢性心功能不全中医辨证属气阴两虚，痰瘀内阻证者，当以益气养阴，化痰活血为治法，方拟邓氏养心方加减。患者气促，伴咳嗽咳痰，病由火传金，故当同时予泻肺之治。

案体：伍某，男，74 岁，2006 年 3 月 12 日初诊。患者因反复头晕 15 年，胸闷气促 3 年，加重 1 周入院。缘患者于 15 年前外出饮茶时出现头晕，天旋地转，休息后缓解，此后测血压偏高，最高达 200/110mmHg，未系统检查及治疗。2003 年 12 月出现胸闷气促，平躺或稍运动后加重，无胸痛、心慌等不适，即到我院就诊，当时测血压 220/110mmHg，查体双肺可闻及干湿性罗音，心率 120 次/分，胸部 X 线片提示心脏增大，符合高血压心脏病。1 周前再次出现胸闷气促，不能平卧，慢走即可发作，时有夜间阵发性呼吸困难，伴咳少量白色粘稠痰液，无胸痛、心慌、发热等不适症状，到我院急诊科就诊，诊断为高血压性心脏病、心律失常、心房颤动、慢性心功能不全、心功能Ⅲ级，为求进一步治疗，收入心内科。入院西医诊断为高血压病 3 级、极高危组、高血压性心脏病、心律失常、心房颤动、心功能Ⅲ级。初诊时患者气促，时有胸闷，脚肿，咳嗽，咳痰，痰多色白，尿少，纳食、睡眠一般，观其口唇稍发绀，舌质淡嫩暗，有瘀斑，舌苔薄少色白，右脉细涩，左脉大。邓氏认为此为气阴两虚、痰瘀内阻之心衰，治以益气养阴，化痰活血，方拟邓氏养心方加减。处方：太子参 20g，麦冬 15g，法半夏 15g，茯苓 20g，橘红 6g，桃仁 10g，枳壳 10g，豨莶草 15g，石斛 15g，薏苡仁 20g，葶苈子 10g，大枣 3 枚，白术 15g，泽泻 15g。取 7 剂，每日 1 剂，水煎服。复诊时患者胸闷气促好转，可平卧，无夜间阵发性呼吸困难，咳痰减少，予以续服上方 7 剂，以巩固之。

〔贺兴东，翁维良，姚乃礼. 当代名老中医典型医案集·内科分册. 北京：人民卫生出版社，2009.〕

评析："五脏皆可致心衰，非独心也"。本例患者年高久病，脏腑精气衰，气阴两虚，痰瘀互结，闭阻脉络，枢机不利，而致心衰。脉涩主瘀，舌质淡嫩暗红、苔薄少、脉大主虚、主瘀。标本兼治，益气养阴以治本，祛痰瘀之标，有助于心阳之恢复。该患者气促，伴咳嗽咳痰，病由火传金，故同时予泻肺之治。本例患者的治疗从心肺同治入手，标本兼顾，取得了较好的疗效。

十、陈宏珪治疗慢性心功能不全案

导读：慢性心功能不全中医诊断为心悸、哮喘、水肿，辨证属心肾阳衰，兼气虚血瘀者，治疗当温补心肾与逐饮利水同施，方选保元汤合葶苈大枣泻肺汤加减，并注意随证灵活变通。

案体：某患者，男，76岁，2005年5月5日初诊。患者患扩张性心肌病、主动脉瘤已多年，近1年来频频住院，服用中西药物无数，但疗效不显，特找陈氏诊治。现患者心悸，气不接续，夜不能卧，颜面及双下肢水肿，食少纳呆，面色无华，精神倦怠，舌质暗，体胖大，舌苔白，脉涩细数，测血压112/80mmHg，呼吸32次/分，心率126次/分，奔马律。西医诊断为扩张性心肌病，主动脉瘤，中医诊断为心悸、哮喘、水肿，辨证属心肾阳衰，兼气虚血瘀，治以温阳逐水。处方：党参20g，黄芪60g，桂枝15g，炙甘草6g，熟附子10g，葶苈子30g，大枣6g，猪苓15g，茯苓30g，泽泻30g，丹参20g，干姜6g。服上方7剂后二诊，患者精神好转，面色稍有红润，呼吸平顺，夜寐好转，尿量增多，双下肢浮肿减轻，未出现端坐呼吸，言语尚能接续，治宜健脾益肾，逐瘀利水。处方：党参20g，黄芪40g，肉桂（后下）6g，炙甘草6g，熟附子12g，山茱萸20g，补骨脂15g，葶苈子30g，大枣6g，丹参20g，三七12g，茯苓30g。取7剂，水煎服。三诊时患者已无夜间呼吸困难，但需高枕卧位，无咳嗽，舌体大质稍暗红，苔薄白，脉细数，面色少华，双眼睑浮肿，呼吸尚平顺，心率 96 次/分，心尖部可闻及收缩期Ⅳ级杂音，两肺左肺底及右肺下 1/3 可闻及湿罗音，治以益气健脾，温肾利水。处方：党参 20g，黄芪 40g，肉桂（后下）6g，炙甘草 6g，补骨脂 15g，仙灵脾 15g，熟附子 15g，葶苈子 30g，大枣 6g，茯苓 30g，猪苓 15g，泽泻 30g。取 7 剂，水煎服，同时每天取红参 10g 炖服。四诊时患者面色稍显红润，语言接续，无夜间呼吸困难，但需要高枕卧位，同时向左侧翻身时会出现心悸、呼吸不畅，查舌质红，苔白，脉细，治以温固肾元，补肾益心，佐化瘀逐饮。处方：党参 20g，黄芪 60g，补骨脂 15g，仙灵脾 15g，巴戟天 15g，熟附子 15g，肉桂（后下）6g，沉香（后下）6g，紫河车 15g，葶苈子 30g，丹参 20g。服上方 7 剂后五诊，患者双下肢仍有轻度浮肿，但无其他不适，饮食正常，夜寐可，二便调，舌质红，苔薄白，脉细，治以温阳利水，行气化瘀。处方：熟附子 15g，白术 15g，白芍 10g，茯苓 30g，党参 20g，砂仁（后下）10g，炙甘草 6g，广木香（后下）10g，丹参 20g，生姜 3 片。取 7 剂，水煎服，以巩固疗效。

〔张玉辉，苗利军．陈宏珪教授治疗慢性心功能不全经验．中医研究，2008，21（10）：51.〕

评析：患者患扩张性心肌病多年，长期得不到有效的治疗，加之年老体衰，致使病情危重，四诊合参，病机为心肾阳衰。肾为诸阳之本，心阳源于肾阳，心主血，肺主气，气血相贯，心肺密切相关。所以心肾阳衰可以引起心悸，气短乏力，小便短少，颜面及双下肢水肿；心肾阳衰不能温煦脾胃可致运化失权，出现食少纳呆，倦怠等。进一步发展则营血不足，使心脉失养，加重心悸症状。患者舌体大质暗，舌苔白，脉涩细数，亦为上述病机之表现。遵循"急则治其标"的原则，一诊治以温补心肾，逐饮利水同施，方选保元汤合葶苈大枣泻肺汤，以桂枝取其通心阳、化瘀血，并可纳气归元。二诊后均以肉桂取其温补肾中之元阳，"肾为心之主"，补肾益心尔。《医宗金鉴》独参汤云"治元气大虚，昏厥，脉微欲绝，及妇人崩产，脱血，血晕。"柯琴曰："一人而系一世之安危者，必重其权而专任之；一物而系一人之死生，当大其服而独用之。故先哲于气几息、血将脱之证，独用人参二两，浓煎顿服，能挽回生命于瞬息之间，非他物所可代也。"参附汤"治阴阳气血暴脱等证"，补后天之气无如人参，补先天之气无如附子……二药相须，用之得当，能瞬息化气于乌有之乡，顷刻生阳于命门之内，方之最神捷者也。葶苈子泻水、逐饮、化痰、平喘，近代研究有强心作用。桂枝不仅能宣通阳气、利水，还能平冲降逆，活血益气，泻水、逐饮，但陈氏认为取其通心阳时用桂枝，温补肾元宜用肉桂。附子亦助阳温肾，取干姜辛热之性，入心、肺、脾、肾诸经，加强温中逐寒，回阳通脉之力。四诊时患者水肿明显减退，心衰得到暂时缓解，所以治疗重温固肾元、补肾益心，佐化瘀逐饮，主要体现在葶苈子辛开苦降，开肺利窍，下气行水，与丹参同用，旨在使瘀血与水饮同去。五诊时患者病情基本稳定，治以温阳利水、行气活血，故选真武汤加味。本例患者辨证准确，治法用药得当，并能根据病情的变化灵活变通，取得了满意的疗效。

十一、张琪治疗慢性心功能不全案

导读：冠心病、心力衰竭（胸痹、心水），中医辨证属心阳虚衰，水气凌心，血脉瘀阻，痰浊阻滞，心阳虚衰为本，血瘀痰浊为标者，以利水化瘀温阳之法治疗，可取得较好疗效。

案体：麻某，男，71岁，2001年4月19日初诊。患者患冠心病30年，每年发作，病情持续加重，逐渐进展为充血性心力衰竭。由于常年大量应用西药治疗，本次住院目前临床应用的强心、利尿、扩血管治疗均无明显效果，求治于中医。诊时患者胸闷，心悸，气短，不能平卧，后背冰冷不温，小便少，一昼夜约300ml，大便秘结，1周1行，活动后则心悸气短明显加重，查体口唇颜面紫绀，颈静脉怒张，肝颈静脉回流征阳性，肝大、质地硬，腹部膨隆，有移动性浊音，听诊双肺闻及少量湿啰音，心率110次/分，双下肢水肿，按之没指，舌质红紫而有瘀点、瘀斑，舌苔白厚腻，脉沉伏，心脏彩超提示全心衰竭。西医诊断为冠心病、心衰Ⅱ度，中医诊断为胸痹、心水，辨证为心阳虚衰，水气凌心，血脉瘀阻，痰浊阻滞，心阳虚衰为本，血瘀痰浊为标，本虚标实，治以利水化瘀温阳。处方：附子（先煎）15g，白术25g，赤芍35g，茯苓35g，泽泻35g，葶苈子30g，白茅根50g，红花20g，当归30g，怀牛膝20g，猪苓25g，益母草30g，大黄10g，郁李仁15g，大枣10枚。每日1剂，水煎取汁，分早晚温服。服药14剂，心悸、气短明显减轻，夜间可以平卧，大便排出基本通畅，两日1行，尿量增至1昼夜1300ml，查舌质紫，有瘀点、瘀斑，苔白，脉沉，前方去大黄，加车前子20g，继续服用。又服21剂，消肿明显减轻，心悸、气短进一步好转，尿量增至1昼夜1800ml。先后共服中药54剂，状态已如平常人，好转出院，嘱其慎起居，避风寒，避免过劳，随访年余，状态稳定，未见复发。

〔孙元莹，吴深涛，王暴魁. 张琪教授治疗水肿的经验. 吉林中医药，2006，26（12）：13.〕

评析：张氏认为心力衰竭的病机以心肾阳虚为本，血瘀水停为标，属本虚标实。由于不同原因引起的心体受损，心脉鼓动无力，血流不畅，瘀阻于心，相当于中医"心水"的范畴。"心水"之名首见于《金匮要略·水气病脉证并治》，文中说："心水者，其身重而少气，不得卧，烦而躁，其人阴肿"。心水的病位主要在心，虽然与肺、脾、肝、肾均有关，但是究其发病的根本原因，与肾的关节尤为密切。肾阳的主要生理功能有助胃腐熟水谷，助脾化气行水，助膀胱蒸腾化气，同时肾阳为人体诸阳之根，正所谓"五脏之真，唯肾为根"。另一方面，其他脏腑发生疾病，严重到一定程度时，也必将进一步影响肾脏的功能，即所谓"五脏之伤，穷必及肾"。肾阳虚衰，则水液代谢障碍，水饮停留，上凌于心肺，郁阻心阳。心阳虚衰，鼓动无力，加之心血瘀阻，同时水饮停留，上凌于心，则发为心悸；水饮上犯于肺，使肺气不能正常肃降，则发为喘促。心源性水肿以心肾阳虚为病之本，血瘀水停为病之标，化瘀利水一直是心源性水肿的传统治法，活血化瘀药和利尿药可以迅速缓解充血性心力衰竭的发作。张氏认为化瘀利水虽为治标之举，但也是一个不可忽视的重要法则，利水药可以起到西药利尿剂的作用，而无酸碱失衡、电解质紊乱之弊，可以消除水肿，减少肺血容量，降低肺动脉压，减轻心脏负担；活血化瘀药可以扩张冠状动脉，改善心肌收缩力，同时能改善微循环，使血流速度加快，血管弹性增加，且没有西药扩张血管药的各种副作用。本例患者病属胸痹、心水，以利水化瘀温阳之法治之，取得了较好疗效。

十二、施今墨治疗慢性心功能不全案

导读：水肿腹水之证，最不易治，不能久攻，亦不能多补，温阳健脾利水虽然是治疗水肿腹水之常用方法，但也只是治水诸法中之一法，临证时应注意与其他治疗方法配合应用。

案体：刘某，男，64岁。患者久患心悸气短，行动即喘，去年冬季发现足肿，经医院检查诊断为"心功能不全，左心室扩大"，经治疗后足肿消退。今年2月又现水肿，迄今已5月，水肿由足至腿，渐及腹部，胀满不适，腹围增大，小便短赤，大便数日一行，查舌苔白，脉沉实。患者年事已高，患病日久，肾虚不能宣化水气，脾虚不能制水，水气盈溢，偏流下肢，逐渐及腹，前医屡进健脾温阳利水之剂，未见疗效，乃因蓄积之邪实未除难取功效。治水之法，贵在因急通变，不可因噎废食，法宜补虚泻实，攻补兼施，拟行气活血利水之法治之。处方：大腹皮 10g，蓬莪术 6g，京三棱 6g，大腹子 10g，广木香 3g，嫩桂枝 5g，茯苓 10g，泽泻 10g，厚朴 5g，野白术 6g，车前草 10g，车前子（包）10g，冬瓜子 12g，冬葵子 12g，甘草梢 3g，黑、白牵牛子（研细粉分 2 次冲服）各 3g。服药 3 剂，小便增多，腹胀稍消，大便日行 2～3 次，溏泻而不畅，前方加青皮 5g，陈皮 5g，继续服用。又进 3 剂，大便溏，小便多，腹部舒适，睡眠好，食欲增，仍按原方治疗。再服 6 剂，肿胀大减，大小便均甚通畅，上方去黑、白牵牛子，余药剂量加 1 倍，制成蜜丸，每丸重 10g，每次 1 丸，每日 2 次，分早晚用白开水送服，晚间加服桂附八味丸 1 丸。

〔祝谌予，翟济生．施今墨临床经验集．北京：人民卫生出版社，2005．〕

评析：本例患者年近六旬，西医诊断为心功能不全、左心室扩大，以水肿为突出表现，前医以其年事已高，辨为脾肾阳虚水停，屡投健脾温阳利水之剂，因蓄积之邪实未除，终未能获效，施氏审视其证，实属本虚邪实，水湿壅滞之实较为突出，此时应急则治其标，以攻逐水饮为主，方能获效。水邪日盛，不攻则滞涩不通，肿满更甚，患者虽年事已高，但体力未衰，急则治其标，先以行气活血利水之法攻其水，仿《苏沈良方》之天碌丸合五苓散意组方，一俟水道通利，腹水见消，即配丸剂加桂附八味丸调理，收效较好。急则治其标，缓则治其本，灵活运用治标与治本，是中医治病的精华所在，临证时应十分重视这一点，分清其标本缓急，恰当选法用药，以避免治疗失当。

第四章　风湿性心脏病

风湿性心脏病又称风湿性心脏瓣膜病，简称风心病，是风湿性心瓣膜炎遗留的慢性心瓣膜病，表现为瓣膜口的狭窄或关闭不全，或狭窄与关闭不全同时存在，导致血流动力学的改变，最后心功能代偿不全，形成充血性心力衰竭。本病多见于20~40岁的青壮年，近年来，随着生活环境、医疗条件的改善，我国的风湿病发病率呈逐年下降趋势，发病年龄有所后移，其中2/3的患者为女性，约2/3的患者有明确的风湿病病史。风湿性心脏病病变损害最常侵犯二尖瓣（约占65%），其次为主动脉瓣（20%~35%）、三尖瓣（约占5%），而肺动脉瓣少见（1%以下），两个或两个以上瓣膜常同时受累。

风湿性心脏病为慢性病，病程长，病情反复，其临床表现及预后与瓣膜的病变类型和程度有关。临床表现因病情轻重和病变部位的不同而有较大差异，轻者可无临床表现或仅在劳累时出现胸闷、气短、心悸，重者日常活动受限，出现活动后气短、胸闷、阵发性呼吸困难、咳嗽、咯血、声音嘶哑、肢体水肿等。根据风湿性心脏病的临床表现，可将其归属于中医"心痹"、"心悸"、"喘证"、"水肿"等的范畴。中医认为风湿性心脏病的发生是由于风、寒、湿、热之邪侵入人体，合而为痹，病延日久，或反复感受外邪，侵犯血脉，累及心脏，因心主血脉，从而影响到血液的周流，故心脉瘀阻是本病的主要病机。在病变的早期以痹证为主，兼见心悸气短，动则尤甚。随着心脉瘀阻程度的加重，产生心下动悸，唇甲、舌质或面部的青紫，进而可因血流不畅、心血不足而损及心阳。心脉瘀阻，肺气壅塞，肃降无权，发为喘咳；心病及肾，肾阳虚失于蒸腾气化，则见水肿。风湿性心脏病的病位主在心，可累及肺肾，辨证应以虚实为纲，虚以心气虚弱为基础，兼有阴伤、阳虚及血虚，实以邪毒为多见，尚可兼有瘀血、痰浊、水饮为患。

扶正祛邪是治疗风湿性心脏病的基本原则，扶正包括益气、滋阴、温阳、补血，祛邪包括活血化瘀、利水渗湿等，因为正虚和邪实每每互见，故临证时常常补虚与祛邪同治，但应注意辨清二者的主次，根据病情的变化辨证施治。

第一节　中医名家辨治经验

一、邓铁涛辨治风湿性心脏病经验

邓铁涛在治疗风湿性心脏病方面积累有丰富的经验，有其独到的见解，他强调辨治风心病信心应充足，临证虚损、水饮、瘀，标本宜分清，治疗注重补虚兼泻实，重点在阳气。现将其经验简要介绍如下。

（一）辨治风湿心，信心应充足

慢性风湿性心脏病由于心脏扩大，心瓣膜严重损害、变形，导致血流动力学障碍，全身各脏器出现不同程度的功能紊乱。中医治疗此病效果如何？邓氏除列举前人治疗心脏病的文献记载外，经自己多年的临床研究证明，中医治疗能够在多方面发挥较大的作用。

慢性风湿性心脏病是在人体正气内虚的情况下，风寒湿三气杂至侵犯，引起痹证，痹证迁延不愈，或复感外邪，内舍于血脉、心脏，反复日久，导致心脏瓣膜损害而成。正如《济生方·痹》中所说："皆因体虚，腠理空疏，因风寒湿气而成痹也。"《素问·痹论》说："脉痹不已，复感外邪，内舍于心。"于是便产生"脉不通，烦则心下鼓，暴上气而喘"等一系列临床见症。邓氏认为，中医治疗慢性风湿性心脏病，首先可发挥其扶正补虚、调整全身的优势。益气阴，壮元阳，实表固卫，有效地提高机体抗御病邪的能力，使正气存内，邪不可干，从而避免反复感受风寒湿热之邪。对已感邪者，也能通过祛邪扶正，避免邪毒继续内舍于心，从而制止心脏瓣膜病变的恶化。

邓氏认为，对于已发生病变的心瓣膜（狭窄或关闭不全），中药与西药一样，虽不能使其在解剖结构上恢复到正常，但是中医通过严密的辨证论治，补不足，损有余，调节机体在有瓣膜损害的情况下，达到阴阳的尽可能趋于平衡。拿现代医学观点看，实际上是能够改善风湿性心脏病患者的血流动力学障碍，如通过扩张血管，减低血液黏稠度，改善心肌血液供应和代谢等，增加心脏做功能力和心肌储备力，从而提高心脏和全身的健康水平，达到减轻病人痛苦，减少并发症，延长寿命的目的。

对于慢性风湿性心脏病心衰，尤其是应用西药（洋地黄，利尿剂，扩张血管药等）不能控制的所谓难治性心衰，邓氏单纯应用中药，或在原有西药的基础上加用中药，严格地按照中医理论辨治，大剂益气温阳利水，或佐以祛瘀，或佐以养阴，或佐以通痹，往往能收到良好效果。

（二）虚损、水饮、瘀，标本宜分清

慢性风湿性心脏病，属重病顽症，必须辨证精确，治法恰当，遣方用药合理灵活，方能收效。邓氏认为，首先必须要"谨守病机，各司其属"。病机乃理、法、方、药中的理，是四个环节中的首环，它指导立法、遣方和用药。对于慢性风湿

113

性心脏病的病机，邓氏主张从标本虚实分析。《素问·标本病传论》中说："阴阳逆从，标本为道""知标本者，万举万当，不知标本，是谓妄行"。

慢性风湿性心脏病常有心悸怔忡，气短乏力，咳逆倚息，咯血颧红，胸闷胸痛，小便不利，大便溏薄，肢肿身重，胁下积块，唇舌紫暗等。邓氏认为，症状虽复杂，变化较大，而且往往涉及多个脏腑，但病机可以概括为本虚标实。以心之阳气（或兼心阴）亏虚为本，血瘀水停为标；以心病为本，他脏（肾脾肺肝）之病为标。

就心气、心阳而论，心居胸中，为阳中之阳。心主血脉，靠心气的推动，血液方得如环无端地周流全身。慢性风湿性心脏病心瓣膜损害，不能把所有回心血液搏出，久之心脏增大，全身循环血液减少，表现为心阳气亏虚，产生气短、神疲、怔忡、自汗、面白、形寒、肢冷等症状。有的人兼见口干心烦、舌嫩红少苔，乃因阴阳互根，气（阳）损及阴，至气阴亏损。

就血瘀而论，心气亏虚不能推动血液运行，停积而为瘀，痹证久病入络亦为瘀。瘀积心中，引起心脏增大、心痛、怔忡；瘀积肺中，引起咯吐痰血、喘咳不宁；瘀积肝脏，引起肝大、疼痛；瘀积血脉中，引起唇舌紫暗、面晦肢痛等。

就水饮停积而论，心在五行属火，脾在五行属土，心气虚，火不生土，脾必亏损，致运化失职。心脾虚损，"穷必及肾"，致肾气渐衰，肾阳不足，温煦气化无权，加之肺气衰弱，血瘀阻肺，不能通调水道，于是水湿不能运化排泄，浸渍于脏腑经脉泛滥为肿。晚期水气上冲，凌心射肺，易成脱证危候。

气虚、阳虚愈重，导致血瘀、水停愈甚，反之血瘀、水停加重，更加耗散阳气，从而形成恶性循环，使病情不断加深。邓氏一再强调，治疗慢性风湿性心脏病，一定要审证严密，详分标本虚实，方能在治疗上胸有成竹，做到"伏其所主而先其所因"（《素问·至真要大论》），"无盛盛无虚虚而遗人夭殃，无致邪无失正绝人长命。"（素问·五常政大论）

（三）补虚兼泻实，治疗重阳气

治疗慢性风湿性心脏病邓氏主张标本同治，而以补虚治本为主。《素问·阴阳应象大论》中说："治病必求于本。"又说："不能治其虚，安问其余?"

治本首先要补气温阳，邓氏强调阳气对心脏病人的重要性，认为水饮之停蓄、泛滥，瘀血之瘀滞、留着，皆因阳气不足之故。《素问·生气通天论》中说："阳气者，若天与日，失其所则折寿而不彰，故天运当以日光明。"人体的生命活动全赖乎阳气的充足。《素问·脏气法时论》中又说："心病者，日中慧，夜半甚，平旦静。"日中阳气最盛，故心脏病人神清，一般情况较好，夜半阳气衰虚，故病情严重，临床上心脏病人也多数死于夜晚，显然是阳气起决定性作用。

慢性风湿性心脏病，必有心气虚证，临床表现为心悸怔忡，气短乏力，动则尤甚，面白神疲，或纳呆便溏，舌淡苔白，脉细弱或结代。邓氏喜用四君子汤加黄芪或五爪龙，有时配入少量桂枝、当归或枣仁。黄芪可加强其益气、固表作用，且可强心利小便；少佐桂枝，取其补少火以生气，且与炙甘草合为《伤寒论》中治心阳气"其人叉手自冒心"的桂枝甘草汤方；配少量当归、枣仁，乃因血为气之母，气血相配，养心以安神。若出现肢冷畏寒，面黯汗泄，脉微细或迟虚、散涩等阳气衰虚证候，常在原方再加桂枝、热附子，或迳用四逆汤加人参（用高丽参或吉林参），急急益气温阳强心，以防阳气虚脱。若卫阳不固，汗出如注，虽投参附、四逆而汗出仍不止者，应重用黄芪以补气温阳固表，并助参附之力，并用煅龙骨、牡蛎，重镇潜阳以敛汗。

　　若见心悸怔忡，头目晕眩，颧红烦热，夜卧不安，或见咳痰咯血，此多为阳损及阴，成气阴两虚或阴阳两虚之证。邓氏常以生脉散加味，如加入沙参、玉竹、生地、女贞子、旱莲草、仙鹤草之属，可用西洋参或红参参须。俟阴热一清，当酌加益气扶阳之品。

　　一些中药新制剂，如高丽参针、生脉针、参附针等，用之效果亦好，而且有起效更快的优点，但需严格遵照中医理论选择使用，若单凭西医"强心"概念孟浪乱投，鲜有不出谬误。

　　对于治疗风湿性心脏病标实证，如血瘀与水肿，邓氏强调必须在扶正固本的基础上进行，仅能在上述补虚方药中加味，以免虚其所虚。心痛怔忡，面色晦黯，唇甲紫绀，或咯血，或肝脏肿大，舌青紫、脉结代或散涩，均为瘀阻心脉或肺、肝之象。邓氏推崇用《类证治裁》之桃红饮（桃仁、红花、当归、川芎、威灵仙）。其中当归用当归尾，令其散血，可酌加丹参，两者相合，活血中有养血生血作用；威灵仙可走四肢，通经脉。也常加用失笑散。益气用参，祛瘀用五灵脂，是否有碍？邓氏认为，传统认为"人参最畏五灵脂"的说法与临床实际和一些实验研究结论不相符，当存疑待考。在临床上可以肯定的是党参、太子参不畏五灵脂。

　　慢性风湿性心脏病心衰，全身水肿而以双下肢为甚。若一般症状不重，邓氏常在益气扶正的基础上加用五苓散、五皮饮之类，以利水消肿。若病情重，出现气急喘促，怔忡躁烦，邓氏认为此乃心肾阳气大虚，水气射肺凌心，恐有阴阳将脱之虞，当急急以独参汤（高丽参）合真武汤浓煎频服，温阳益气，利水解危。紧急时可先用高丽参针静脉注射，再服煎剂。如此，常能拯救病人于垂危。

　　在补气温阳，邓氏喜欢稍佐以行气药，如枳壳、橘皮之类，使补而不滞。对利水与消瘀，邓氏都强调中病即止，切勿过急过猛，或饮以重剂。利水过快易伤阴，祛瘀过剧多耗血破血，徒加重病人的临床症状。

慢性风湿性心脏病再次感受风寒湿热之邪，出现发热、关节红肿热痛、屈伸不利，此为风湿痹证复发，必将两次出现急性心脏病而加重原有心脏病变。邓氏认为，急性风湿性心脏病以心阴虚和风湿重多见，而心气虚与血瘀也不可忽视。因此，可以生脉散益气养阴以固本，酌加威灵仙、桑寄生、豨莶草、木瓜、防己、鸡血藤、络石藤等以祛风湿，并选加桃仁、红花、丹参、失笑散之类以活血祛瘀止痛。

邓氏强调慢性风湿性心脏病患者应注意生活调理。首先要适当锻炼身体，但不能过劳，"劳则气耗"。提倡坚持气功、太极拳运动，认为不但能促进气血周流，增强抗病能力，而且能锻炼心脏，有效地提高心脏储备力，实起到"治本"的作用。其次要注意后天之本脾胃的运化，"有胃气则生，无胃气则死"，饮食宜清淡，易消化，富于营养，勿食滞胃肠而增加心脏负担的食物。食物不宜过咸，以免凝涩血脉，加重心脏负担。此外，还应注意防寒避湿，防止外感，避免风寒湿邪再次侵入为害。如此，方能带病延年。

〔梁德任．邓铁涛教授治疗风湿性心脏病的经验．新中医，1987，19（3）：4.〕

二、李振华辨治风湿性心脏病经验

李振华认为风湿性心脏病的病变主要在于心脏，病因多系风、寒、湿、热，病理演变可涉及肺、脾、肾三脏。初则常为风湿化热，耗伤心阴；或久痹不已，气血双虚，心脉失养。继而心肺阳虚，脉络瘀阻。后期可见脾肾阳虚，水湿泛滥。李氏根据风湿性心脏病发病机制和临床表现的不同，将其分为四种证型进行辨证治疗，取得了较好的疗效。

（一）风湿化热，耗伤心阴

主要症状为神疲气短，低热盗汗，心悸失眠，关节肿痛，舌质红，苔薄白，脉细数无力。治宜疏风清热，养阴安神，方用疏风安神汤。处方：当归9g，赤芍15g，秦艽9g，忍冬藤30g，防己12g，丹皮9g，地骨皮15g，龙骨15g，牡蛎15g，五味子9g，柏子仁15g，威灵仙12g，松节12g，生薏苡仁30g。

本证多见于风湿性心脏病初期，风湿之邪仍在活动。方中当归、赤芍、秦艽、忍冬藤、防己活血疏风；丹皮、地骨皮清热凉血；柏子仁、五味子、龙骨、牡蛎养阴安神；威灵仙、松节、生薏苡仁祛风除湿，通络止痛。诸药合用，具有疏风清热，养阴安神之功效，故适用于风湿化热，耗伤心阴之证。

（二）气血亏虚，心脉失养

主要症状为心慌心悸，动则加剧，呼吸气短，时自汗出，面黄少华，失眠多梦，或见下肢浮肿，舌质淡体胖，苔薄白，脉沉细无力。治宜益气补血，养心安神，方用益气安神汤。处方：黄芪30g，党参15g，白术9g，茯苓15g，当归15g，川芎9g，生地12g，桂枝6g，节菖蒲9g，枣仁15g，远志9g，炙甘草12g。

本证系久痹不已，气血亏虚，内舍于心，心脉失养而成。本方是在十全大补汤的基础上加味而来，具有很强的滋补气血作用。因脾为气血生化之源，肝为藏血之所，方中用党参、白术、茯苓、炙甘草健脾胃，补中益气；当归、川芎、生地补肝养血；黄芪、桂枝甘温而热，既可益气助阳而大补中气，又可温补肝血达到养血活血；远志、枣仁、节菖蒲养心安神。诸药配合，使气血生化有源，心血得养，脉络通畅，则诸症状自可痊愈。

（三）心肺阳虚，脉络瘀阻

主要症状为心慌心悸，胸闷气短，咳嗽喘息，有时咯血，头晕乏力，两颧紫红，唇甲青暗，胁下痞块胀痛（瘀血性肝肿大），肢体浮肿，下肢明显，舌质紫暗或有瘀点，苔薄白，脉细涩无力或见结代。治宜补肺养心，理气活血，方用活血安神汤。处方：黄芪30g，党参15g，当归12g，赤芍12g，生地12g，桃仁9g，丹参15g，桂枝6g，枳壳9g，节菖蒲9g，枣仁15g，琥珀（分2次冲服）3g，炙甘草9g。

本证系心脉痹阻，肺气壅塞，心肺阳虚，气虚血瘀，脉络不畅而成。方中黄芪、党参、桂枝、炙甘草益气强心，温补心肺之阳；当归、赤芍、生地、桃仁、丹参配桂枝，行血活血化瘀；枳壳、节菖蒲宽胸理气；枣仁、琥珀配节菖蒲、当归、生地养血安神。诸药配合，补肺养心，理气活血，攻补兼施，适用于心肺阳虚，气虚血瘀的虚中之实证。

（四）脾肾阳虚，水湿泛滥

主要症状为心慌心悸，咳嗽气喘，甚则不能平卧，面色黧黄，面浮肢肿，下肢尤甚，形寒畏冷，四肢欠温，口唇紫绀，胁下痞块刺痛，舌质紫暗，苔薄白，脉细涩无力或见结代。治宜通阳利水，活血安神，方用通阳安神汤。处方：党参15g，制附子9g，干姜9g，桂枝6g，白术9g，茯苓15g，泽泻12g，丹参15g，枣仁15g，节菖蒲9g，琥珀（分2次冲服）3g，炙甘草9g。

本证系风湿性心脏病晚期，心、肺、脾、肾之阳俱虚，机体功能衰弱，水液不能排泄、气虚血瘀，水湿泛滥。方中主用大辛大温之附子、干姜，桂枝配党参、炙甘草，以其振奋诸脏之阳而消寒水；配白术、茯苓、泽泻健脾温中以复气血生化之源；配丹参、琥珀、节菖蒲、枣仁补气活血，养心安神。诸药合用，共奏通阳利水，活血安神之功效。

119

〔李振华. 常见病辨证治疗. 郑州：河南人民出版社，1979. 〕

三、邵念方辨治风湿性心脏病经验

邵念方认为，根据临床表现，风湿性心脏病当属中医"心痹"的范畴。如《内经》中说："风寒湿三气杂至合而为痹也"，"脉痹不已，复感外邪，内舍于心"，"心痹者，脉不通，烦则心下鼓，暴上气而喘"。不论从病因病机，还是临床表现，都与现代医学之风湿性心脏病相似，因此，中医病名应用"心痹"更为准确和全面，适宜指导临床用药。

邵氏依据风湿性心脏病的不同发病阶段及临床表现，对风湿性心脏病进行分期论治，将其分为初期、中期和后期三期进行辨证治疗，取得了较好的疗效。

（一）初期

多见于风湿热初起或风湿活动期而有风湿性心脏病表现者。临床症见心悸，胸闷，发热口渴，汗出乏力，多伴有关节红肿热痛，舌质红苔黄，脉滑数。邵氏认为此期乃因于风、寒、湿、热之邪侵袭人体，注于经络，留于关节，内舍于心所致。临证尤以热邪为多见，一则因感受风热之邪；二则因素体阳盛或阴虚有热，感受外邪之后易从热化；三则风寒湿邪日久化热。故治疗此期患者当重视清热凉血之法。常用药物为生地、丹皮、赤芍、金银花、蒲公英、土茯苓、薏苡仁、防己、独活、秦艽、威灵仙、苦参、黄连等。此期患者心脏主要表现为心肌炎、心内膜炎，而清热凉血类中药对于消除心脏、关节的急性炎症有较为确切的疗效。

（二）中期

此期多为急性风湿热或风湿性心脏病风湿活动发作被控制后，从发炎、损害、愈合过程中遗留下心脏瓣膜病变的患者。

临床症见心慌胸闷，或见唇甲青紫，两颧暗红，舌紫黯或有瘀点瘀斑，脉涩或结代。此期乃因风寒湿热诸邪内舍于心，心脉痹阻，故营血运行不畅，留而为瘀所致。此期病机突出一年"瘀"字，所以治疗应在辨证的基础上加用活血化瘀之品。另外稍佐以理气之品，取"气为血之帅"、"气滞则血瘀"、"气行则血行"之意。常用药物为丹参、桃仁、红花、赤芍、水蛭、土鳖虫、当归、鸡血藤、檀香、砂仁、陈皮等。邵氏认为，从现代医学角度来讲，瓣膜病变所致纤维样增厚、粘连以及房颤日久出现的附壁血栓等亦属于中医"瘀"的表现之一，因此此期治疗不能忽视活血化瘀。

（三）后期

此期多见于风湿性心脏病病久出现心力衰竭的患者。临床症见动则心慌，气喘，或卧床不起，胸闷，乏力，或有咳嗽，咯痰，或肢体浮肿，口唇发绀，尿少，纳呆，舌质淡黯，苔白滑，脉细涩或结代。邵氏指出，此期患者多患病日久，其病机特点除"瘀"之外，更出现了"水"和"虚"两种病理变化。首先，血不利则为水，瘀血内阻日久，营津不行，凝结为痰，外渗为饮，即唐容川所谓："血积既久亦能化为痰水。"若饮停胸中，则有胸闷、气喘、咳嗽、咯痰等症，若饮溢肌肤，则可有肢体浮肿。同时，痰饮、水浊内停，进一步阻塞气机，血脉不畅，更加重瘀血。另一方面，久病耗气，患者发展到此期，多病程较长，气虚症状明显，表现为乏力，动则心慌，气喘，甚则卧床不起等。而气虚运血无力亦可进一步加重血瘀，形成恶性循环。故此期治疗尚需注重补气、利水之法。常用药物如黄芪、人参、党参、麦冬、益母草、泽兰、葶苈子、车前子、北五加皮等。

〔徐浩，马苓云．邵念方教授分期论治风湿性心脏病的经验．辽宁中医杂志，1997，24（3）：112.〕

四、孙建芝辨治风湿性心脏病经验

孙建芝从事临床、教学和科研工作数十年，对风湿性心脏病的治疗颇有心得，他认为风湿性心脏病之辨，当辨治风湿热、合并肺部感染、风心病心衰三大方面，以此为指导治疗风湿性心脏病，每获良效。现将其经验简要介绍如下。

（一）辨治风湿热

风湿性心脏病之基本病机，亦是风湿性心脏病心衰之诱因，属中医痹证范畴，辨证的关键是分清湿和热之孰轻孰重。

1. 热得于湿 发热重，恶寒轻或无恶寒，汗多，汗出热不解，口苦粘腻而渴，或关节红肿热痛，拒按喜凉，尿黄赤，便秘，舌质红苔黄腻，脉弦滑数。治宜清热解毒，化湿通络，方用银翘白虎汤加减。处方：金银花藤 60g，连翘 15g，生石膏 60~120g，知母 15g，薏苡仁 30g，苍术 15g，黄柏 12g，防己 15g，生甘草 6g。加减：有皮肤红斑结节者，加生地、丹皮、赤芍、丹参；上肢关节疼痛者，加桑枝、姜黄、防风；下肢关节疼痛者，加川牛膝、川木瓜等。

2. 湿重于热 发热轻，恶风寒，身困痛重浊，头胀痛如裹，胸闷纳呆，渴不欲饮，关节肿痛轻，舌质红，苔白腻或微黄，脉弦滑或滑缓。治宜化湿清热，通络活血，方用白虎汤合三妙散加减。处方：生地 30~60g，知母 12g，苍术 20g，防己 20~30g，薏苡仁 30g，木瓜 15g，川牛膝 15g，茯苓 30g，金银花藤 30g，滑石 15g，甘草 6g。加减法同热重于湿。

（二）辨治风心病并发肺部感染

肺部感染是风湿性心脏病常见的诱因之一，防治肺部感染尤显重要，临床关键是把握小青龙汤证、小青龙加石膏汤证和麻杏石甘汤证三大适应证。见咳嗽，吐痰清稀量多，咳吐爽利，舌淡苔白者，选用小青龙汤加减治之；若咳痰量多，痰白而粘，吐之不爽者，选用小青龙加石膏汤；若咳喘不能平卧，喉间痰鸣而吐痰不甚多者，选用麻杏石甘汤加味。

（三）风心病心衰之辨治

心力衰竭是风湿性心脏病发展到后期阶段出现的病症，临证可分为心肺瘀阻型，心脾阳虚、血瘀内停型，以及心脾肾阳虚、水瘀互阻型三种证型进行辨证治疗。

1. 心肺瘀阻型　症见心悸气短，胸闷喘促，早期二尖瓣面容，甚则面色瘀暗，口唇发紫，舌有瘀点，脉细。治宜活血化瘀，方用活瘀定心汤加味。处方：当归 15g，丹参 30g，川芎 15g，红花 15g，五灵脂 10g，葶苈子 15g，车前子 15g。兼气阴不足者加生脉散。

2. 心脾阳虚、血瘀内停型　症见心悸惊惕，气短喘促，呕恶胀满，胁下痞块，下肢水肿，形寒便溏，口唇青紫，面色瘀暗，舌质淡或瘀斑。治宜温阳健脾，活血利水。处方：红参 10g，白术 15g，茯苓 10g，附子 15g，桂枝 15g，猪苓 15g，泽泻 15g，葶苈子 15g，丹参 30g，鳖甲 15g，红花 15g，大枣 5枚。

3. 心脾肾阳虚、水瘀互阻型　症见心悸气逆喘促，冷汗淋漓，重度水肿，面色瘀暗，胁下痞块，舌苔白而湿润，脉疾速而结代。若戴阳于上，则见心烦不安，面红如妆。治宜回阳救逆，祛瘀利水。处方 1：人参 10g，附子 30g，肉桂 3g，炮姜 30g，山茱萸 10g。处方 2：人参 10g，白术 15g，干姜 15g，附子 30g，肉桂 3g，茯苓 30g，泽泻 30g，丹参 30g，红花 15g，五灵脂 10g，蒲黄 10g，葶苈子 30g，大枣 5 枚。

〔王显，姜琳．孙建芝辨治风湿性心脏病经验．山东中医药大学学报，1999，23（3）：205.〕

五、傅宗瀚辨治风湿性心脏病经验

傅宗瀚临床经验丰富，他在辨治风湿性心脏病时，紧紧抓住风湿、正虚、瘀血三个环节，并注意三证之间的相互转化或合并相兼，在临床证候不典型时详细辨识，掌握其风湿与正虚之主次轻重，正虚与瘀血之标本缓急，把辨病与辨证有机地结合起来，相辅相成，谨慎地组方择药，取得了较好的疗效。

（一）辨风湿

风湿是本病之病因，经云"风寒湿三气杂至，合而为痹"，"内舍于心"，风心既成。其风湿之活动，既可见于早期，也可贯穿于病程之中，然在后阶段，心脏已衰，一派虚热之象，故傅氏认为辨风湿之关键在于辨风湿活动之有无、热象之虚实盛衰。

风心早期，风湿自外向内，趋向热化，外窜内扰。外见发热汗出、咽痛乳蛾、皮肤红斑，入络则关节酸痛，甚则红肿，内见心悸心慌、气短汗泄，入脉则脉细脉数，心前区隐痛。傅氏认为此时虽已有心脏损害，但实证突出，应以祛风化湿，清热宁心为法，不宜早用滋补。方拟新订银翘防己汤加减，药用银花、连翘、防己、防风、桑枝、秦艽、豆卷、薏苡仁、茯神、当归、赤芍等。湿象偏重者加苍术、黄柏、桂枝以化湿通络；热象偏重者加生石膏、黄芩清热化湿；咽痛乳蛾者加灯笼草、山豆根、玄参清热利咽；关节疼痛者加威灵仙、晚蚕沙通利关节；皮肤红斑者加丹皮、紫草清热凉血；心悸脉数者加朱砂、莲心、竹叶等清心泻火。力求截断风湿之传变，祛邪以守住阵地。

风心后期，若风湿反复活动，必然影响心体，与早期证治迥异。此乃风邪已祛，由湿化热，因热伤阴，呈现一派虚热证象。常见低热徘徊，关节酸痛，两颧发红，口唇干燥，夜间汗多，心意烦乱，心慌胸闷，悸无宁时，舌红或舌尖独红，脉来细数。此时热灼耗伤心阴，阴虚又再化热。傅氏指出必须阻止其相互因果关系之恶性发展，治宜滋心阴、清虚热并举，酌加宁心之品，以自拟玉竹汤加减。药用玉竹、北沙参、麦冬、石斛、柏子仁、茯苓神、野百合、莲子心、薏苡仁、枣仁等。低热绵延者加青蒿、葎草以清热除蒸；汗泄较多加糯稻根、绿豆衣以育阴止汗；口舌糜破加淡竹叶、白残花、灯芯草以清心降火；胸部闷痛加丹参、降香活血缓急止痛；小舞蹈症加僵蚕、白薇清热息风，重则用龟板、磁石以滋阴镇逆。临证用药，既治其虚，又治其热，攻防兼顾。

（二）辨正虚

基于瓣膜为心脏舒缩功能效应之枢纽，风心已有瓣膜病变，故心脏势力功能减退，心虚之证必露。由于邪之深浅不同，人体禀赋各异，心之气血阴阳虚候可见于风心全过程中，故傅氏强调当详察而予以辨识。

心气虚常见于风心之始，或为心内膜炎，或为二尖瓣狭窄之病变。症见心悸心慌，脉细虚数，自汗气短，活动或劳累后心悸之症每每加重，兼见面色㿠白，倦怠无力，喜呻吟太息，舌质润红，舌体微胖，或有不典型之齿痕。此时此刻心功能虽已受损，但心脏尚存代偿功能，故鲜有心力衰竭者。然随着病情之发展，当心机能代偿不全时，则可出现一派心阳虚证，出现心悸怔忡，空虚而悸，脉细微弱，或见结代，面㿠虚浮，自汗尿少，形寒怯冷，气短喘息等阳虚症状。且能导致脾虚肺弱，出现肿满咳喘，痰质稀白，痰声漉漉，肺内有细湿罗音等水气凌心射肺之象。湿邪偏盛，心阳更衰，波及肾阳，则心肾阳虚。症见心悸如脱，气短不续，腰酸肢肿，四肢不温，头晕视昏，小便不利，脉沉微细，或见结代。此时心脏业已扩大，常有联合瓣膜病变，呈慢性顽固性心力状态。傅氏立温阳化阴，强心益肾为治疗大法，以真武保元汤加减，药用党参、附子、黄芪、白术、白芍、茯苓、肉桂、生姜、炙甘草等。肿甚者加五加皮、车前子、泽泻；喘甚者加五味子、鹅管石、灵磁石；悸甚者加龟板、朱茯苓；汗多加龙骨、牡蛎。一旦阳衰至极，见亡阳虚脱危候，常为心力衰竭之急性发作，或心机能已完全失却代偿能力。此时心悸如悬，虚烦不宁，气短喘息，不得平卧，呼吸微弱，气不承接，大汗淋漓，四肢厥冷，或唇指青紫，脉细欲绝，则急需参附龙牡汤加味，回阳救急固脱，积极抢救。

心气已虚，而风湿已祛，无活动表现之期，是风心已成，尚无明显心衰征象之临床常见表现。此时因血少气运，脾阳失展，湿聚难化，而可见心脾不足之证。症见心慌气短，面色㿠白头晕目眩，神倦肢乏，纳少便溏，面足微浮，舌质淡红，脉细结代，显系心脾虚寒之象。故需温养心气，健脾助运，傅氏常用新订心脾汤，药选黄芪、太子参、白术、山药、茯苓神、炙甘草、广木香、酸枣仁、龙眼肉、大枣、当归、薏苡仁等。便溏加莲子肉，去枣仁；贫血加熟地、煅针砂；纳少加砂仁、谷芽、麦芽、陈皮；胸闷加石菖蒲；汗多加牡蛎、浮小麦。

心阴虚、心血虚证在风心后期较为常见。阴虚者常兼风湿活动之虚热表现，两颧浮红，心烦多汗，敏锐疑虑，唇干咽燥，舌红少津，脉象细数。血虚者常兼气虚之候，其症心悸，动则尤甚，面㿠或萎黄不泽，头昏眩晕手麻，面浮唇淡足肿，舌淡边有齿痕，脉微细或濡弱而有结代。在此，滋阴养血虽系其治则，但傅氏认为尤要侧重益气护心，以推迟或减少心力衰竭的发生。实践证明，补气之剂确有改善心动的作用，由此改善或缓解心阴虚、心血虚之见症。

总之，风心之正虚，虽有阴阳气血之不同，而关键在于心气虚、心阳虚之程度、轻重、转化。以此为据，辨证与辨病相结合，庶可得心应手。

（三）辨瘀血

风心之为瘀者，其可由风湿邪热与血相搏，瘀涩不解而成，也可基于心气已衰，气不行血。此风心之瘀血，临床大都为瘀血之表现，如左心衰竭之肺郁血或右心衰竭之瘀血性肝肿大。

瘀血证，临床常见为胸前窒闷刺痛，脉象涩滞结代，舌质紫或见瘀斑，面黯唇绀爪青等，但风心之瘀血证常不典型，胸痛不表现为隐痛，痛无定处者，有表现为胸背上臂牵涉痛者；脉象有但细而无止歇者，有见微弱而无迟涩者；舌质或无紫斑但衬紫气者，或边尖不紫而舌下有紫筋梗露者；有全舌晦暗不鲜者，也有舌质正常而见颊黏膜有散碎紫斑者，有面唇不现紫斑，而两颧深黯而紫，所谓"二尖瓣面容"者，也有心病传肺，肺气贲郁，逼血外溢而见咯血者，也有女子痛经，经中夹有瘀块者。由此，傅氏认为不能拘泥于瘀血之典型表现。有上述迹象，即是瘀血之存在，且非一一悉俱，故必须细致体察。但也有满舌青紫，系心阳衰脱，阳绝阴盛之危候，则不能胶柱鼓瑟，侈言瘀血。

瘀血在风心病程中，常系气虚阳衰，血失流畅而导致。故傅氏强调瘀血之治，宜助气活血。其曰："化瘀不离通阳，益气方能宣痹"，这一原则是吻合改善血流动力学的逻辑的。只有当瘀血征象明显时，方可以化瘀为主，轻则失笑散之类，重则桃红饮和血祛瘀，并配合益荣汤、养心丸兼护其阳。闷甚加郁金、瓜蒌、沉香以宽胸；痛甚加降香、苏木、三七以通痹。至于肺郁之咯血，要慎用止血药物。事实证明，有些患者咳出瘀血后，气急胸闷等心衰征象可得一时性缓解。故傅氏指出若见血一味遏红，孟浪用药，反可促使瘀血内结，病情加重。

风心均有瓣膜损害，此常是形成瘀血之内在因素。傅氏将辨病与辨证相结合，综合考虑用药，诸如瓣膜紧而狭窄，血流不通畅者，其加用地鳖虫、水蛭，蠕而通之；瓣膜松而闭合不全，血液反流者，试用五味子、白芳名，敛而束之，确有一定疗效。此系加强心脏功能以助其运用之能，抑系对瓣膜病损有所改善，尚待进一步实践检验。

〔潘文奎．傅宗瀚辨证治疗风湿性心脏病的经验．吉林中医药，1988，（2）：5.〕

六、黄春林辨治风湿性心脏病经验

黄春林将风湿性心脏病归属于中医学"心痹"、"心悸"、"怔忡"、"水肿"、"喘证"等的范畴，认为其病因主要与素体虚弱、外邪侵袭有关，病机为外邪侵袭，邪气久羁，内合于心，而成心痹。其病位在心，根源在体虚，先天不足或病后体虚，气血不足，卫外不固，易感风、寒、湿、热之邪，内合于心，而出现各种变证。黄氏应用中医药治疗风湿性心脏病，采取辨证分型治疗、辨病治疗和饮食调养治疗相结合的方法，取得了较好的疗效。

（一）辨证治疗

1. 风湿犯心证　主要症状为心悸怔忡，气短发热，汗出，胸闷或胸痛，关节肿痛，舌红苔黄腻，脉滑数。治宜清热除湿，通阳宣痹，方用桂枝白虎汤加减。处方：生石膏30g，知母15g，桂枝12g，赤芍12g，防己15g，茯苓15g，薏苡仁18g，秦艽15g，甘草6g，苦参12g。

2. 气阴两虚证　主要症状为发病较久，气短乏力，心悸怔忡，五心烦热，胸闷不适，神疲少言，口渴欲饮，舌淡红边有齿印，脉细数。治宜益气养阴，祛风通络，方用炙甘草汤加减。处方：炙甘草15g，党参15g，麦冬15g，五味子6g，玄参 15g，生地 15g，桂枝 8g，秦艽 12g，防风 12g，忍冬藤 20g，龙骨 30g，牡蛎 30g。

3. 心脾两虚证　主要症状为心悸气短，头晕耳鸣，面色少华，神疲乏力，纳呆少食，腹胀，健忘失眠，舌淡，脉细弱或结代。治宜补益心脾，益气生血，方用归脾汤加减。处方：党参 20g，黄芪 20g，茯神 15g，当归 6g，熟地 15g，酸枣仁 12g，远志 6g，五味子 6g，麦冬 15g，甘草 6g。

4. 阳虚水泛证　主要症状为面唇青紫，心悸怔忡，畏寒肢冷，全身水肿或腹水，喘咳倚息，动则更甚，尿少，舌淡苔薄或见瘀斑，脉沉细或结代。治宜温阳利水化瘀，方用真武汤加减。处方：熟附子（先煎）15g，肉桂（焗）1.5g，丹参 20g，茯苓 20g，干姜 6g，白术 15g，猪苓 20g，泽泻 20g，桃仁 12g。

5. 瘀血阻肺证　主要症状为两颧紫红，唇甲青紫，心悸怔忡，咳嗽喘促，甚则咯血，舌质青紫或见瘀斑，脉细数或结代。治宜活血化瘀，宣肺平喘，方用桃红饮加减。处方：桃仁 12g，红花 8g，郁金 12g，杏仁 10g，丹参 18g，赤芍 15g，苏子 12g，葶苈子 12g，大枣 4 枚。喘息不得卧，自汗出者，在辨证基础上加人参、五味子、煅龙骨以益气敛汗固脱；若烦躁不安，大汗出，肢冷尿少，浮肿显著者，用参附汤以急救回阳；若出现痰中带血，甚至大量咯血等出血证候，加田七粉、丹皮、小蓟等凉血止血。

风心病为虚实夹杂，急性期多有风湿之邪，气虚常见于风心病之始，继之累及肺、脾、肾，阴虚、血虚则风心病后期较为常见。急性期的治疗以祛邪为主，慢性期则重点扶正，增强机体抵抗力，预防链球菌感染，以避免风湿活动，加重心脏瓣膜损害。同时注意休息，避免过重的劳动和过剧烈的运动。

（二）辨病治疗

风心病为慢性病变，需要长期持续治疗，主要是预防风湿活动，保护心功能，防治各种并发症，根本解决瓣膜病变的方法在于手术。二尖瓣分离术或人造瓣膜置换术，尤其是人造瓣膜置换术，在严重心脏瓣膜病的治疗中取得了满意的疗效。内科治疗则主要从一般治疗、并发病的治疗着手。

1. 一般治疗　　注意保暖避寒，预防感冒。急性期卧床休息，待血沉正常后，控制适当的活动量。对于心功能尚正常者，可作轻劳动及轻体力运动。对于心功能不全者，不宜参加体力劳动和体育活动。对于重度心功能不全者，要卧床休息治疗，在代偿期注意保护心肌的代偿能力。

2. 心房颤动的治疗　　阵发房颤可在辨证基础上选加具有抗快速心律失常的中药，如苦参、缬草、当归、菖蒲、田七、竹叶参、绵茵陈、鹿含草、法半夏、甘松、山豆根、天南星、地龙、槐花等中药，有不同程度减慢心率的作用。持续房颤的治疗，目的不在于转律，而在于纠正心衰，控制心率，可选用福寿草苷、冰凉花苷、万年青苷、铃兰苷等具有洋地黄样作用的中药及其制剂，用药期间要密切观察其副作用。

3. 充血性心力衰竭的治疗　　充血性心力衰竭通常采用强心、利尿、抗感染以及血管扩张等进行综合治疗。

（1）强心中药的应用：充血性心力衰竭采用强心药治疗有一定效果，强心药包括洋地黄类与非洋地黄两类。具有洋地黄样强心作用的中药有黄花夹竹桃、万年青、羊角拗、香加皮、鹿含草、铃兰、冰凉花、海芒果、八角枫、闻口箭、马利筋、葶苈子等，其中前7味有效成分已经提取并制成相应的成药，强心作用较强，但它们的毒副作用亦较大，应用之时必须严密观察，在这些强心中药中，鹿含草、香加皮、葶苈子药性比较平和，在常用量还是比较安全的。玉竹含铃兰苷，白薇亦含强心苷，但其含量有限，因此常规使用也很安全。麦冬、灵芝、熟地、女贞子、沙参、补骨脂、骨碎补、附子、肉桂、牛黄、海藻、枳壳、枳实、青皮、陈皮、五味子、山楂、大蒜、真武汤、苓桂术甘汤、六神丸等有一定的非洋地黄样作用。

（2）利尿中药的应用：利尿药可以减少血容量，减轻心脏的负荷，中药猪苓、茯苓皮、白术、泽泻、车前草、薏苡仁等有利尿作用，对于尿少水肿者，用药剂量可加大至 30 ~ 60g。

（3）血管扩张中药的应用：活血中药大多具有血管扩张作用，其作用强度依序为乳香、没药、丹参、蒲黄、三棱、莪术、赤芍、红花、当归、川芎、延胡索、桃仁、益母草、穿山甲、水蛭。除活血药外，人参、党参、黄芪、白术、灵芝、白芍、何首乌、川厚朴、冬虫夏草、天麻、蒺藜、连翘、桔梗、前胡、肉桂、干姜、细辛、胡椒、山楂等也有一定的血管扩张作用。

（4）抗感染：风湿性心脏病者大多身体虚弱，加上心功能不全，肺循环不良，特别容易肺感染。肺感染反过来加重了心脏负担，容易导致心衰。在呼吸道感染中，早期经常由病毒感染开始，继之而来的是细菌感染，病毒感染属风寒者选用荆防败毒散，属风热者选用银翘散、桑菊饮。上呼吸道感染若未能及时控制则向下呼吸道发展，可在上述用药基础上加用黄芩、鱼腥草、射干、秦皮等抗菌中药。同时可根据病情的需要加北杏仁、前胡、桔梗、浙贝母等除痰止咳。

轻度心功能不全者，经上述处理大多可获改善，对于重度心功能不全者，特别是有急性肺水肿者，则应中西医结合抢救治疗。

4. 其他治疗　风湿性心脏病者如出现风湿活动时，则按照风湿性心脏病的方法处理。如出现栓塞则依据栓塞的大小、部位的不同而作相应的处理。脑栓塞按缺血性中风处理，肺栓塞小者，可在辨证用药基础上加活血通络药，大的肺栓塞则应中西医结合抢救，度过危险期后，再用中药调理。对于并发急性细菌性心内膜炎者，原则上中医作扶正治疗，西医作抗菌治疗为好。

（三）饮食及起居治疗调养

饮食宜清淡，避免辛燥、肥腻之品，尿少水肿时，以低盐饮食为宜。急性期病情控制以后，注重固表护卫，增加卫外御邪能力，应用玉屏风散冲服。慢性期注重益心气、调整心律为主，佐以活血通脉的药物，如人参、黄芪、麦冬、沙参、冬虫夏草、百合、莲子、当归、丹参、茯苓、薏苡仁以及陈皮、山楂、大蒜等食疗。

〔邹旭. 黄春林教授治疗风湿性心脏病经验. 深圳中西医结合杂志，2000，10（2）：52.〕

第二节 经典验案点评分析

一、李培生治疗风湿性心脏病案

导读：痰湿阻络是引发心悸怔忡的重要病机之一，对于痰湿阻络之心悸（风湿性心脏瓣膜病）患者，其治疗当以宣痹通阳，涤痰散结，活血止血为法，方用瓜蒌薤白白酒汤加减。

案体：胡某，女，43岁，因心悸胸闷气喘反复发作5年，复发加重1个月，于1995年3月12日初诊。患者5年来常觉阵发性夜间呼吸困难，不能平卧，心有憋闷，头晕乏力，某医院诊断为风湿性心瓣膜病，二尖瓣狭窄，心衰Ⅱ度，心电图示P波增宽并有切迹，电轴右偏，心房颤动，X线检查显示心房增大。经长期抗感染、强心、利尿治疗，时止时发。此次发作，经某医院中药温阳利水之剂治疗后，反致咳喘加剧，咯血不止。现患者心慌胸闷，轻度咳嗽，有时咯少许粉红色痰，小便短少，查其口唇发绀，颜面轻度浮肿，两颧紫红，心率102次/分，律不齐，心尖闻及低音隆样舒张期杂音，舌质暗红，边有瘀点，苔白厚腻，脉结代。诊其为痰湿阻络之心动悸（风湿性心脏瓣膜病），治以宣痹通阳，涤痰散结，活血止血，方拟瓜蒌薤白白酒汤加减。处方：炒瓜蒌皮15g，薤白10g，川贝母10g，丹参30g，赤芍30g，当归15g，制乳香6g，制没药6g，茯苓30g，血余炭10g，白茅根30g，仙鹤草30g，木通6g，三七粉（另包吞服）6g，炒山楂15g，橘皮10g，橘络10g。取5剂，每日1剂，水煎服，同时嘱其多休息，忌劳累，忌发物及辛辣刺激之品，保持心情舒畅。患者服药后咯血即止，胸闷缓解，咳喘亦轻，小便通利，浮肿渐退，唯活动后稍有气喘，肢体乏力，查舌质暗红，苔薄白，脉结代，遂以上方去血余炭、仙鹤草、木通，酌加太子参、麦冬、五味子。迭进60余剂，诸症缓解。后以通阳散结，活血通络，养心安神之法调治收功。随访2年未发。

〔贺兴东，翁维良，姚乃礼. 当代名老中医典型医案集·内科分册. 北京：人民卫生出版社，2009.〕

评析：痰湿阻络是心悸怔忡的一个重要病机，《证治汇补》中说："痰迷于心，为心痛惊悸怔忡恍惚。"李时珍《濒湖脉学》亦云："迟司脏病或多痰。"可见痰湿亦能导致心律失常。因诸阳受气于胸，邪恋胸中，胸阳不振，津液不布，凝聚为痰，痰阻气机，则胸痛胸闷；痰浊阻滞，肺失宣降，而有咳嗽短气诸症。本例患者久病体衰，痰浊凝聚，胸阳痹阻，脉络不通，故见心慌胸闷，呼吸困难，咳嗽咯血。治以瓜蒌薤白白酒汤加减，其中瓜蒌皮、薤白宣痹通阳；川贝母止咳化痰；丹参、赤芍、当归、血余炭、仙鹤草、三七粉活血止血；炒山

133

楂、橘皮、橘络、制乳香、制没药健脾行气止血；木通、白茅根利水消肿。全方共奏宣痹通阳，涤痰散结，活血止血之功，切中其发病机制，所以取得了较好效果。

二、颜德馨治疗风湿性心脏病案

导读：风湿性心脏病，二尖瓣狭窄并关闭不全，心功能Ⅲ级，中医诊断为水肿，辨证属心阳不振，痰瘀交阻，气机受阻者，以温运心阳、活血通脉为法治之，可取得较好的疗效。

案体：患者，女，52岁，1994年1月6日初诊。患者患风湿性心脏病16年，近因感冒引发心悸、胸闷、气短、肢肿。诊时患者唇绀，心悸不宁，胸闷喘促，咳白色泡沫样痰，面浮肢肿，尿少，腹鸣便溏，完谷不化，舌紫，苔白，脉沉细结代，超声心动图显示二尖瓣狭窄并关闭不全。西医诊断为风湿性心脏病，二尖瓣狭窄并关闭不全，心功能Ⅲ级，中医诊断为水肿，证属心阳不振，痰瘀交阻，气机受阻，治宜温运心阳，活血通脉。处方：附子（先煎）6g，炙甘草6g，桂枝3g，浮小麦30g，煅龙骨30g，煅牡蛎30g，茯苓9g，酸枣仁9g，党参9g，远志9g，白术9g，丹参15g，琥珀粉（吞服）1g。每日1剂，水煎服。服7剂后二诊，患者心悸明显改善，肢肿已消大半，唯关节酸痛，腰部尤甚，查舌质淡，苔薄，脉细稍数，证属阳气初复，血瘀未消，原方续服1周。三诊时患者诸症状渐消，偶有肢痛，少寐，舌质淡，苔薄，脉细缓，仍以原方加减。处方：附子（先煎）9g，威灵仙9g，酸枣仁9g，远志9g，当归9g，党参9g，茯神9g，苍术9g，白术9g，桂枝6g，干姜24g，黄芪30g，炙甘草3g，木香3g。每日1剂，水煎服。服用21剂，心气通畅，心血得养，诸症状皆除。

〔王昀，颜乾麟，孔令越．颜德馨教授应用温阳法治疗心血管疾病经验介绍．新中医，2005，37（12）：17．〕

评析：本例患者西医诊断为风湿性心脏病，二尖瓣狭窄并关闭不全，心功能Ⅲ级，出现心悸、咳喘、肢肿等症状，属中医水肿之范畴。患者久病，心阳虚衰，阳虚水泛，气机不利，运化失常而水肿。故治以温运心阳，活血通脉，使心阳通畅，瘀血消除，心血得养。所用处方在温阳基础上，加用茯苓、白术、丹参等化气利水、活血之品，使水湿去，瘀血通，则久病得愈。本例患者的治疗，辨证准确，治法用药得当，取得了较好的疗效。

三、刘惠民治疗风湿性心脏病案

导读：风湿性心脏病、心力衰竭、心房纤颤，以咳嗽、咯血、胸闷、心悸为主要表现，中医辨证属心肾不足、痰饮内阻者，以补益心肾，蠲饮化痰法治之，可取得较好的临床疗效。

案体：夏某，男，50岁，1955年5月31日就诊。患者患心脏病已近十年，活动后即感心悸、气短，近年来症状加剧，经常咳嗽，咯血，西医诊断为"风湿性心脏病，心力衰竭，心房纤颤"，曾多次应用洋地黄药治疗。近来又觉心悸气短，咳嗽，咳吐白色痰，时感胸闷，夜间尤甚，有时不能平卧，饮食减少，面颊潮戏，气息短促，查舌苔白而略厚，脉细弱结代。辨证属心肾不足，痰饮内阻，治以补益心肾，蠲饮化痰为法。处方：石斛6g，五味子6g，橘络9g，干姜3g，菟丝子9g，枸杞子9g，炒酸枣仁15g，柏子仁4.5g，远志9g，麦冬9g，何首乌9g，桑寄生8g，炙甘草3g，麻黄1.5g，钩藤3g，灯心草1.5g。日1剂，水煎取汁，分早晚2次温服，另用猪心1具（干燥），朱砂18g，琥珀24g，川贝6g，共为细粉，每次3g，每日3次，蜂蜜调服。6月9日二诊时，患者自述药后咳嗽、咳痰已基本消除，气喘减轻，胸胁已舒，查舌苔薄白，脉细，拟停服中药汤剂，改用健脾益气、补肾培元之法，配以下丸药，以资巩固。处方：蛤蚧（去头足）2对，人参75g，冬虫夏草45g，何首乌45g，枸杞子80g，白术45g，鸡内金60g，红豆蔻36g，橘络15g，鹿茸15g，胆南星30g，当归36g，鸡胚90g，川贝母45g。将上药共研细粉，用炒酸枣仁360g、枸杞子240g，水煎2～3次，取浓汁浸入药粉中，干燥，再研细，水泛为小丸，每次4.5g，每日3次口服。10月14日随访，患者自述服药丸至今，心跳间歇大减，气喘减轻，已能参加工作，仍在继续服药中。

〔刘惠民医案整理组. 刘惠民医案选. 济南：山东人民出版社，1976.〕

评析：本例患者西医诊断为风湿性心脏病、心力衰竭、心房纤颤，咳嗽、咯血、胸闷、心悸之症状较为明显，乃肺气失宣，痰饮内阻，心肾阳气不足之表现，故应用麻黄以通阳，远志、橘络、五味子、干姜、川贝母等药以止咳蠲饮化痰，冬虫夏草、人参、鸡胚、蛤蚧、鹿茸等药益气培元，诸药合用共成补益心肾，蠲饮化痰之剂，切中其发病机制，收效较好。

四、孙建芝治疗风湿性心脏病案

导读：风湿性心脏病风湿活动、心功能不全，中医辨证属热痹（热重于湿）者，当以清热解毒，化湿活血为治法，方选银翘白虎汤，并注意随病情变化灵活加减，可取得较好疗效。

案体：患者，女，52岁。患风心病10余年，曾多次住院，此次因发热、闷气、双下肢水肿15天入院。入院后查血常规、血沉、类风湿因子等均异常，符合"风心病、风湿活动阳性、心功能Ⅳ级"的诊断，同时伴见多汗气短，汗出热不解，查舌红苔黄腻，脉弦滑数。辨证为热痹（热重于湿），治当清热解毒，化湿活血，方选银翘白虎汤加减。处方：金银花藤 60g，连翘 18g，生石膏 60g，知母 15g，薏苡仁 30g，苍术 15g，黄柏 12g，防己 15g，丹参 30g，红花 12g。取 6 剂，每日 1 剂，水煎服。二诊时患者发热、胸闷等症状减轻，但体温仍波动于 38℃~39℃，下午尤甚，舌质由红变浅，舌苔白多黄少，脉象同前，治法变为化湿清热，通络活血。处方：金银花藤 60g，生石膏 60g，苍术 15g，知母 12g，防己 15g，薏苡仁 30g，木瓜 15g，佩兰 15g，滑石 15g，桃仁 12g，红花 12g，丹参 30g。再取 6 剂，每日 1 剂，水煎服。三诊时患者体温已恢复正常，胸闷、双下肢水肿均明显减轻，嘱服血府逐瘀口服液，20 天后诸症状消失，病情好转出院。

〔王显，姜琳. 孙建芝辨治风湿性心脏病经验. 山东中医药大学学报，1999，23（3）：205.〕

评析：孙氏认为辨治风湿活动的关键是分清湿热之轻重，而辨舌则是其主要的环节。若舌苔呈黄多白少之黄腻苔，舌质偏红，此乃热重于湿；若舌苔白多黄少且厚腻，舌质偏淡，则为湿重于热；若舌苔黄燥、口渴喜饮，则属热盛伤阴。予以清热化湿之法，要掌握石膏和苍术的比例，热重于湿者，生石膏：苍术一般为 4：1；湿重于热者，生石膏：苍术一般为 2：1。另遵"治湿不利小便，非其治也"，孙氏说"治湿不分三焦，亦非其治也"，孙氏组方重用薏苡仁以利小便，同时根据湿热在上、中、下三焦之偏重，而分别辅以芳香化湿、健脾燥湿和淡渗利湿之品。本例患者西医诊断为风湿性心脏病风湿活动、心功能不全，中医辨证为热痹（热重于湿），治以清热解毒，化湿活血，方选银翘白虎汤加减，辨证准确，治法用药得当，20 天后诸症状消失，病情好转出院，疗效满意。

五、郭士魁治疗风湿性心脏病案

导读：心阳虚衰、心脉瘀阻之心悸、水臌，多属久病正虚邪实，治宜益气温阳，活血利水法，攻补兼施。此类患者病情较重，采取中西医结合的方法坚持治疗，方能取得较好疗效。

案体：陈某，女，51岁。患者心悸气短，尿少，腹胀大，行动受限1年余，诊断为"风湿性心脏病，二尖瓣狭窄及关闭不全，心脏扩大，心房纤颤，心衰Ⅲ度，心源性肝硬化腹水"。入院后应用地高辛及利尿药等治疗，尿仍少，病情不减。6月4日郭氏查看患者，诊断为心悸、水臌，辨证属心阳虚衰、心脉瘀阻证，治以益气温阳，活血利水。处方：党参24g，丹参30g，川芎12g，当归15g，淡豆豉15g，莪术12g，红花10g，泽泻16g，白术12g，茯苓25g，草薢24g，车前草24g，牵牛子粉（分次冲服）3g。服上药20剂，病情逐渐好转，尿量增多，精神好转，纳食稍增，心率由150次/分减为92次/分，腹围由91cm减为82~85cm，体重减3kg，皮肤紫暗变浅，停用西药利尿剂，继服上述中药治疗。8月25日再诊时，患者腹胀减轻，纳食增加，下肢肿消，精神较好，但下地活动多仍感心悸，有时头晕，大便干，查舌质暗红，苔薄黄，脉结代而细，仍以益气活血、行气利水剂治之。处方：党参18g，黄芪18g，柴胡12g，当归15g，赤芍18g，莪术12g，丹参18g，泽泻30g，茯苓24g，白术12g，三棱12g，桃仁10g，红花10g，木通10g，大腹皮15g，酒大黄4.5g，桂枝12g。守上药加减应用，病情稳定，腹胀明显减轻，腹围缩小至77~78cm，心悸气短也明显减轻，下肢已不肿，心率68~75次/分，心律绝对不齐，杂音同前，腹水征（±），11月25日病情好转出院。

〔翁维良，于英奇．郭士魁临床经验选集·杂病证治．北京：人民卫生出版社，2006．〕

评析：本例患者病属风湿性心脏病、心衰Ⅲ度、心源性肝硬化腹水，久病正虚邪实，心悸气短，不能平卧，腹胀如鼓，唇甲皮肤紫暗，下肢水肿，心率快，舌苔黄白而腻，脉细滑，病情较好，属中医心悸、水臌的范畴，辨证为心阳虚衰，心脉瘀阻，治以益气温阳，活血利水，攻补兼施。方中党参益气，丹参、川芎、红花养血活血，并加三棱、莪术等破血药加强活血之力，茯苓、泽泻、萆薢、车前草、牵牛子利水消肿。本方攻补兼施，同时配合以西药利尿剂，待病情好转后减用或停用西药利尿剂，以中药继续巩固治疗，中西医结合治疗，获得较好疗效。

六、周仲瑛治疗风湿性心脏病案

导读：周氏治疗风湿性心脏病擅用苍耳草，在据证用药基础上参入苍耳草，既有特异性对病治疗作用，又可佐助主药针对咳嗽、咳嗽、面浮等兼症发挥作用，一药多用，每获良效。

案体：沈某，女，50 岁，2001 年 3 月 8 日初诊。患者有风湿性心脏病史 20 余年，近年来出现二尖瓣狭窄伴左心功能不全，长期服用地高辛、双氢克尿噻、氨苯喋啶等强心利尿西药。初诊时患者面颧红赤，赤丝显露，肩、膝关节疼痛，天阴加重，咳嗽气喘，呼吸困难，咳痰色白质粘，面浮足肿，口干欲饮，饮不解渴，大便尚调，尿量一般，口腔常发溃疡，舌质暗红，舌苔花剥、色黄，脉细叁伍不调。证属肺心同病，肾虚气不归元，气阴两伤，痰饮瘀肺。投以下方：生黄芪 15g，太子参 15g，生地 15g，苍耳草 15g，鹿衔草 15g，葶苈子 15g，泽兰 15g，泽泻 15g，麦冬 12g，木防己 12g，炒玉竹 10g，丹参 10g，苏木 10g，知母 10g，五味子 6g，万年青叶 1 片。服药 7 剂后，咳嗽气喘、呼吸困难、咳痰、面浮足肿等症状均有减轻，遂以原方稍作损益，连续服用。截至 11 月 6 日复诊时，原有症状基本消失，所用西药已逐步撤除，仍以原方加减巩固治疗。

〔陶夏平．周仲瑛教授运用苍耳草经验举隅．基层中药杂志，2002，16（3）：56．〕

评析：苍耳草具有祛风、清热、解毒以及发汗、利尿等作用，常用于治疗风湿痹痛、四肢拘急以及水肿等，周氏治疗风湿性心脏病擅用苍耳草。本案属疑难重症，病机复杂，临床表现较多，治疗亦较为棘手。周氏仔细分析，辨证求因，辨为肺心同病，肾虚气不归元，气阴两伤，痰饮瘀肺，在据证用药的基础上，参入苍耳草，既有特异性对病治疗作用，又可佐助主药针对咳嗽、咳嗽、面浮等兼症发挥作用，一药多用，配伍精当，故顽难之疾，终能收效较好。

七、周次清治疗风湿性心脏病案

导读：阴阳是相互依存、相互转化的，所以有补阳配阴、补阴配阳之治疗大法。本例患者属肾之阴阳两虚证，单纯温阳利水而不效，后改用阴阳双补之法治疗，取得了满意的疗效。

案体：李某，男，62岁。患者心悸、喘咳、水肿10年，加重半月，诊断为"风湿性心脏病"，应用镇静、强心、利尿等西药常规治疗不效。因心悸不宁，喘促，倦怠，畏寒肢冷，食欲不振，头晕恶心，口干腹胀不敢饮，大便不畅，小便少而色黄，舌质紫暗，苔白滑，脉细数无力，辨为肾阳虚水气凌心，用真武汤合五苓散、葶苈大枣泻肺汤加减治疗，服3剂无效。又考虑阳虚严重而前方合防己茯苓汤、参附汤，用3剂不见尿量减少而改为利水通阳，仍不效。据其唇青、舌紫、肝大癥积而方用化瘀行水的桃花化浊汤加减，服药2剂而无增减。最后用济生肾气丸，阴阳双补，药用：熟地18g，山药30，丹皮9g，泽泻15g，茯苓30g，山萸肉12g，牛膝12g，肉桂6g，炮附子9g，车前子（包）30g。取1剂，水煎取汁500ml，药后一夜尿量达2000ml，水肿明显减退，症状改善。继用6剂，水肿基本消除，再服 10～20 剂巩固疗效。

〔周次清，高洪春．中国百年百名中医临床家丛书·周次清．北京：中国中医药出版社，2004.〕

评析：《景岳全书·传忠录》中说："阴阳原同一气，火为水之主，水即火之源，水火泉不相离也。"石寿堂在《医源》中对阴阳的关系说得尤为明白，他说："阳不能自立，必得阴而后立，故阳以阴为基；阴不能自见，必得阳而后见，故阴以阳为统。"阴阳是相互依存、相互转化的，所以有补阳配阴、补阴配阳之治疗大法。水肿久治不愈，必伤及肾阴肾阳，若单纯温阳化水而不予补阴配阳，是难以治愈肾阴肾阳两虚之水肿的。本例患者西医诊断为风湿性心脏病，中医辨证本属肾之阴阳两虚证，故而单纯温阳利水、通阳利水治疗不效，后改用阴阳双补之法，用济生肾气丸加减治疗而获效。如若临证时重视阴阳之间的关系，详加辨证，仔细选法用药，则初治之失当自可避免，这也充分说明了全面掌握中医基本理论加以灵活运用的重要性。

八、方和谦治疗风湿性心脏病案

导读：风湿性心脏病伴心衰、房颤，以心悸气短为突出表现，中医辨证属于气阴两虚夹感外邪者，当以扶正祛邪为原则，采取培中升清、益气养阴之法治之，可取得较好的疗效。

案体：刘某，女，44 岁。患者患风湿性心脏病 20 余年，伴心衰、房颤，因感邪而心悸加重。诊时患者心悸气短，不能平卧，体虚羸弱，胸憋咳嗽，低热，便调，舌嫩红少津，苔腻，脉虚细缓不齐。证属气阴两虚夹感，方氏常言"实人病表发其汗，虚人病表建其中"该患者因虚夹感，仍拟培中升清、益气养阴法，以扶正祛邪。处方：党参 15g，西洋参 10g，麦冬 10g，五味子 5g，茯苓 10g，熟地 15g，大枣 4 枚，生黄芪

15g，炒山药 15g，陈皮 6g，炙甘草 10g，焦神曲 6g，荆芥 6g。
每日 1 剂，水煎服。加减服用 20 剂，邪祛正复，心悸诸症状
明显减轻。

〔崔筱莉．方和谦教授以培中升清法治疗疑难杂症举隅．
北京中医，1995，14（5）：3．〕

评析：心悸证的产生多由虚和饮所致。《圣济总录》中
说："虚劳惊悸者，心气不足，心下有停水也。"无论是血虚
气少，心神失养，还是饮停心下，水气凌心，均可致心悸怔忡
发生，虚证应"安养心神……当以扶元气为主"（《景岳全
书》），停饮应化饮祛邪。方氏认为培中升清可健脾胃，助运
化，能培补元气，使心气充则气血调和，能化湿祛饮，使阳气
足则饮消神宁。本例患者病属风湿性心脏病伴心衰、房颤，因
感邪而心悸加重，中医辨证属气阴两虚夹感，方氏以扶正祛邪
为原则，以培中升清、益气养阴法治之。方中党参、茯苓、山
药、炙甘草、大枣健脾培中；生黄芪益气升阳；西洋参、麦
冬、五味子、熟地育阴；荆芥升散可升举清气。诸药配合，使
心气充，心阴足，而心神安宁，诸症状得解。

九、朱良春治疗风湿性心脏病案

导读：风心痹痛之治疗，必须从心脉不通这一病理特点出
发，区别其阴阳之偏衰，病邪寒热之属性，养营通脉，本案病
属阴虚而风湿逗留，治以养营通脉，祛风和络，疗效满意。

案体：顾某，女，43 岁。患风心病已超三载，形体羸瘦，
面浮足肿，近来周身关节疼痛，低热缠绵，胸闷不适，心悸不
宁，口干口苦，舌质偏红，脉细微数。此乃心营素虚，脉涩不
利，风湿逗留，郁结作痛，治当养营通脉，祛风和络。处方：
生地 60g，忍冬藤 60g，虎杖 30g，桑枝 30g，薏苡仁 30g，桂
枝 5g，防风 5g，木防己 12g，知母 10g，甘草 6g。每日 1 剂，

水煎服。连进 5 剂，身痛稍缓，低热渐退，仍从原意进退，共服 20 余剂，身痛遂除，病情趋于稳定。

〔朱良春．风心病证治初探．湖南中医学院学报，1985，5（1）：18.〕

评析：风心病之痹痛，系风寒湿之邪深伏，导致痹闭，经脉不通，血行不畅之故，其身痛顽固缠绵。对于风心痹痛之治疗，必须从心脉不通这一病理特点出发，区别其阴阳之偏衰，病邪寒热之属性，养营通脉，方可奏效。凡阴虚而风湿逗留者，往往多见低热，关节屈伸不利，舌质偏红，脉细数等症状，可选用《金匮要略》之防己黄芪汤（防己、生地、桂枝、防风、甘草）为主方，其中生地宜重用至 60g，取其既可养血，又能除血痹，伍以防风，可除血中之风；桂枝、甘草以通心脉；防己舒筋化湿；并加用虎杖 30g，以化瘀宣痹，凉血解毒；余如豨莶草、晚蚕沙、广地龙、桑枝等均可随症加入。阳虚而风湿相搏者，常可见关节疼痛，肢末不温，舌质淡，脉浮虚而涩等症状，可选用黄芪桂枝五物汤加附子、仙灵脾、桃仁、红花、松节、桑寄生等治之。本例患者病属阴虚而风湿逗留，治以养营通脉，祛风和络，辨证准确，治法用药得当，药后疗效满意。

十、颜德馨治疗风湿性心脏病案

导读：风湿性心脏病合并上呼吸道感染、心功能不全，中医诊断为心水证（阳虚血瘀）者，其治疗当重视温阳与活血这两个环节，以温阳化瘀、平喘消肿之法治之，其疗效较好。

案体：患者，男，58 岁，2003 年 9 月 26 日初诊。患者患风湿性心脏病 20 余年，月前因发热而入院。经治疗发热渐退，但咳嗽频发，咳痰带红，心悸气促，动则尤甚，神倦乏力，胃纳不馨，下肢浮肿，关节酸胀，肢端厥冷而发绀，两颧色赤，唇紫，舌质暗红体胖，苔薄白，脉沉细而涩。西医诊断为风湿性心脏病合并上呼吸道感染、心功能不全，中医诊断为心水证（阳虚血瘀），治拟温阳化瘀，平喘消肿。处方：附子（先煎）9g，党参9g，泽泻9g，桂枝4.5g，白术9g，猪苓9g，茯苓9g，丹参15g，赤芍9g，牛膝9g，红花9g，降香2.4g，苏木9g，益母草30g。每日1剂，水煎服。服药7剂后，患者两颧红气见退，气促见平，下肢浮肿亦消其半，唯怔忡悸惕之象如故，查舌体胖，苔白，脉小数，此为阳虚血瘀，仍以温通为事。处方：黄芪15g，当归9g，防己9g，葶苈子（包）15g，川续断9g，杜仲9g，海风藤9g，海桐皮9g，虎杖15g，䗪虫4.5g，白芍9g，豨莶草15g，木瓜9g，麦冬9g。每日1剂，水煎服。上方出入治疗3个月，脉痹、骨痹俱呈苟安之局，心悸怔忡也未发生，但口唇色紫，脉涩之象如故。

〔颜德馨，邢斌．颜德馨从气血论治心水证的经验．中华中医药杂志，2008，23（3）：228.〕

评析：心为阳脏，主血与脉，主血谓全身血液依赖心气而流畅，主脉谓全身血脉依赖心气而充盈通利，故心血管病的发病和病机与气血关系至密。各种心血管病虽然表现众多不一，致病因素错综复杂，但在复杂的病变中大多涉及气血，为此颜氏提出"气血失衡是心血管病的基本病机"。本例患者西医诊断为风湿性心脏病合并上呼吸道感染、心功能不全，心功能不全属中医学"心水证"的范畴，为各种心血管病末期严重阶段，其气血失衡的特点是气血病变已由早中期的气滞血瘀、痰瘀交阻、气虚血瘀演变为阳虚血瘀阶段，因此在用药上必须重视温阳与活血这两个环节。温阳每佐益气，阳气衰竭为心水证的根本病机，故必须用大辛大热的附子温补阳气。附子既行气分，又入血分，既能温阳，又可通阳，虽辛烈有毒，但配以生地甘润制其峻，或佐以甘草制其毒，用于心水证多可奏效。颜氏认为胸中乃阳气游行之所，而气虚乃阳衰之渐，附子温阳有余，但补气不足，为此临床或配以黄芪以益气升阳、利水消肿，或辅以人参、苍术、白术大补元气，健脾和中，则可取事半功倍之效。利水必须活血，心水证的水肿多呈气阳衰弱、水瘀互阻状态，其病机既为阳气虚弱不能化水所为，也是血不利则为水所致，病机复杂，虚实错综，故治疗用药除温阳利水外，必参以活血化瘀法。临床常用当归芍药散、桂枝茯苓丸等治疗，并重投琥珀、泽兰、益母草、苏木等活血利水之品，则可收相得益彰之功。本例患者病属风湿性心脏病合并上呼吸道感染、心功能不全，中医诊断为心水证（阳虚血瘀），治拟温阳化瘀，平喘消肿，方药对证，并注意随症加减变通，坚持治疗，取得了较好的疗效。

十一、路志正治疗风湿性心脏病案

导读：风湿性心脏病并发重度难治性心力衰竭，病情危重，肾阳虚衰，寒水射肺，从肺肾入手，标本兼顾，方用真武汤合葶苈大枣泻肺汤加减，温阳利水、泻肺平喘，收效良好。

案体：黄某，女，51 岁，以肢体水肿 15 年，喘咳 5 年，加重 1 个月为主诉，于 2003 年 12 月 6 日初诊。患者 15 年前因双下肢轻度水肿、乏力，在某医院确诊为风湿性心脏病、二尖瓣狭窄并关闭不全、Ⅱ度心衰，给予地高辛、双氢克尿噻等药治疗，病情好转。近 5 年来病情日渐加重，每遇冬季寒冷天气发病，渐至全身水肿，咳喘气促，不能平卧，动则喘甚，每年需住院治疗以缓解病情。1 月前因受寒病情再次加重，肢体重度水肿，严重呼吸困难，咳吐大量泡沫稀痰，不能平卧，再次住院，西医诊断为风湿性心脏病，二尖瓣病变，重度难治性心力衰竭，心房纤颤，瘀血性肝硬化，肾功能不全，经治 1 个月，病情未能控制，并下病危通知，急邀路氏会诊。诊时症见全身重度水肿，大腿及以下俱肿，腹大如鼓，两颧暗红晦滞（二尖瓣面容），唇甲紫绀，极度呼吸困难，张口抬肩，不能平卧，咳吐大量泡沫样清稀痰，语声低微、断续，畏寒肢冷，额上豆大汗出，手足冰冷至肘膝，大便3日未行，舌淡紫，苔白滑，脉沉细欲绝、至数难明。路氏说"此乃肾阳虚衰，寒水射肺之征，恐有阴阳离绝之兆，急宜温肾利水，泻肺平喘，以求挽救于万一"。即以真武汤合葶苈大枣泻肺汤加减。处方：制附子（先煎）10g，茯苓20g，生白术15g，白芍12g，干姜10g，炒葶苈子（包）15g，杏仁10g，人参15g，桂枝10g，五味子3g，炙甘草10g，大枣5枚。取3剂，每日1剂，水煎取汁，分2次温服。药后小便量渐增，水肿稍减，手足较前温暖，额上汗出即止，既见效机，仍宗上法，原方去干姜，加麦冬10g，益母草20g，生姜10g，继续服用。再进5剂，药后诸症悉减，休息时咳喘基本消失，仍动则喘甚，小便量多，大便日1行。宗上方略有变化，共服中药30余剂，水肿大减，仅下肢微肿，而腹水尽消，已能平卧，带上方药，出院回家调养。1年后其丈夫告知，回家后遵医嘱继续服用上方中药，病情稳定，已能做轻微家务。

〔魏华，路洁，王秋风．路志正教授运用脏腑相关理念救治心脑血管病经验举要．中国中医急症，2006，15（12）：1369．〕

评析：本例患者因感受寒邪而发病，日积月累，久病及肾，肾主水液，肾阳衰微，不能蒸腾气化，以致水液泛滥而为水肿；寒水射肺则为咳喘；阳虚阴盛，肢体失于温煦，故手足冰冷至肘膝；寒水阻滞，气血不运，故颜面唇甲紫绀；肾阳衰微，将成阴阳离决、虚脱之势，故额上冷汗如豆。路氏独具匠心，从肺肾入手，标本兼顾，方用真武汤合葶苈大枣泻肺汤，温阳利水、泻肺平喘，加干姜、桂枝、人参以回阳固脱。由于治法用药切中病机，病情虽较危重，但收效良好。

十二、郭子光治疗风湿性心脏病案

导读：风心病主动脉瓣关闭不全、左心衰，中医辨证属气阴两虚，余热未尽，痰瘀阻络者，其治疗以清热除湿，化痰通络，调养气阴为法，方拟生脉散合陷胸汤加味，疗效较好。

案体：杜某，男，57 岁，2005 年 10 月 24 日就诊。患者 1 月前突发心累、胸闷，进行性加重，住院检查诊断为"风心病，主动脉瓣关闭不全，左心衰"，经治疗后稍缓。现患者精神萎靡，双颧发红，语言低弱，心累殊甚，腹胀，常伴心前区刺痛，口干口苦，夜间汗多，微咳痰少，小便尚可，询问患者不知既往有"风心病"史，测心率 90 次/分，血压 110/50mmHg，查其双足未肿，腹软略大，无移动性浊音，舌质淡，苔黄干厚，脉细滑数，寸脉尤甚。临床诊断为气阴两虚，余热未尽，痰瘀阻络之心衰（风心病瓣膜损害、左心衰），治以清热除湿，化痰通络，调养气阴，方拟生脉散合陷胸汤加味。处方：北黄芪 40g，红参 15g，麦冬 30g，五味子 10g，生地 15g，丹参 15g，藿香 15g，黄连 10g，法半夏 15g，瓜蒌 15g，茯苓 20g，茵陈 20g，谷芽 30g。取 3 剂，日 1 剂，水煎服，并嘱患者适寒温，防感冒，注意休息。二诊时患者自述上药服后心累大减，汗出亦明显减少，所以自己又以原方继服 4 剂，现精神明显好转，胸闷轻微，尚有心前区的轻微刺痛感，微咳痰少，略有怕冷，睡眠稍差，颧红，伴有左肩部酸痛，仍为气阴两虚，余热未尽，痰瘀阻络，治以益气养阴，化瘀通络，兼祛风除湿、清热宣痹，方以生脉散合二妙散加味。处方：北黄芪 40g，红参 15g，麦冬 30g，五味子 12g，黄精 15g，丹参 15g，茯苓 20g，黄柏 15g，苍术 15g，薏苡仁 30g，海桐皮 20g，白蔻仁 10g，酸枣仁 25g，生地 15g，谷芽 30g，瓜蒌 15g。取 5

剂，日1剂，水煎服。三诊时患者更觉舒适，胸闷心累心痛基本消失，又以原方继服数剂，自述仅上楼时尚有一些心累感，咳嗽亦平，足胫略冷，睡眠改善，有轻微的夜热之感，此乃气阴两虚、痰瘀阻络之病机未尽，继用生脉散合瓜蒌薤白半夏汤加味以益气养阴，消痰化瘀通络。处方：北黄芪50g，红参15g，麦冬30g，五味子12g，玉竹15g，黄精15g，丹参20g，薤白20g，法半夏10g，瓜蒌15g，浮小麦40g，生地15g，酸枣仁25g，茯苓20g，谷芽30g。取6剂，日1剂，水煎服，同时辅以心宝2瓶，每次60mg，每日3次口服。2月后随访，病情一直稳定。

〔贺兴东，翁维良，姚乃礼. 当代名老中医典型医案集·内科分册. 北京：人民卫生出版社，2009.〕

评析：本例患者西医诊断为风心病主动脉瓣关闭不全、左心衰，其中医病机总属心脾肾虚损，气化无力，气机阻滞，则瘀血、痰浊、水饮内生，病久则郁滞化热，阴亦不足，本虚标实突出。考虑其病机当以少阴心肾为中心，因而治疗中始终以振奋少阴之气阳为本。治疗之初宜清热除湿，化痰通络，调养气阴，标本同治，待治疗收效后，以益气养阴并合用中成药"心宝"温补心肾以偏重治本。方中用黄芪、红参、麦冬、五味子、玉竹、黄精等大力益气养阴；黄连、瓜蒌、法半夏、薤白等清热涤痰；丹参活血化瘀；生地、酸枣仁、浮小麦养心安神敛汗；藿香、白蔻仁、茵陈、谷芽等化湿利尿醒脾而保胃气。诸药随证之标本缓急而用，收效显著。

第五章　慢性肺源性心脏病

慢性肺源性心脏病简称慢性肺心病、肺心病，是由于肺组织、肺血管或胸廓的慢性病变所引起肺组织结构和（或）功能异常，产生肺血管阻力增加，肺动脉压力增高，使右心室扩张或（和）肥厚，伴或不伴右心功能衰竭的心脏病，并排除先天性心脏病和左心病变引起者。慢性肺源性心脏病是我国呼吸系统的一种常见病，根据国内近年的统计，其平均患病率为0.48%，由于地区、气候、生活条件、年龄等的不同，其患病率有很大差别，一般寒冷地区较温暖地区患病率高，农村高于城市，吸烟者高于不吸烟者，40岁以上者患病率高于40岁以下者。患慢性肺源性心脏病后，轻度体力活动即出现气短、心慌，不能坚持工作，若并发呼吸道感染，常导致呼吸衰竭和心力衰竭而危及生命。慢性肺源性心脏病住院患者的死亡率过去高达40%以上，随着医学技术的发展和治疗方法的改进，虽然死亡率明显下降，但仍在20%左右，因此，必须提高对慢性肺源性心脏病的认识，积极加强防治。

慢性肺源性心脏病以反复咳喘、咳痰、水肿、紫绀等为临床特征，属中医学"咳喘"、"肺胀"、"痰饮"、"水肿"、"心悸"等病的范畴。中医认为慢性肺源性心脏病多因慢性咳喘反复发作，迁延不愈，逐渐发展而形成，其形成首先起源于肺，进而累及心、肾、脾，逐渐引起心肺脾肾虚损，肺脾肾的功能失常，导致肺无通降之力，脾无输转之权，肾失蒸化之职，从而出现水液内停，为痰为饮，逆于肺则咳喘，外溢于肌

149

肤则水肿，水气凌心则心悸气短。慢性肺源性心脏病以本虚标实之证为多见，同时在整个发病过程中血瘀证都普遍存在。慢性肺源性心脏病的辨证应首先区分急性发作期与缓解期，其次要辨病位、辨虚实。早期病位在肺，涉及心脾肾，随着病程的发展，由肺及脾至肾逐渐加重，最后必累及心。在病理上表现为虚实夹杂，但临床上应分清虚实的主次，正虚为主多为慢性肺源性心脏病的稳定缓解期，表现为肺、脾、肾、心的亏虚，邪实为主多为在稳定期的基础上复感外邪病情急性发作，表现为痰热、水饮、气滞、血瘀等证。

中医治疗慢性肺源性心脏病，应根据感邪时偏于邪实、缓解期偏于正虚的不同，有侧重地分别选用扶正与祛邪的不同治疗原则，以平补肺脾肾、活血化瘀、宁心平喘为基本治则，在此基础上依辨证结果之不同选用与之相适应的治疗方法。

第一节　中医名家辨治经验

一、周仲瑛辨治慢性肺源性心脏病经验

周仲瑛根据肺心病的临床表现，认为其与中医学的"肺胀"类似，为多种慢性肺系病证，如久咳、哮、喘等反复迁延而成。病理基础为久病肺虚，痰浊潴留，导致肺气胀满不能敛降，进而累及心、脾、肾诸脏；病理因素主要为痰浊、水饮、瘀血互为影响，兼见同病；病理性质多属标实本虚，外邪痰瘀阻肺，气阴耗伤；辨证应区别虚实的主次，偏实者辨其病邪及病理因素，偏虚者辨其病理性质与脏腑部位；治疗上提出了辨治六要，强调以发作期治标，缓解期治本为原则，同时认为其病机每多演变、转化，临证当联系互参，权衡主次，谨慎辨证，恰当选方用药。

第五章　慢性肺源性心脏病

（一）肺病及心，痰瘀阻碍肺气

病由痰浊潴留，肺失治节，心血营运不畅，而致肺病及心，痰瘀阻碍肺气，瘀滞心脉。临床既见喘咳短气，痰多色白，舌苔浊腻，脉小滑数等痰浊壅肺证，又见心慌不宁，胸闷，颈脉动甚，面唇、爪甲、舌质暗紫、脉来三五不调等心脉瘀阻之候，或血瘀水停而身肿，或血瘀络损而咯血。治当化痰行瘀，降气平喘，可给予杏苏二陈汤合桃红四物汤加减。药如法半夏10g，杏仁10g，陈皮6g，炙甘草3g，炒苏子10g，葶苈子10g，旋覆花（包煎）5g，降香3g，当归10g，丹参10g，桃仁10g，红花6g。肺痹失降，心脉不利，而致肝气不疏，肝血瘀阻，右胁肋痛者，加虎杖15g，平地木15g，莪术10g；气虚血瘀者，加黄芪15g，党参（或人参）12g；出血者去桃仁、红花，加仙鹤草10g，茜草根10g，煅花蕊石10g，三七粉（分吞）3g；如属瘀热伤络者，可配水牛角片10g，赤芍10g，丹皮10g，紫珠草15g。

（二）虚体受感，邪实正虚错杂

肺胀病久，卫外不固则邪易乘袭，邪犯于肺则肺气更伤，促使病情恶化。虽然说发时标实为主，缓解期本虚为主，但从病机演变总的趋势衡量，愈发必致正气愈虚。《诸病源候论·咳逆短气候》明确指出肺胀"为肺本虚，气为不足，复为邪所乘，壅塞不能宣畅，故咳逆短气乏力也"。并有"肺虚为微寒所伤"，"肺虚为微热所客"等不同，提示外邪应辨其寒热属性。同时外感势必触动内伏之痰浊，而致内外合邪，同气相召，互为关联影响，如寒痰（饮）蕴肺者易为风寒所乘，痰热郁肺者易为风热所伤，或见外寒内热、寒痰化热等错杂演变情况。从邪正的关系而言，寒痰（饮）易伤阳气，痰热易伤阴津，而阳气虚者外邪易从寒化，阴虚者外邪易于化热。

治疗上既要遵守发时治标的原则，采用祛邪宣肺法，又不能忽视扶正祛邪的要求，具体处理当辨其病性的寒热施治。外寒内饮证，症见喘咳胸闷，痰多粘白有泡沫，恶寒，发热，无汗，舌苔白滑或白腻，脉浮紧，可取小青龙汤解表散寒、温肺化饮，复合苏子降气汤温肺化痰、降气平喘。药用炙麻黄6g，桂枝6g，法半夏10g，细辛3g，苏子10g，厚朴5g，杏仁10g，橘皮5g，白前10g，生姜3片，酌配太子参10g、炒白术10g、炙甘草3g、五味子3g、当归10g、炒白芍10g等补敛肺气。痰热壅肺者，症见喘急胸满气粗，痰质黏稠，色黄或白，心烦口渴，身热微寒，有汗不多，舌质红苔黄，脉滑数，可取越婢加半夏汤、桑白皮汤清热化痰、降逆平喘，复合沙参麦冬汤补益肺阴。药用炙麻黄5g，生石膏30g，炒黄芩10g，桑白皮10g，鱼腥草15g，葶苈子10g，竹沥半夏10g，知母10g，酌配南沙参10g、北沙参10g、麦冬10g、炒玉竹10g、天花粉10g等清养之品。

（三）上盛下虚，肺肾出纳失常

多因正虚感邪，诱致急性发作，促使病情加重，肺虚气不化津为痰，痰浊上逆壅肺，肾虚不能助肺纳气，甚则上下寒热错杂。症见咳逆痰多，喉中痰涌有声，胸闷如塞，不能平卧，气短息促，吸气不利，动则喘甚，舌质淡或红，苔腻，脉细滑数。治当化痰降逆，宣泄其上，补肾纳气，培益其下，区别上盛与下虚的主次，针对具体病理表现施治。上盛，因痰气壅结者，降气化痰宣肺；因寒饮伏肺者，温肺化饮；因痰热郁肺者，清肺化痰。下虚，因肾阳虚者，温养下元；因肾阴虚者，滋填阴精。方选周氏自制平喘固本汤（党参、冬虫夏草、五味子、核桃仁、沉香、磁石、苏子、款冬花、半夏、橘红）、苏子降气汤、金匮肾气丸加减。祛痰利气类药，可用苏子10g，款冬花10g，紫菀10g，白前10g，法半夏10g，白芥子5g，厚朴5g，寒痰配肉桂3g、干姜3g、细辛3g，热痰配知母

10g、海浮石 10g、鱼腥草 15g，另用雪羹汤代水煎药。补肾纳气类药，可用山茱萸 10g，熟地 10g，核桃仁 10g，五味子 3g，冬虫夏草 5g，肺肾气虚配党参 10～15g、黄芪 15g，肾阳虚配制附子 5g、鹿角片（胶）10g、补骨脂 10g、钟乳石 10g，肺肾阴虚配沙参 10g、麦冬 10g、玉竹 10g、生地 10g、当归 10g，气逆于上酌加紫石英 15g、玄精石 10g、磁石 25g 以镇纳之。若上盛之势缓解，而肺肾两虚，不能主气纳气，喘息气短难续者，当补肺纳肾，降气平喘，用补肺汤、金匮肾气丸辨其阴阳化裁，参照下虚证用药组方。

（四）浊邪害清，痰瘀蒙蔽神机

由于痰浊壅塞气道，或肺虚吸清呼浊功能减弱，心脉营运不畅，瘀滞窍络，而致痰瘀阻遏清阳，蒙蔽心脑神机。症见神志恍惚，烦躁，撮空理线，表情由淡漠渐至嗜睡、昏迷，喘促短气，咳痰不爽，舌质暗红或淡紫，苔白腻或淡黄腻，脉细滑数。治当涤痰泄浊，化瘀开窍，可取涤痰汤合加味旋覆花汤加减。药用竹沥半夏 10g，陈胆星 6g，天竺黄 10g，炙远志 5g，茯苓 10g，橘皮 6g，石菖蒲 10g，炙甘草 3g，旋覆花（包）5g，郁金 10g，丹参 10g，桃仁 10g，泽兰 10g。气阴耗伤者加太子参 10g，麦冬 10g；肝风内动加炙僵蚕 10g，地龙 10g，炙全蝎 3g，石决明 30g，另服羚羊角粉 0.3～0.6g，每日 2 次；痰热蕴肺者另予竹沥水 20～30 毫升，每日 2～3 次；喉中痰涎壅盛者加猴枣散 0.6g，每日 2～3 次；窍闭神昏，属痰热内闭者可予至宝丹或安宫牛黄丸（或用醒脑静注射液）凉开，每次服 1 粒，每日 1～2 次，属痰浊内闭者用苏合香丸温开，每次服 1 粒，每日 1～2 次。

（五）三阴交病，水饮泛溢肌表

久病喘咳，肺、脾、肾三脏交病，阳气虚衰，通调、转输、蒸化失职，水饮内生；或因瘀阻血脉，"血不利则为水"，水饮泛溢肌肤，而致面浮，肢体浮肿，脘痞腹满，尿少，甚则饮停胸胁，上迫肺气而喘急咳逆；水饮凌心而心慌心悸，面唇青紫，舌质暗体胖，苔白滑，脉沉细。治当健脾温肾，化饮利水，方选附子理中汤、新订己椒苈黄汤（黄芪代大黄，易泻为补）。药用制附子 5～10g，炙桂枝 5～10g，白术 10g，黄芪 15g，猪苓 15g，茯苓 15g，木防己 10g，车前子 10g，椒目 3g，万年青根 10g，炙蟾皮 3～5g，北五加皮 10g。水在胸胁加白芥子 6g，葶苈子 10g，苏子 10g；水停于腹另予黑丑粉 1g，沉香粉 0.5g，吞服，每日 2 次；瘀阻水停身肿者加苏木 10g，泽兰 10g，路路通 10g，天仙藤 10g，同时并服济生肾气丸 10g，每日 2 次，助阳化气行水。

（六）肺气耗散，心肾衰竭致脱

肺心病后期，因肺气虚耗，气阴交亏，累及于肾，而致肺不主气，肾不纳气，命门火衰，君火不用，心肾阳气垂绝，由喘致脱。症见气短息促，呼吸微弱，时停时续，喉中痰声如鼾，心慌动悸，汗出肢凉，四肢厥冷，神志由烦躁不安转为淡漠，甚至昏昧不清，面色晦暗，唇甲青紫，舌质淡紫或舌红少津，脉微细欲绝，或微弱细数、三五不调。治当补肺纳肾，益气救阴，回阳固脱，用参附龙牡汤合生脉散。药用人参 15g，黄芪 20g，制附子 10g，山茱萸 10～15g，五味子 5g，龙骨 30g，牡蛎 30g，炙甘草 3g，玉竹 10g。烦热，汗出粘手，口苦，舌质红者，人参改西洋参，加麦冬 10g，北沙参 10g，去附子或减其用量；神昧不清者，加丹参 10g，炙远志 5g，石菖蒲 10g；呼吸短气乏力者，另服蛤蚧粉 2～3g，每日 2～3 次；喘急面青，烦躁，足冷，阴火冲逆，真阳暴脱者，另服黑锡丹 3～4.5g，每日 2 次。

〔周仲瑛．慢性肺源性心脏病辨治要点．中医杂志，1990，31（1）：23.〕

二、杨百茀辨治慢性肺源性心脏病经验

杨百茀认为肺胀病是因内伏痰饮，感寒而发，以咳嗽、喘息、咳痰为主症，或见发热恶寒，甚则身肿、心悸，周身振颤不能自主，面色黧黑。此痰饮内闭，肺气胀满之证，与现代医学之肺气肿、肺心病等相似，临床多为本虚标实。杨氏强调临证时应详辨急性发作期、慢性迁延期与缓解康复期的特点，分别给予不同的治疗方法。

（一）急性发作期

急性发作期病情较重，病势迅急，若不及时治疗，易酿成厥脱危证。症见咳喘加重，恶风畏寒，背部寒冷，咳痰清稀，胸闷气促，甚则不能平卧，或见少尿，身肿，舌质紫暗，苔白滑，脉浮紧或弦滑。此期多发于春季或天气骤变时，因宿有痰饮，易感寒而发，治当以散邪、温肺、化痰为主。杨氏常用宣散表邪、温肺化痰法，方用自拟经验方温肺蠲饮汤治之。药用麻黄、法半夏、杏仁、苏子、厚朴、枳壳、细辛、五味子、干姜、茯苓、甘草等。若属痰热咳喘者则不可妄投。

（二）慢性迁延期

慢性迁延期病情较轻，但往往缠绵难愈，常因起居不慎而时有加重，或导致急性发作。症见咳喘时发时好，痰少色白，或晨起痰多，胸闷不舒，劳则汗出，怕风恶寒，倦怠乏力，脘痞纳少，大便稀溏或秘结，舌质暗淡，苔白，脉偏弦或沉滑。此时虽多见虚证，但不可一味进补，痰饮不去则病无宁日，故祛痰化饮为当务之急。杨氏常用温脾益气、化痰祛饮法，药用桂枝、茯苓、党参、当归、白术、陈皮、法半夏、苏子、杏仁、甘草等。

（三）缓解康复期

缓解康复期主要表现为虚证，久咳肺胀已形成肺、脾、肾

三脏虚损，甚则脾肾阳虚。症见咳嗽痰少，劳作甚则气短，偶感心慌喘气，口渴不喜热饮，恶寒喜暖，极易汗出外感，舌质淡苔白，脉细或弦滑。治宜扶正为主，方用益肾固本、阴阳双调法的固本平喘汤。药用西洋参、桂枝、茯苓、白术、橘红、炙枇杷叶、枣皮、当归、阿胶、山药、桔梗、甘草等。根据"冬病夏治"的观点，对本病在夏季未发时服用固本平喘汤以扶正培本，尤为适宜。

〔郑晓瑛．杨百茀论治肺胀撷要．湖北中医杂志，1994，16（2）：2.〕

三、汪履秋辨治慢性肺源性心脏病经验

汪履秋根据慢性肺源性心脏病发病机制和临床表现的不同，将其归纳为五大症状，分为五个证型和四大危象，并制定相应的治法、方药，进行辨证治疗，其疗效较好。

（一）五大症状

汪氏认为闷、咳、喘、痰、悸乃肺心病常见的五大症状，据此可了解患者病情轻重，辨别虚实寒热。闷越重，表明病人肺功能越差，预后欠佳；咳嗽剧烈常可能是患者正气尚旺，病情较轻，能通过气逆作咳而逐邪外达；喘当辨虚实，实喘乃痰气郁结所致，虚喘又分肺肾，肺虚者为操劳后少气不足以息，肾虚者为静息时也有气短，活动后更甚；痰分寒热，白痰多为寒，黄痰多为热，但痰白质粘则是热象，黄痰质稀亦可见寒象；悸是肺病及心，心气、心阳虚弱，常为病情危重的表现。

（二）五个证型

五个证型是指痰浊阻肺证、痰热蕴结证、肺肾两虚证、脾肾两虚证以及心阳亏虚证。

1. 痰浊阻肺证　症见咳嗽气喘，胸满闷胀，痰多粘腻，舌苔白腻，脉滑。治拟化痰降气，方选苏子降气汤、三子养亲

汤加减。药用法半夏、陈皮、茯苓、苏子、白芥子、莱菔子、苍术、厚朴等。若痰从寒化为饮，又外感风寒诱发，喘咳痰多，色白而有泡沫者，为表寒里饮，可用小青龙汤加减以散寒化饮。

2. 痰热蕴结证　症见咳嗽气粗，胸膈烦闷不安，痰黄或白，痰粘难咯，舌质红，苔黄腻，脉滑数。治拟清肺化痰，降逆止喘，方选泻白散或三子养亲汤加金荞麦、鱼腥草等清热之品。药用桑白皮、黄芩、贝母、竹沥半夏、莱菔子、白芥子、苏子、金荞麦、鱼腥草、一枝黄花、平地木等。

3. 肺肾两虚证　症见呼吸浅短，声低气怯，咳嗽痰白如沫，咯吐不利，舌质淡或红，脉沉细或有结代。治拟养肺阴，益肾气，方选生脉散合人参胡桃饮加减。药用太子参（或党参、人参）、麦冬、五味子、沉香、熟地、钟乳石、紫石英、蛤蚧等。

4. 脾肾两虚证　症见食少痰多，短气息促，纳后脘痞，腰酸腿软，舌质淡，苔薄，脉沉细。治拟健脾补肾，方选桂苓理中汤、金匮肾气丸加减。药用桂枝、茯苓、白术、附子、党参、熟地、山萸肉等。

5. 心阳亏虚证　症见咳喘心悸，咯痰清稀，面浮肢肿，小便量多，舌质淡体胖，苔白滑，脉沉细。治拟通阳化气，方选真武汤加减。药用附子、桂枝、白术、猪苓、茯苓、赤芍、生姜等。

（三）四大危象

汪氏认为喘脱、出血、痰厥、昏迷为肺心病的四大危象。

喘脱者症见咳喘甚剧，鼻煽气促，心慌动悸，面青唇紫，汗出肢冷，脉浮大无根或歇止或模糊不清。治拟扶正固脱，方选参附龙牡汤送服蛤蚧粉或黑锡丹。药用人参、附子、生龙骨、生牡蛎、干姜等。

出血者症见皮肤、黏膜出血，咯血，便血等，多为气不摄血、热盛动血。治拟益气摄血、凉血止血，方选归脾汤加地榆、槐花、丹皮、水牛角等。

痰厥者症见面色青紫，胸闷如室，喉有痰声，不能咯出，舌苔腻，脉沉滑。治拟开胸结，化痰浊，方选香附旋覆花汤、半夏厚朴汤加减。药用香附、旋覆花、苏子、杏仁、法半夏、厚朴、橘皮、瓜蒌等。

昏迷者症见神志恍惚，撮空理线，表情淡漠，嗜睡，昏迷，或肢体颤动、抽搐，咳逆喘促，咯痰不爽。治拟平肝化痰，息风开窍，方选天麻钩藤饮加减，另服至宝丹或紫雪丹。药用天麻、钩藤、半夏、黄芩、茯苓、石菖蒲、郁金、胆南星等。

〔奚肇庆，程永红．汪履秋老中医治疗肺心病病经验．新中医，1996，28（5）：2．〕

四、曾庆骅辨治慢性肺源性心脏病经验

曾庆骅对肺心病的发病机制和治疗有独到认识，他采用中西医结合诊断分型法防治肺心病，将肺心病分为临床缓解期和急性发作期，认为临床缓解期的主要矛盾为肺肾气虚，本虚邪微或邪去正衰（以肺功能不全为主），急性发作期表现为本虚标实，病症多变，而气虚血瘀证可贯穿于两期之始终（以合并感染、心功能不全为主）。治疗上强调辨证施治，注意根据病情的变化灵活变通，对于需要配合西药治疗者，应合理选用西药，以期取长补短，提高疗效。

（一）病机见解

肺心病是慢性支气管炎及许多肺系疾病的结局，症状表现属于中医学的"咳喘"、"痰饮"和"水气"等病范畴。肺、心、脾、肾四脏的虚损是此病之本，外邪侵袭则形成本虚标实

的证候。本病既往均有长期慢性咳喘过程，大多有受凉则发、形寒怕冷、咳嗽痰多等特点。本病之始，起于肺脏，然后累及他脏，形成肺心病。

首先，肺脏自病。肺主气，司呼吸，开窍于鼻，通于外气，又主皮毛，司汗孔，宣行卫阳之气。外邪入侵，多首先犯肺，故肺有"娇脏"之称。肺气以清肃下降为顺，以壅塞为逆，只受纳清气（清新的空气与水谷之精气），受不得浊气（风、寒、燥、热、烟尘与痰饮等），浊气上干之，则生呛咳。若浊气干之日久，则久咳伤肺。咳伤肺气，则卫阳虚而生外寒，故见形寒背冷，呼吸短气；久咳伤津，则见口干咽燥，痰少难出，甚或潮热消瘦。咳伤肺络，则血络瘀阻，呼吸不畅，肺气壅塞，成为"肺气肿"。

其次，影响他脏。《内经·咳论》云："五脏六腑皆令人咳，非独肺也。"是说他脏疾病能影响肺脏，反之肺脏之病，也可累及他脏，如肺病及心、肺病及脾、肺病及肾等。肺病及心者，因肺朝百脉，心主血脉，汇合于肺，而肺主气，气行则血行，气滞则血瘀，若肺气壅塞日久，必然导致心血瘀滞而症见口唇、爪甲、舌青紫，面暗无华，颈腹青筋暴露（静脉曲张）等。肺病及脾者，主要见脾失健运。《内经》云："饮入于胃，游溢精气，上输于脾，脾气散精，上归于肺，通调水道，下输膀胱……。"今肺气壅塞，不能受纳脾所运输的水谷精气，从而导致脾失健运，或运化水谷不利而见食欲不振，或运化水湿不利而聚湿生痰（饮），故有"脾为生痰之源，肺为贮痰之器"之说。脾虚不运者，也可聚水而肿，出现腹水或双下肢水肿。肺病及肾者，乃肺为气之主，肾为气之根，肺主出气，肾主纳气，若肺气不降，则肾气无以受纳，而出现呼吸短促，动则气喘等症状。肺为水之上源，主通调水道，下输膀胱，肾主水液，司二便，二脏失职，可导致水肿。

总之，肺心病的形成是"外有非时之感，内有壅塞之气，膈有胶固之痰"，气滞血瘀，痰瘀互结，以肺为主，累及多脏。其病理产物不外乎痰饮、瘀血与水气。其病症以咳嗽、气喘、心慌心悸、水肿为主。若水饮凌心可见咳喘倚息不能平卧，心悸水肿加重，而形成肺心病心衰重症；少数病例还可痰浊阻肺，一时气机痞塞，逆传心包，痰迷心窍，而形成神志不清的肺性脑病之危候。

（二）辨证论治

曾氏将肺心病分为临床缓解期和急性发作期，认为临床缓解期的主要矛盾为肺肾气虚，本虚邪微或邪去正衰，急性发作期表现为本虚标实，病症多变，而气虚血瘀证可贯穿于两期之始终。治疗上强调辨证施治，注意根据病情的变化灵活变通。

1. 临床缓解期　多见于肺肾气虚型，症见咳嗽，气短，动则益甚，或有少量泡沫痰，腰酸腿软，或畏寒肢冷，舌质淡，边有齿印，苔薄白，脉沉细；或邪去正衰，动则气喘，咳痰不畅，口唇发绀，纳差，肢肿，舌红绛无苔，脉细滑。治宜益肺补肾，佐以活血化瘀。药用党参、百合、沙参、麦冬、补骨脂、丹参、泽兰。兼脾虚痰湿证（痰稀白，量多，少食，乏力，舌苔白腻，脉滑或细无力），佐以健脾化痰，加茯苓、白术、法半夏、陈皮、甘草；偏阴虚证（口干，心烦，手足心热，痰少，舌质红，脉细数），佐以养阴清热或养阴润肺，用百合固金汤加减或麦味地黄汤加减；兼心气虚证（除有肺肾气虚证外，心悸明显，脉沉细或有结代），佐以益气养心，以补肺汤（参、芪、地、菀、桑）合生脉散加减。

2. 急性发作期　急性发作期有肺肾气虚外感型、脾肾阳虚水气凌心型、痰浊蔽窍型、元阳欲绝型以及热瘀伤络型等多种证型存在。肺肾气虚外感型（肺功能不全并呼吸道感染）包括肺寒型和痰热型，肺寒型表现为喘咳气短，咳白痰，或恶寒发热，寒多热少，鼻塞流涕，头身痛或周身不适，舌苔白，脉浮紧，治宜宣肺散寒，祛痰平喘，方用杏苏散合止嗽散加减，药用苏叶、杏仁、荆芥、前胡、陈皮、法半夏、桔梗、枳壳，喘重痰多者加苏子、莱菔子、葶苈子或用小青龙汤加减；痰热型表现为咳嗽，喘促，或不能平卧，痰黄黏稠，发热，舌质红，苔黄腻，脉滑数，治宜清热化痰，佐以平喘，方用麻杏石甘汤合泻白散、千金苇茎汤加减，药用炙麻黄、杏仁、生石膏、甘草、鱼腥草、金银花、黄芩、瓜蒌、冬瓜仁、桑白皮、芦根等。

脾肾阳虚水气凌心型（心功能不全）表现为浮肿，心悸，气短，不能平卧，尿少，口唇发绀，舌质紫暗，舌苔白或白腻，脉沉虚滑数，治宜温肾健脾，利水宁心，或益气温阳，健脾利水，佐以活血化瘀，方用真武汤合五苓散、生脉散加减，药用附子、白术、茯苓、猪苓、泽泻、车前子、党参、麦冬、五味子、赤芍、丹参、川芎。痰浊蔽窍型（肺性脑病）表现为意识蒙眬，神昏谵语，甚至昏迷，呼吸急促或伴有痰鸣，舌紫，苔腻，脉滑数，治宜除痰开窍，方用局方至宝丹或涤痰汤加减，药用菖蒲、远志、茯苓、白矾、天竺黄、陈皮、法半夏、制南星、竹沥水等，可加刺人中穴。兼肝风内动证除上述症状外，兼有烦躁不安、抽搐，治疗佐以平肝息风，以羚角钩藤汤加减，药用黄芩、黄连、栀子、玄参、菖蒲、茯苓、钩藤、麦冬、全蝎、赤芍、龙骨、牡蛎等。

元阳欲绝型（休克）表现为面色晦暗或苍白，呼吸微弱，汗出肢冷，或烦躁不安，卧床不语，舌质紫暗，脉细数，或脉微欲绝，治宜回阳救逆，益气复脉，方用生脉散合参附汤加减，药用人参、附子、麦冬、五味子等。热瘀伤络型（伴有出血倾向）表现为皮肤瘀斑，或有咯血、衄血，舌质紫暗，脉细数或滑数，治宜清热凉血，活血止血，方用犀角地黄汤加减，药用水牛角（现用水牛角代替犀角）、生地、丹皮、丹参、茜草等，如有气不摄血之吐血、便血者，可加黄芪、党参等。

曾氏强调，对上述肺心病分其辨证施治，在临床实践中其病情往往错综复杂，寒热虚寒互见，或多证型相兼，故临证时务必灵活掌握，方能切合临床实际。另外，在治疗上某些病例需要配合西药治疗者，则应合理选用西药，以其取长补短，提高疗效。

〔宾学森，杨香生．曾庆骅治疗肺心病经验．江西中医药，1992，23（2）：12.〕

五、杨继荪辨治慢性肺源性心脏病经验

杨继荪在对肺心病的成因、机制探讨方面有其独到的见解，他认为肺心病虽然发展缓慢，证候相继出现，一旦形成则已为虚证，而反复感染是促使肺心病形成与病情进展的主因，其特点是"热"、"痰"、"瘀"、"虚"。在治疗上他将肺心病分为急性发作期和临床缓解期进行辨证治疗，取得了较好的疗效。

（一）病因病机

肺心病多由于反复感受外邪，渐致肺失宣降，肺气日虚。"肺朝百脉"、"贯心肺而行呼吸"。肺可协调和辅助心所主的血液运行，肺气虚时，可损及心营，使心气不足，血脉瘀滞，以致肺心同病，亦可累及其他脏器。累及脾则脾失健运，酿湿生痰；累及肾则肾不纳气，动即气喘，甚则肾虚水泛上凌于心；若病情加重，邪热引动肝风，则出现神昏、烦躁、抽搐等肝风内动之症状。杨氏认为肺心病虽然发展缓慢，证候相继出现，一旦形成则已为虚证，而反复感染是促使肺心病形成与病情进展的主因，其特点是"热"、"痰"、"瘀"、"虚"，同时

热、痰、瘀、虚病理特点之间彼此并不孤立，而是互相关联、相互转化的。

1. "痰因热成"　肺心病因痰作咳，因痰致喘。痰本为人身之津液，因受肺热煎熬，凝结而成，热乃生痰之因由。痰与热在一定条件下可互为因果，杨氏强调肺心病急性感染期的病机主要是"痰由热生"。

2. "瘀化痰水"　气血运行不畅，血脉瘀滞亦可生痰化水。痰可因气血瘀滞积热而成，一方面是"气滞痰聚发而为喘为咳"，一方面是血瘀水停，水液渗于脉外，泛溢肌表而为水肿。

3. "本元皆虚"　杨氏认为肺心病是在肺之肃降、心之行血、肝之体用、脾之运化、肾之摄纳功能失调或低下的内因基础上形成的，其痰、喘也有虚实之别。张景岳说："虚痰者何？谓其元气已虚也。"又说："凡虚喘之证，无非由气虚耳，气虚之喘，十居七八。"本病患者多年虚衰，形羸气弱，本元皆虚，其痰、喘亦属虚痰、虚喘。若兼有风寒、火热者，亦为本虚夹感之标证。

（二）辨证施治

肺心病的临床表现错综复杂，既有虚实之互见，又有外邪、痰热、水饮、血瘀等夹杂之证，其临床辨证分型方法颇多，但杨氏据多年临床经验，认为在急性发作期绝大多数偏重于痰热，故治疗可不作分型，而在临床缓解期则有多种证型存在，应分型培本治疗。

1. 急性发作期　急性呼吸道感染是本病的最主要诱因，患者多为痰饮内伏，外感引发，以致痰热壅阻。症见咳逆，喘息，痰黄或白稠为易咯出，舌苔腻，脉浮、滑、数等。杨氏多选用大剂清泄痰热药，如黄芩、大黄、鱼腥草、野荞麦根、七叶一枝花、金银花、连翘、桔梗、桑白皮、竹沥半夏等，并适当加入丹参、桃仁、赤芍、冬葵子等活血清热药。因为肺心病人血流缓慢，其瘀滞之血往往利于细菌生长而不利于清除代谢产物，杨氏常在清热药中伍以活血药，以降低血液黏度，改善血氧的渗透压，使药物易达病所，从而加强清泄作用。若热邪未获控制，心、脾、肾受累，出现心悸、胸闷、气短、唇舌爪甲青紫、浮肿和腹水等心功能不全症状，治疗上杨氏在应用清热、宣肺、涤痰的基础上加入利水药，如葶苈子、车前子、地骷髅、冬瓜子与皮、茯苓皮、泽泻、茶树根等。然大量利尿药的运用可致血液浓缩，故常佐泽兰、丹参、桃仁、虎杖根、马鞭草等活血利水药，使血黏稠度下降，心肺循环得以改善。

由于肺心病人的心、肺功能均有不同程度的损害，处于抵抗力低下的状态，对病原体侵袭的反应能力减弱，起病往往呈隐袭式。临床表现多不明显，不具发热、咳脓痰和白细胞增多的特征，但只要有咳、喘、痰多症状，仍应看作是肺部感染而不容忽视。当通气功能发生严重障碍时，易于诱发呼吸衰竭，甚至出现肺性脑病。肺性脑病是引起肺心病死亡的主因，此期治疗宜采用中西医结合的措施，在抗感染、畅通呼吸道、纠正缺氧和心衰的基础上，迅速纠正酸碱平衡失调和电解质紊乱。杨氏认为，因通气障碍，清浊之气不能纳吐，壅盛之痰热蒙蔽心窍，引动肝风，症见神昏谵语、惊厥抽搐、嗜睡等，治拟清泄痰热，芳香开窍，养阴息风交叉并用，药如鲜菖蒲、郁金、连翘、天竺黄、鲜石斛、至宝丹等，并加入丹参、莪术、桃仁等活血药。若病情恶化，出现喘急、汗多肢冷、脉细微或结代等真阴耗竭、元阳欲脱之症，当急用别直参、参附汤扶正固脱，再辅以前法泄热、醒脑、活血、涤痰，标本兼顾。总之，急性发作期的治疗，控制肺部感染是治疗中的关键，杨氏在这一期的各个阶段始终重用大剂量的清泄肺热药，并调整服药方法，每日1剂半或2剂，同时针对病机，于各个阶段均佐入活血药，以增强疗效。

2. 临床缓解期　当感染基本控制进入临床缓解期，往往仍具有痰多、余邪未净的情况，在治疗上仍应始终应用清热化痰、宣肺降逆药，予以扶正祛邪并施。此期的突出矛盾是"虚"和"瘀"，故处方用药应虚瘀并顾。肺心病人多气虚表疏，卫阳不固，常因新感引动宿疾，杨氏对表虚易感者往往在清宣活血药中伍用益气固卫之品，并指出益气固卫法不仅适用于反复易感患者，同样适用于具有变态反应素质的人，如黄芪等具有提高机体免疫功能的作用，可根据情况选用。肺心病多见于 40 岁以上者，《内经》中说："年四十，而阴气自半也，起居衰矣。"何况有病之体，虚火内炽，阴液暗耗，在老年人中气阴不足者，十之七、八，对高龄肺心病患者，更应顾及气阴，杨氏对咳声低弱，言语无力，舌质红，脉细数者，常选用南沙参、北沙参、山海螺、天冬、石斛、芦根、当归、赤芍、红花、丹参等养阴活血和营。

临床中有相当一部分患者，在急性发作期经用清宣化痰药后，咳嗽减轻，痰色由黄转白，痰质由黏稠变为清稀，痰液由难咯趋于咳吐松畅，然痰量反多未减。杨氏认为这是肺热未得尽除而脾气已虚，脾失健运，酿湿生痰之故，治疗上不能单用清宣化痰或温化痰饮，杨氏常采用清宣活血、扶中化饮等法而多能获效，方选四君子汤、苓桂术甘汤加减合清宣活血药而成。

由慢性支气管炎、哮喘而致的肺心病，因喘促日久，气不得续，历来以喘属肾不纳气，益肾纳气乃治喘之大法。本病患者的支气管常处于痉挛状态，由于通气功能及换气功能障碍所致的"喘"，虽其根在肾，但与其他脏器的虚损也密切相关。同时由于呼吸表浅，肺边缘部的肺泡活动减少或不活动，互相黏合，常有瘀滞，所以杨氏治喘，常在补肾的前提下与益气固卫、活血化瘀、宣肺化痰等法兼施，这对增强机体防御能力，改善心肺功能，无不相得益彰。

杨氏在治疗肺心病急性发作期，以清为主，结合化痰，佐以活血，并注意患者禀赋体质，权衡虚实，既顾其本，又不碍邪，寓补于清之中。临床缓解期以益气养阴，扶正固本为主，佐以清热、活血。杨氏始终抓住"血瘀"这个共性，注重活血行瘀，达到改善心肺功能的目的。在肺心病的整个治疗过程中，都贯穿着清、活、补三法，只是所处阶段不同，其用药各有侧重罢了。

〔潘智敏．杨继苏老师治疗慢性肺源性心脏病的经验．浙江中医学院学报，1987，11（5）：29.〕

六、张琪辨治慢性肺源性心脏病经验

张琪辨证治疗慢性肺源性心脏病颇具特色，强调活血化瘀、贯穿始终，适当益气、升中有降，利水消肿、衷中参西，取决预后、重在通便，现介绍如下。

（一）活血化瘀，贯穿始终

肺心病病位以肺心为主，与肝、脾、肾关系密切，最终常累及脑。其病理为本虚标实，气（阳）虚为本，也可见阴虚与阴阳两虚，气滞、血瘀、水阻、痰浊为标。张氏认为，本虚标实和血瘀贯穿于本病始终，肺主卫气，辅心而行血脉，肺气伤则气虚不能推动血液运行，血脉瘀阻则累及心，心气不足则血脉不畅，出现心悸，气短加重。心气虚还可致瘀血内停，血瘀反之又进一步影响气机通利，二者间形成恶性循环。此外，肺心病多合并感染，痰热蕴蓄气逆，则加重血瘀，酿成痰瘀交阻为患，表现为胸闷气喘，咳嗽，痰粘不易咯出，出现心衰、口唇青紫、舌质暗、肝大等。常用血府逐瘀汤合生脉散标本同治，临证可随症加减。

（二）适当益气，升中有降

肺心病反复发作，迁延难愈，日久累及脾，脾失健运，则可致肺脾两虚。肺虚及肾，肺不主气，肾不纳气，可致气喘日益加重，表现为吸入困难、呼吸短促难续等气虚证。其病机关键为痰浊蕴结于肺而致心血瘀阻，虽以气（阳）虚为本，但血瘀、气滞、痰浊、水饮等有形之邪阻滞于胸，而见胸闷、气短、气促等气机不利之症状。张氏认为肺心病不宜大量应用人参、黄芪，两药均为益气升提之品，因肺心病乃气虚与气滞、血瘀、痰浊、水饮为患引起的本虚标实证，故黄芪、人参用量以 15～25g 为宜，可与益母草、葶苈子、桃仁、猪苓、泽泻等活血化瘀、利水通淋药配伍，乃升中有降。加用桔梗、枳壳、苦杏仁以调畅气机，疏利肺气，尤其合并热痰时，应用桔梗效果尤佳。

（三）利水消肿，衷中参西

张氏认为肺心病心衰属中医学心水范畴，其病位在心，病因为水，心在五行中属火而恶水，故水乘火位，则导致心水诸症状出现。心水病是阳气亏虚，瘀血阻滞，水湿停留的病变，气、水、血三者密切相关。故治疗心水病应首辨虚实，注意邪正关系，权衡标本缓急。其次辨阴阳，心水虽以气（阳）虚为本，但阴阳互根，疾病发展过程中常见阳损及阴，如久服温阳之品，则有伤阴之弊。再者要辨瘀血，因本病各阶段均有瘀血见症，如胸闷、紫绀、舌质暗有瘀点瘀斑、颈静脉怒张、心下坚大如盘等，应及时应用活血化瘀之品。另外还要辨是否累及他脏，根据具体情况酌加温肾、健脾、宣肺之品，乃因肺主通调水道，脾主运化水湿，肾主二便，司开阖。

张氏还主张中西医汇参，衷中参西。对肺心病心衰的治疗，认为利水消肿为治标之举，可起到西药利尿剂的作用，但其反复强调应用中药的原则必须以中医辨证论治为指导，如葶葶苈子为泻肺脏气郁水饮、利湿平喘的要药，专泻肺气，泻肺既能泻水，其含有强心苷，有强心、减慢心率、增加心输出量、降低肺静脉压的作用，辨治心衰应用指征为咳喘不得卧、浮肿，且无明显脾肺气虚者，适用于用地高辛中毒而不能续用者，用量一般为 15g。五加皮味辛性寒，入肺肾经，祛风湿，壮筋骨，活血祛瘀，其含有强心苷，能有效减慢心率，应用指征为咳喘、水肿明显，以寒湿为主，无明显阴虚及肺气虚者。防己味苦性寒，行水散流痰，主肺气嗽喘，其中防己素可减慢心率，降低肺循环压力及阻力，减弱缺氧性肺血管收缩，具有扩张支气管平滑肌的作用，应用指征为无明显湿热而以阴虚为主者。此外，附子、麻黄、桂枝都具有温阳强心作用，但附子能减慢心率，用于治疗各种心脏病引起的心衰，适宜心阳虚衰，鼓动无力者；麻黄、桂枝能提高心率，增强房室传导，用于治各种心脏病所致的缓慢性心律失常、房室传导阻滞、病态窦房结综合征等，心率少于 80 次/分者。

（四）取决预后，重在通便

张氏认为，下法治疗肺心病必不可少，保持大便通畅对于缓解症状和预后都具有重要意义。肺与大肠相表里，肺主气，居高以节制全身之气，主气机升降，而大肠传导功能有赖于肺气肃降完成排泄糟粕的功用。如肺气不能下降于大肠，或大肠受病阻碍肺之肃降，均能使手太阴肺经经气流通不畅而致病，上逆则可为咳嗽、气喘。肺心病原发病在肺，但晚期由于缺氧酸中毒，心力衰竭致肠道瘀血、消化功能紊乱、肠蠕动功能减低及肠黏膜破坏，甚至出现消化道溃疡等病变，这些因素可促进肠内发酵，出现腹胀、便秘等症状。腹胀则影响膈肌升降，使肺的呼吸功能受限，呼吸困难加重而促发感染，进而又加重机体自身中毒，促发肺性脑病。所以，肺心病患者保持大便通畅必不可少。大便通畅，腹胀减轻，食欲增进，消化功能改善，也利于营养吸收。张氏喜用当归，除取其活血养血，着重取其润下，用量为30g，并选加郁李仁、桃仁、苦杏仁等润肠通便药，必要时可加大黄。

〔孙元莹，郭茂松，姜德友.张琪教授治疗慢性肺源性心脏病经验介绍.新中医，2004，36（10）：7.〕

第二节　经典验案点评分析

一、颜德馨治疗慢性肺源性心脏病案

导读：咳喘日久，肺脾肾俱虚，因感受外邪，肺失清肃，痰热壅阻，水浊内停，久病入络，虚不受补，实不堪攻，最为棘手，其治宜益气化瘀，清化痰热，仔细斟酌，综合考虑。

案体：田某，男，71岁。患者患咳喘病20余年，每遇气候交变即作，近年来日趋加重，动辄气促伴下肢浮肿，多次住院治疗。2周前因起居不慎，上述症状加剧，按"慢性支气管炎继发感染、肺气肿、肺心病伴慢性心衰"入院治疗。诊时患者咳喘不得平卧，咳痰黄粘，胸中满闷，两下肢高度浮肿，小便量少，巩膜瘀丝，面色黧黑，爪甲青紫，查舌质紫暗，脉细滑小数。咳喘有年，肺脾肾三脏俱虚，因感受外邪，肺失清肃，痰热壅阻，运化失司，水浊内停，久病入络，虚实同巢，症在危途，治宜益气化瘀，清化痰热。处方：党参15g，沙参12g，白术9g，白茅根30g，芦根30g，竹沥9g，半夏9g，天竺黄9g，胆南星9g，黄芩9g，葶苈子15g，带皮茯苓15g，桃仁9g，杏仁9g，益母草30g，泽兰叶15g。取7剂，日1剂，水煎服。1周后咳喘减轻，入夜已能平卧，咳痰量减少，色黄而粘，豁之尚畅，两下肢浮肿仍甚，舌质暗，苔薄，脉细。继以原法治疗，上方去天竺黄，加苏木4.5g、降香2.4g，水煎服，另加水蛭粉 1.5g 吞服，配合丹参注射液静脉滴注。继续用药 7 天，余症均瘥，前方加育阴润肺之品善后而出院。

〔颜德馨. 中华名医治病囊密·颜德馨卷. 上海：文汇出版社，2000.〕

评析：病久治疗细斟酌。肺心病虚不受补，实不堪攻，最为棘手，调补肺脾肾，重视痰和瘀，巧妙选方用药，方可获得好的疗效。肺心病多由慢性支气管炎、肺气肿演变而来，属中医学肺胀、喘证的范畴，此病痰夹瘀血，碍气而病，本虚标实，肃降失司，虚不受补，实不堪攻，最为棘手，临证应仔细斟酌，综合考虑。本例患者高年久病咳喘肺胀，肺脾肾三脏俱虚，感受外邪，痰热夹瘀壅阻，肺失清肃，脾失健运，肾气失化而诸症状峰起。治用党参、沙参、白术益气养阴以扶其正气，竹沥、半夏、天竺黄、胆南星、葶苈子泻肺化痰以祛其标，另用益母草、泽兰叶、苏木、桃仁、丹参、水蛭等化瘀，改善微循环，全方共奏益气养阴，清化痰热，化瘀利水之功。因瘀贯穿于肺心病的整个过程，故治疗上应重视活血化瘀，常用水蛭，一般入煎 3g，吞粉 1.5g，每日 1～2 次，能改善缺氧症状，有时考虑到水蛭性寒，而与等量的降香末或沉香粉和匀吞服，对于慢性肺心病患者，用水蛭粉与人参粉同服，有预防肺性脑病的作用。颜氏喜以人参、白术与降香、苏木相伍，补而不滞，行而不耗，增进疗效，可供临床参考。

二、周仲瑛治疗慢性肺源性心脏病案

导读：慢性阻塞性肺疾病、肺心病（肺胀），痰浊瘀阻，气阴两伤，肾不纳气者，应肺心同治，宜降气化痰，活血化瘀，益气养阴，补肾平喘，方用三子养亲汤合苏子降气汤加减。

案体：朱某，男，70 岁，2005 年 10 月 24 日就诊。患者素有高血压病，患咳喘病 10 余年，常因受凉或劳累而发病，喘而不咳，无痰，动则加重，胸闷心悸，口稍干，饮水不多，怕冷，时有便意，大便量少不畅，肺功能检查通气功能障碍，气道阻力增高，超声心动图显示左室舒张功能减退，心电图异常。最近因受凉病情加重，住院治疗 21 天，今出院服中药治疗，查其舌质暗红，舌苔薄黄腻，脉弦滑。临床诊断为肺胀（慢性阻塞性肺疾病，慢性肺源性心脏病），乃本虚标实证，辨证为肺心同病，痰浊瘀阻，气阴两伤，肾不纳气，病机复杂，应肺心同治，宜降气化痰，活血化瘀，益气养阴，补肾平喘，方用三子养亲汤合苏子降气汤加减。处方：生黄芪 20g，葶苈子 15g，苏木 10g，法半夏 10g，炒苏子 10g，炒玉竹 10g，炙款冬花 10g，炒白芥子 10g，炒莱菔子 10g，泽漆 15g，炙桑白皮 15g，桃仁 10g，沉香片（后下）3g，山萸肉 10g，五味子 5g。日 1 剂，水煎服。2005 年 10 月 31 日二诊时，患者自述药后喘息减轻，动则气喘，不咳，无痰，胸隐痛，大便量少不爽，食少无味，查舌质暗，苔薄黄，中部少苔，脉细弦滑数，守 10 月 24 日方去白芥子，加太子参 10g、麦冬 10g、北沙参 10g、陈皮 6g、诃子 10g，继续服用。2005 年 11 月 7 日三诊，患者一周来气喘，动则明显，胸闷不著，纳食不香，大便日 2～3 次，量少，口稍干，舌质暗紫，苔薄黄，脉弦滑，宗 10 月 24 日方去白芥子、莱菔子，改生黄芪 30g，加北沙参 12g、麦冬 10g、党参 12g、太子参 12g、生地 12g，坚持服用。之后继续守 10 月 24 日方随证情加减治疗，至 2006 年 2 月 20 日六诊时，患者气喘基本控制，偶因受凉而有反复，痰不多，易咳，纳食尚好，口稍干，饮水不多，舌质暗红，苔淡黄薄腻，中部少苔，脉弦滑，给予下方继续调治。处方：生黄芪 30g，葶苈子 15g，南沙参 12g，北沙参 12g，麦冬 10g，苏木 10g，炒苏子 10g，桃仁 10g，杏仁 10g，法半夏 10g，山萸肉

10g，紫石英 20g，泽漆 15g，炙款冬花 10g，炙紫菀 10g，炙桑白皮 12g，炙白前 10g，丹参 12g，沉香（后下）3g，炒玉竹 10g，党参 12g，太子参 12g，熟地 10g。

〔贺兴东，翁维良，姚乃礼．当代名老中医典型医案集·内科分册．北京：人民卫生出版社，2009．〕

评析：分主次治标顾本。肺心病正虚邪实，病机复杂，治当分清主次，治标顾本，治随证转。患者反复咳喘 10 多年，查为慢性阻塞性肺疾病、慢性肺源性心脏病，类似于中医学的"肺胀"，病理因素主要为痰浊、水饮、瘀血，三者互相影响，兼见同病。因肺病日久，累及心肾，病机复杂，虚实相兼，辨证为肺心同病，痰浊瘀阻，气阴两伤，肾不纳气，故当肺心同治，降气化痰，活血化瘀，益气养阴，补肾平喘。药用三子养亲汤加法半夏、炙款冬花、泽漆、炙桑白皮、葶苈子降气化痰，泻肺平喘；生黄芪、炒玉竹益气养阴，以补其虚；桃仁、苏木化瘀平喘，兼以润肠通便；沉香片、山萸肉、五味子补肾纳气平喘。药后证情逐渐好转，邪实渐减，正虚显露，故酌减降气化痰之品，加大益气养阴、纳气平喘的力度，长期应用本法治疗，急性发作次数明显减少。肺胀之证，正虚邪实，病机复杂，常多脏同病，治疗当分清寒热主次，标本缓急，并根据病情的进展而随时调整药物及用量，本案因较好地运用了"治标顾本"、"治随证转"的原则，取得了较满意的疗效。

三、李辅仁治疗慢性肺源性心脏病案

导读：慢性咳喘的发病机制主要在于"内有伏痰，加之外邪引动"，应做到分清缓急而治，临证注意"勿忘宣肺排痰，健脾化痰，以洁净肺之气道"，所谓内奸已除，则外贼难犯。

案体：某患者，男，84 岁。患者患慢性支气管炎 30 余

172

年，诊断肺心病已 7 年，几乎一年四季发作，影响生活和工作，平均每年住院达 4～6 次。临床表现为咳嗽，喘息，甚者难以平卧，咯大量泡沫痰，胸闷憋气，心悸，且易于感冒。2年前李氏用射麻平喘汤治疗急性期，咳喘丸缓治方治疗缓解期，将两个方剂相结合进行调治。射麻平喘汤方为射干 10g、炙麻黄 3～10g、杏仁 10g、生石膏 30g、桑白皮 15g、苏子 5～10g、葶苈子 10g、白芥子 5g、苏梗 10g、桔梗 10g、橘红 10g、鱼腥草 15g、金银花 20g、炙紫菀 15g、甘草 3g，用法为每日 1剂，水煎服。咳喘丸缓治方为冬虫夏草 50g、百合 50g、百部 50g、鱼腥草 30g、云茯苓 50g、款冬花 30g、前胡 50g、桑白皮 30g、炒远志 30g、半夏 30g、南沙参 50g、炙紫菀 50g、杏仁 30g、泽泻 50g、川贝母 30g、浙贝母 30g、枸杞子 50g、金银花 50g、丹参 50g，用法为共研为极细末，过箩去渣，水泛为丸，每日早晚各服 6g。服药后病情明显缓解，生活质量大大改善，很少感冒，两年以来仅住过 1 次医院。

〔史学军，衣胜荣，刘晨．李辅仁教授治疗呼吸系统疾病用药经验浅谈．中国中药杂志，2000，25（11）：701.〕

评析：咳喘分缓急而治。咳喘病是上实下虚证，所谓"上实"就是痰饮内伏，肺之气道壅塞；"下虚"就是肾虚不纳气。慢性咳喘疾患的发病机制是"内有伏痰，加之外邪引动"，治疗强调"勿忘宣肺排痰，健脾化痰，以洁净肺之气道"，所谓内奸已除，则外贼难犯。在中医"急则治其标，缓则治其本"的传统理论基础上，李氏提出"缓则标本兼治"的原则。具体而言，治标"洁净肺之气道"，应从化痰瘀出发，治本"绝痰之源"，从健脾化痰、补肾纳气入手。若一味补肺益肾健脾治其本，往往徒劳无功。扶正善于用黄芪、炒白术、防风、太子参、枸杞等，平喘多用苏子、射干、炙麻黄，宣肺选用苏梗、桔梗、炙枇杷叶、炙紫菀、炙前胡、款冬花等，祛痰用橘红、贝母、炒远志。李氏根据临床实践自拟了射麻平喘汤用于治疗痰喘证急性期，咳喘丸缓治方用于治疗慢性咳喘疾病缓解期，均取得了较好的疗效。本例患者患慢性支气管炎30余年、肺心病7年，李氏用射麻平喘汤和咳喘丸缓治方两个方剂相结合进行调治，由于方药对证，药后病情明显缓解，生活质量大大改善。

四、娄多峰治疗慢性肺源性心脏病案

导读：慢性肺源性心脏病每因感受外邪使病情加重，呈现标实而急之象，应急则治其标，以宣泄肺热、化痰逐饮为原则，方选麻杏石甘汤加减，待邪实渐去，再增加扶正治本之品。

案体：毛某，女，44岁，1979年4月20日初诊。患者因咳喘、吐痰反复发作15年，加重伴双下肢浮肿3年就诊。患者15年前因产后触冒风寒，遂见咳喘、胸闷，此后每因外感则发，1年急性发作2～6次，用抗生素及氨茶碱等药治疗，数周可止。近3年来发作频繁，逐渐加重，甚则心悸，下肢浮肿。1个月前咳喘复作，住院后经用上述西药治疗20余天难以缓解，要求服中药。诊时患者咳喘胸闷，张口抬肩，夜不能眠，咳吐痰涎量多质稠色黄，小便量少，检查其神志清楚，面部虚浮，颧红，唇发绀，下肢轻度浮肿，依床而息，舌质黯红，苔黄腻，脉滑数，测体温37.5℃，心率94次/分，呼吸22次/分，血压75/55mmHg，听诊两肺布满湿罗音。经胸部X线透视等诊断为慢性支气管炎、肺气肿、肺心病，治拟宣泄肺热、化痰逐饮，方用麻杏石甘汤加味。处方：炙麻黄9g，石膏30g，炒杏仁9g，瓜蒌皮24g，紫菀24g，车前子18g，葶苈子12g，苏子12g，麦冬15g，陈皮12g，桔梗9g，甘草6g。取3剂，每日1剂，水煎服。4月24日复诊，患者小便增多，诸症有减，脉仍滑数，舌质黯红，效不更方，继服 3 剂。4 月 27 日三诊，患者咳喘胸闷大减，已能平卧，咳痰量少质稀，色淡白，睡眠可，小便清长，下肢、颜面浮肿全消，脉象和缓，自述病去八九，上方去车前子，加黄芪 20g、茯苓 18g，继续服用。5 月 4 日四诊时，患者诸症悉除，测体温 36.8℃，心率 82 次/分，血压 112/68mmHg，要求出院。嘱以人参蛤蚧散调理善后。

　　〔随殿军，王之虹．中国当代名医医案医话选．长春：吉林科学技术出版社，1995.〕

　　评析：急则治标缓治本。本例患者素有咳喘，痰气交阻于肺，以致肺胀，又复感外邪，邪热壅肺，而成咳喘胸闷、张口抬肩、痰多而黄、颜面下肢浮肿等水气不利，标实而急之象。娄氏急则治其标，首诊、二诊均以清热宣肺之麻杏石甘汤加化痰降气、肃肺利水之品，重在祛邪治标，三诊时病情大减，故逐渐加用黄芪、茯苓扶正治本之品，四诊时邪实已去，正气尚虚，故以人参蛤蚧散调理善后。

五、王正公治疗慢性肺源性心脏病案

　　导读：咳喘病（慢性支气管炎、肺气肿、慢性肺心病）病程日久，中医辨证属久咳损肺，累及心肾者，治疗宜益气温阳以化寒饮，豁痰解痉以平喘急，做到先治标，后治本，重巩固。

　　案体：蒋某，女，70 岁，1981 年 7 月 29 日就诊。患者于 1950 年秋起伤风感冒，过早应用寒凉润肺之剂，邪未透达，咳嗽迁延不止，逐渐形成慢性支气管炎、肺气肿、慢性肺心病。平时咳嗽咳痰不利，行动气急，每交暑令则咳喘大发，今年 7 月中旬发作，较去年提前 3 天，口唇呈褐色，咳嗽汗多，通宵端坐，痰多白沫或如鱼冻，口淡不渴，查舌质淡，脉沉细数。证属久咳损肺，累及心肾。心气虚则血行凝涩；肾阳虚则水饮不化，上射于肺，阻肺气之下降，是以喘闭不通。证情危笃，亟与益气温阳，以化寒饮，豁痰解痉，以平喘急。处方：熟附子9g，党参15g，桂枝9g，细辛3g，白僵蚕9g，茯苓9g，甘草4g，麦冬9g，干姜3g，五味子4g，半夏9g，磁石20g。上方连服21剂，病情好转。前方增加熟地、丹参、当归、黄芪、小麦、玉竹气血并调，去细辛、干姜，熟附子改为5g，继续调治，交冬令则进服膏滋。翌年夏令咳喘虽有有小发，其势大减，随访3年，病情缓解，能从事家务劳动。

〔董建华. 中国现代名中医医案精华. 北京：北京出版社，2002.〕

评析：标本兼顾分步治。咳喘病病已久远本虚标实证，应分步治疗，做到先治标，后治本，重巩固。本例患者病起于儿童时期，发病于肺部反复感染之后，由于外邪袭肺，过早润肺，肺失宣透，邪郁肺系，病已久远，逢气候交替，由新感而诱发，可见证属本虚标实，病情较重，故治疗上应采取先治标后治本之策。治标则宣肺以透邪，祛痰以平喘；治本则益气温阳，气血并调。按照标本兼顾的原则，坚持调治，使痰除饮消，咳止喘停，并于冬令进服膏剂滋补，重视巩固之，使病情得以缓解，能从事家务劳动。

六、董建华治疗慢性肺源性心脏病案

导读：喘证辨证属肺脾两虚，寒邪夹湿内阻，肾阳甚微，体弱病重者，应慎防气脱亡阳之变，治之宜暂拟益气强心，温肾调脾，佐以宣肺化饮，并随病情变化及时调整治法用药。

案体：黄某，男，67岁，1990年12月11日就诊。患者向有慢性支气管炎、肺气肿、肺心病史，近因外感诱发，咳嗽，痰白呈泡沫状，咳之不畅，喘息不得平卧，胸闷腹胀，不思饮食，面浮肢肿，溲短便溏，神疲乏力，西医诊断为慢性支气管炎、肺气肿、肺心病，经中西药治疗旬余未效。诊查患者面浮跗肿，肢末不温，面色㿠白，自汗，舌质淡，苔白滑，脉沉细无力。辨证属肺脾两虚，寒邪夹湿内阻，肾阳甚微，心力衰竭，体弱病重，慎防气脱亡阳之变，治之暂拟益气强心，温肾调脾，佐以宣肺化饮。处方：红参（另煎汁冲）9g，黑附子块15g，焦白术12g，净麻黄（后下）4.5g，苦杏仁12g，干姜3g，五味子（杵）3g，制半夏9g，广陈皮4.5g，北细辛2.4g，云茯苓15g，炙甘草3g，沉香（后下）2.4g，钟乳石（煅杵包煎）9g。取2剂，日1剂，水煎服。12月13日二诊，患者自述服上药后咳喘大减，胸闷得宽，腹胀亦减，小溲增长，跗肿渐消，稍思饮食，汗敛肢和，舌质淡红，苔白初化，脉沉细带滑，症情改善，再拟原方加减。处方：党参15g，附子块9g，白术12g，麻黄（后下）3g，杏仁9g，茯苓12g，干姜2.4g，五味子（杵）3g，苏子9g，砂仁（杵）3g，焦建曲12g，银杏肉（去皮尖）5枚。取3剂，日1剂，水煎服。12月16日三诊时，患者咳减喘平，胸腹痞胀消除，纳谷陟增，足肿亦退，夜寐较安，大便成形，精神渐振，面部虚浮，痰多咳吐尚易，查舌质淡红，苔白已化，脉形漏滑，仍拟益气调脾温肾之剂。处方：党参15g，黄芪9g，白术12g，附子块9g，茯苓12g，炙甘草6g，桂枝3g，麻黄（后下）2.4g，半夏9g，陈皮4.5g，杏仁9g，细辛1.5g，大枣（去核）5枚。

〔董建华．中国现代名中医医案精华．北京：北京出版社，2002.〕

评析：急则治标缓治本。喘证（肺心病）其标在肺，其本在脾肾，治疗围绕肺脾肾，做到急则治标缓治本，掌握时机，辨证施治，至关重要。《金匮要略》中有"咳逆倚息，短气不得卧，其形如肿，谓之支饮……"，"病痰饮者，当以温药和之"的论述。本例患者病久肺脾气虚，心肾阳气亦衰，痰湿内阻不化，初诊时症情殊重，大有气脱亡阳之势，急投红参、附子益气回阳救逆，强心温肾，配合小青龙汤加减以宣肺化饮，佐以沉香纳气归肾，扶正达邪，重在心肺肾。2剂后诸症明显好转，症情趋于稳定，方随证变，故二诊时以党参易红参，附子块减量，更以砂仁、焦建曲理气和胃，党参、白术、茯苓调脾运中，以恢复脾胃运化功能，苏子、银杏肉降气定喘。药仅5剂，咳减喘平，纳谷增进，大便转实。三诊则以补益为主，重在脾肾，仿玉屏丹、苓桂术甘汤、麻黄附子细辛汤加减，益气调脾温肾以善其后。此病案的治疗突出了掌握时机，辨证施治，分步用药，对临床有一定的指导作用。

七、陈瑞春治疗慢性肺源性心脏病案

导读：肺心病发病机制复杂，临床表现多样，其治疗应注意整体性和辨证用药的规律性，对肺脾气虚、痰湿内停者，宜以补益肺脾、化痰利水为治法，方用防己黄芪汤合二陈汤加味。

案体：汤某，男，76岁，2005年12月29日初诊。患者原有慢性支气管炎、肺心病史，10天前开始咳嗽，自行服用"消炎药"，效果不佳。现患者咳嗽，痰难咯，色白，咽痒，面部轻度浮肿，胸闷，心悸，口干，口不苦不粘，纳食欠佳，小便少、色黄，大便溏，查舌质淡红，苔薄腻，脉细数。临床诊断为肺脾气虚、痰湿内停之肺心病，治以补益肺脾，化痰利水，方拟防己黄芪汤合二陈汤加味。处方：生黄芪15g，防己10g，茯苓15g，白术10g，陈皮10g，法半夏10g，炙甘草5g，葶苈子6g，炒谷芽10g，炒麦芽10g，茯苓皮20g，苏子6g，赤小豆30g。取7剂，每日1剂，水煎服。服药后咳嗽减轻，但动则气喘，胸闷，难以平卧，痰少，面浮肿，下肢肿，纳食欠佳，口干，口不苦，睡眠欠佳，小便正常，大便溏，查舌质淡红，苔略厚腻，脉缓，原治法上加强益气利肺之功，守上方加西洋参 10g、麦冬 6g、防风 6g、杏仁 10g、五味子 6g，再取 7 剂，每日 1 剂，水煎服。2006 年 3 月 8 日电话追访，患者服上药后病情渐减轻，尽剂咳嗽、水肿均痊愈。

〔贺兴东，翁维良，姚乃礼. 当代名老中医典型医案集·内科分册. 北京：人民卫生出版社，2009.〕

评析：重视气虚痰湿停。肺心病从肺脾气虚、痰湿内停论治，确有良效。本例患者为慢性支气管炎，并涉及心脏，为肺心病，所表现的症状，既有肺气不足，胸阳闭阻，又有痰湿内停，脾胃运化失权，所以以补益肺脾、化痰利水为治法。治疗中所用方药，有防己黄芪汤、二陈汤、生脉散、玉屏风散四方，药味多而不杂，且每方每药均能起到相互协调，互为补充，增强治疗合力，充分体现其整体性和辨证用药规律性，药后疗效满意。陈氏临床上以此法治疗老慢支、肺气肿、肺心病，均能获得显著的近期疗效。

八、周仲瑛治疗慢性肺源性心脏病案

导读：咳喘病中医辨证属脾肾阳虚，痰饮上干，肺气不降者，以温肺脾，纳肾气，化痰饮为治法，方选苓桂术甘汤、二陈汤、苏子降气汤，并随病情变化灵活加减用药，可获良效。

案体：陈某，男，43 岁。患者咳喘已历时 33 年，每逢冬春发作，近 5~6 年无问寒暑，此次因病情加重于 2 月 11 日入院。诊时患者面色晦暗，唇色发绀，呼吸气短息粗，需高枕而卧，动则喘剧，咳痰量多，色黄质粘，混有白色泡沫，足跗微肿，饮食少时，便溏日 3 次，查舌质紫暗，苔中部白腻，脉沉细数，不耐重按。西医诊断为慢性气管炎急性发作、肺气肿、肺源性心脏病，辨证属脾肾阳虚，痰饮上干，肺气不降，拟以温肺脾，纳肾气，化痰饮为法，方用苓桂术甘汤、二陈汤、苏子降气汤加减。处方：炙桂枝 3g，炒白术 10g，茯苓 10g，炙甘草 2g，杏仁 10g，法半夏 10g，陈皮 6g，炒紫苏子 10g，炙白前 6g，炒党参 10g，海浮石 12g，姜汁 5 滴。另用制半夏 1g、川贝母 1g、沉香 1g，研粉顿服，每日 3 次。服药 4 天，咳喘轻而痰量减，入夜咳喘尚作，动则甚，痰稀白多泡，脘腹胀，大便溏，查舌苔滑，脉沉细弱，用药适当调整。处方：炙桂枝 3g，炒白术 10g，茯苓 10g，法半夏 10g，陈皮 6g，党参 10g，干姜 3g，炙甘草 2g。药后腹胀减，次日再入肾气丸（包煎）12g 以温肾化饮，服 2 日后咳喘平，再加补骨脂 10g、核桃仁 10g，以巩固之。经上治疗，症情平稳，于 3 月 17 日出院。

〔单书健．古今名医临证金鉴．北京：中国中医药出版社，1999．〕

评析：治喘不离肺脾肾。咳喘发病源于肺脾肾同病，本虚标实，治宜温肺脾，纳肾气，化痰饮。本例患者咳喘多年，正虚可知，故遇劳感寒即发。外邪与痰浊相搏，壅阻肺气，则咳嗽痰多，气短息粗；病久延及脾肾，脾阳不振，失于健运，则饮食少进，大便溏薄；肾阳亏虚，肾不纳气，则吸气困难，动则喘甚；肾失蒸化，水气内停，则足跗肿。综合病机，乃肺脾肾同病，本虚标实，故拟标本兼顾。组方用药取苓桂术甘汤温脾化饮；法半夏、陈皮、川贝母、紫苏子、白前、杏仁、海浮石等止咳化痰；沉香纳气定喘；继加肾气丸、补骨脂、核桃仁等温补肾阳以治本，病情好转并稳定。

九、于启后治疗慢性肺源性心脏病案

导读：慢性肺源性心脏病病程日久，多表现为肺肾气虚，痰饮内停，对于此类患者，其治疗宜以益肺补肾纳气，化痰止咳平喘为法，方剂选用麻杏石甘汤加味，可获得较好疗效。

案体：窦某，女，61 岁，1992 年 9 月 10 日初诊。患者自述患肺心病多年，常于外感或季节交替时咳喘发作。1 个月前因外感诱发咳喘，西药治疗疗效不佳，并逐日加重，伴心慌气短，不能平卧。患者本人为西医内科大夫，因怀疑中药疗效，迟迟不愿服用中药，此次见其症状不能用西药控制，抱着试一试的心态而来就诊。诊时患者气短懒言，咳喘，痰多呈泡沫状无血，查其面色浮肿无华，唇色紫黯，舌质暗红体胖，苔白腻，脉细数无力。诊其为肺肾气虚、痰饮内停之咳喘（肺心病），治以益肺补肾纳气，化痰止咳平喘为法，方拟麻杏石甘汤加味。处方：北沙参 15g，麦冬 9g，射干 6g，炙麻黄 6g，生石膏 15g，杏仁 9g，熟地 12g，细辛 5g，前胡 9g，海浮石 12g，法半夏 9g，茯苓 12g，马兜铃 12g，甘草 6g。取 3 剂，每日 1 剂，水煎取汁，每次 200ml，每日 3 次服。服上方后咳喘减轻，余症仍现，上方去射干、杏仁、细辛，加紫石英、柏子仁、桑白皮，取 5 剂，继续服用。1992 年 9 月 18 日再诊，患者咳喘明显好转，减减，背心冷仍现，可平卧，改为下方。处方：党参 15g，麦冬 9g，五味子 9g，柏子仁 12g，熟地 15g，苏子 9g，杏仁 9g，款冬花 12g，紫石英 12g，海蛤壳 12g，桑白皮 12g，马兜铃 12g，山萸肉 12g，茯苓 12g。取 5 剂，每日 1 剂，水煎服。1992 年 10 月 4 日再诊时，患者初诊时症状完全控制，精神饮食尚好，方不更张，续用 5 剂。1992 年 10 月 26 日五诊，患者自述近日精神尚好，已不咳喘，嘱其入冬后用蛤蚧、冬虫夏草打成细粉，每日少许吞服，以巩固疗效。

〔贺兴东，翁维良，姚乃礼．当代名老中医典型医案集·内科分册．北京：人民卫生出版社，2009.〕

评析：重在治本兼顾标。于氏治疗慢性肺源性心脏病，重在治本，以补益肺肾为主，兼以顾标，化痰止咳。《素问·至真要大论》中说："诸气膹郁，皆属于肺。"肺以肃降为顺，肺气上逆则喘，日久肺肾两虚，肾虚不纳气，则喘息加重。本例患者病程日久，肺肾气虚，痰饮内停，致喘咳日久不愈，痰湿郁久化热，痰火交阻于肺，则咳喘日重。本案的治疗特点有以下三个方面：一是初诊用"麻杏石甘汤"加味，宣肺清热，平喘止咳，兼以益气；二是咳喘平后，以治本为主，补益肺肾，兼以化痰止咳；三是入冬后用蛤蚧、冬虫夏草打成细粉吞服，蛤蚧、冬虫夏草均入肺、肾二经，有滋肾补肺、止咳定喘的功效，并补益阴血、助精扶羸，入冬服用可预防减少咳喘的复发，体现了"上工治未病"的思想。

十、张鸿祥治疗慢性肺源性心脏病案

导读："阳光当空，阴云自散"，对于喘证病久，中阳不振，阴霾浊邪凝聚不散的患者，其治疗宜以温阳散寒，理脾化痰，祛除水湿为治则，方选六君子汤合麻黄附子细辛汤加减。

案体：姜某，男，68岁，1975年3月28日初诊。患者有慢性咳嗽病史2年，近1个月来咳嗽气急加剧，伴有浮肿，以慢性支气管炎继发感染、肺气肿、肺心病急诊入院。采用中西医两法治疗，曾用三子养亲汤、二陈汤、三拗汤、桂枝瓜蒌薤白汤、二味黑锡丹、金匮肾气丸等方药及西医治疗，病情已有好转，而咳嗽气急，下肢浮肿未能减轻。现患者痰浊粘咳之不畅，时有胸闷心悸，舌质淡，舌苔白腻而垢，脉象小滑不匀。病已日久，中阳不振，阴霾浊邪凝而不散，治当温阳散寒，理脾化痰，祛除水湿，所谓"阳光当空，阴云自散"之法。处方：麻黄4.5g，制附子9g，细辛3g，党参9g，茯苓皮9g，陈皮6g，生甘草4.5g，制半夏9g。4月12日再诊，患者自述连进麻黄附子细辛汤合六君子汤加减方后，咳嗽气喘皆见好转，下肢浮肿已消退，舌苔垢腻渐化为白腻苔，舌质淡，脉濡滑无力，肺脾痰湿有泄化之机，治如前法，温化平喘，而涤顽痰。

处方：炙麻黄 9g，制附子 9g，细辛 4.5g，干姜 3g，五味子 3g，制半夏 9g，茯苓 9g，炙苏子 12g，杏仁 9g，炒白芥子 9g，炒莱菔子 9g，炒皂荚子 9g。

〔上海市卫生局. 上海老中医医案选编. 上海：上海科学技术出版社，1980.〕

评析：温阳散寒祛痰湿。本病例住院 3 个多月，为喘咳重症，初诊时患者气喘不能上床平卧，当时辨别其喘，为喘多肿少。喘证可分虚、实二证，《景岳全书》中说："实喘者有邪，邪气实也，虚喘者无邪，元气虚也。"根据患者的症状和舌苔脉象，为虚实并见的喘证，病久为虚，中阳不振，阴寒之邪凝结不散，上凌于心肺则为喘咳，下侵肌肤则为水肿。此证经用麻黄附子细辛汤温阳散寒，以六君子汤理脾化痰逐水湿之邪，服上方 2 周后喘咳大有好转，能上床睡觉，下肢浮肿消退，舌苔垢腻亦化，食欲增加，精神好转，病情基本稳定。

十一、许建中治疗慢性肺源性心脏病案

导读：慢性肺源性心脏病、阻塞性肺气肿（肺胀喘证）中医辨证属痰热壅肺型者，应重视痰与热，治以清肺化痰，止咳平喘，佐以健脾和胃为法，方拟千金苇茎汤合小陷胸汤加减。

案体：金某，女，81 岁，2006 年 5 月 11 日就诊。患者素有吸烟史，10 年前受凉后开始出现喘息，咳嗽，咳痰，每因天气变化间断发作，诊断为慢性喘息性支气管炎、肺气肿，常使用抗感染、止咳平喘药以缓解症状，严重时曾多次住院治疗。1 天前感受风寒后喘息再发并加重，现患者喘息，咳嗽咳痰，痰黄稠粘，胸闷气短，乏力，纳差，睡眠可，小便黄，大便干，查体呈桶状胸，两肺可闻及散在湿罗音，血常规检查白细胞 11.9×10^9/L，中性粒细胞 0.70，胸部 X 线摄片提示慢性

支气管炎并感染，左中下肺支气管扩张不排除，舌质红，苔黄腻，脉滑数。临床诊断为肺胀、喘证（慢性肺源性心脏病急性发作，慢性阻塞性肺气肿），属痰热壅肺型。此例患者年龄较大，体质弱，易感外邪，此次外感寒邪，入里化热，引动宿痰，痰热阻肺，影响肺之宣发肃降，可见喘息、咳嗽咳痰、胸闷、痰黄稠粘等；气短乏力，纳差为肺脾气虚之征象。治以清肺化痰，止咳平喘，佐以健脾和胃，方拟千金苇茎汤合小陷胸汤加减。处方：苇茎 30g，薏苡仁 20g，冬瓜仁 20g，桃仁 10g，瓜蒌 30g，黄连 6g，半夏 10g，黄芩 10g，干姜 10g，党参 20g，白前 20g，前胡 10g，丹参 30g，甘草 10g，大枣 10g。取 7 剂，日 1 剂，水煎服，同时配合静脉滴注利复星注射液（每次 0.2g，每日 2 次），口服茶碱缓释片（每次 0.1g，每日 2 次），低流量吸氧等治疗。服药 7 剂后喘憋好转，咳嗽次数减少，咳痰量亦减少，效不更方，方药略有增减。患者年龄较大，故加党参、茯苓健脾护胃，继服中药 14 剂，并同时使用利复星注射液（每次 0.2g，静脉滴注，每日 2 次，7 天后停用），茶碱缓释片（每次 0.1g，每日 2 次，口服）。再服中药 14 剂后，患者症状基本控制，后以固本咳喘片、玉屏风散巩固疗效。

〔贺兴东，翁维良，姚乃礼．当代名老中医典型医案集·内科分册．北京：人民卫生出版社，2009.〕

评析：治喘重视痰与热。肺胀喘证（慢性肺源性心脏病、阻塞性肺气肿）多属虚中夹实，临证应辨明虚和实之孰轻孰重，灵活选法，恰当用药。本例患者痰热壅肺之症状明显，以实为主，但本虚同时存在，治疗以清肺化痰，止咳平喘，佐以健脾和胃为法，方拟千金苇茎汤合小陷胸汤加减。方中用千金苇茎汤、小陷胸汤清化痰热；黄芩、白前、前胡清肺化痰；久病入络，需加丹参以活血化瘀；佐以干姜、党参、大枣、甘草健脾和胃，纳食增进，呼吸顺畅，病情明显好转稳定，疗效较好。此病案充分说明痰热在肺胀喘证的发病中占有重要地位，治喘需重视痰与热，辨证论治，灵活选法，恰当用药是取得好的疗效的关键所在。

十二、周仲瑛治疗慢性肺源性心脏病案

导读：慢性肺源性心脏病病情复杂多变，临证应仔细分析，详加辨证，恰当选方用药，对于中医辨证属下虚上实之患者，采取肃肺化痰、温肾纳气之法治疗，可取得较好的疗效。

案体：徐某，男，62岁。患者咳喘6年，入冬则作。去年11月中旬咳喘大作，经注射青霉素、氨茶碱等治疗两个月不效，于今年1月27日入院。诊其症见胸闷，呼吸浅促，动则喘甚，难以平卧，痰吐欠利，色白清稀，心慌气短，颧暗唇紫，畏寒，面微浮，腰以下肿，足肿按之没指，纳呆，口干不欲饮，溲少便秘，舌质淡红，苔淡黄微腻，脉小滑数。西医诊断为慢性支气管炎、重度肺气肿、肺源性心脏病（代偿功能不全），中医辨证为脾肾阳虚，痰饮壅肺。选经宣肃肺气、平喘化痰，温化痰饮，清化痰热，降气纳肾，养阴润肺等法治疗12天，病情无明显进步。再予分析病机，认定证属下虚上实，乃取肃肺化痰，温肾纳气之法治之。处方：①南沙参12g，紫苏子10g，杏仁10g，桑白皮10g，熟地10g，炒沉香2g，怀牛膝10g，白前6g，海浮石12g，核桃仁10g，肾气丸（包）10g，水煎服；②另蛤粉、坎粉（即干燥脐带）、半夏粉各2g，每日2次分服，继加炒白术10g，茯苓10g。三天后咳喘递减，痰转为白沫状，上方增熟地用量为12g，药后夜间咳喘未作，痰少，下肢肿减。第五日动则作喘亦减，浮肿消退大半，舌质偏红，溲量多，可以坐起洗脸，饮食增，心率80～90次/分。服上方二十多天，即可在室内漫步，唯晨起有一阵咳嗽，痰粘

白，舌苔薄净，脉小滑。至 3 月 5 日改用调治肺脾肾虚之剂巩固，至 3 月 18 日出院。

〔周仲瑛，周光．辨证治疗咳喘的体会．江西中医杂志，1984，（1）：19.〕

评析：注意肺脾肾同调。本例患者病机复杂，既有胸闷喘咳、呼吸浅促等肺气升降不利之候，又有动则喘甚、难以平卧的肾不纳气之证；既有心慌不宁等心气不足的表现，又有纳呆、浮肿等脾失健运的症状。此外，畏寒为阳虚，颧红口干、舌红脉小数为阴虚，痰吐欠利、色白清稀提示痰饮伏肺，而治疗过程中又有痰从热化之象。开始屡易其治而未效，因未抓住肾虚为主的特点，后以补肾为主，肺脾肾同调，方获显效。本例患者由于证情复杂，虚多实少，故当虚实并治，补虚当审其阴阳，区别肺脾肾三脏主次，化痰宜辨其寒热，选用温化法或清化法。只有抓住下虚上实之本质，做到辨证准确，选法用药得当，方能取得好的疗效。

第六章　心律失常

　　心律失常是指心搏的频率或节律，心搏起源部位或冲动传导中任一项或多项异常。心律失常包括冲动起源异常和冲动传导异常两大类，临床上可表现为心动缓慢和心动过速两种类型，缓慢型心律失常的发病机制是由于自律性或传导性的损害，快速型心律失常则包括自律性增强、折返及触发活动三类。心律失常在临床中很常见，可发生于心脏病患者，也可见于正常人。引起心律失常的原因甚多，包括心肌本身的病变、电解质紊乱、药物、缺氧、情绪激动、吸烟、饮酒、喝浓茶和咖啡等，少数患者甚至无因可查。有些心律失常如轻度窦性心动过缓、偶发期前收缩，并不影响健康，无须治疗。但有些心律失常如快速心房颤动、室性心动过速等，可严重降低心脏搏出量，需迅速、积极地治疗，而心室扑动、心室颤动则有致命危险，需立即抢救。

　　心律失常轻者可无症状，或有心悸、头晕、心前区不适，重者可有眩晕、心绞痛，甚或心力衰竭、阿－斯综合征或猝死等。中医古籍中类似心律失常的描述很多，综合心律失常的临床表现，可将其归属于中医"心悸"、"怔忡"、"眩晕"、"昏厥"等的范畴。中医认为多由于体质虚弱、饮食劳倦、七情所伤、感受外邪以及药物中毒诸因素，致使脏腑气血阴阳亏虚，痰饮瘀血阻滞，心失所养，心脉不畅而发病。心律失常的病位主在心，与肝、脾、肾三脏关系密切。辨证关键在于本虚标实，以本虚为主，其虚为心之气血阴阳亏损，实则为痰饮、血瘀、气滞、火邪夹杂为患。凡心悸气短，神疲乏力，自汗出者，属气虚；心悸头晕，面色无华者，属血虚；心悸盗汗，口干潮热者，属阴虚；心悸肢冷，畏寒气喘者，属阳虚；心悸胸闷，胁腹胀满，遇情志刺激加重者，属气滞；心悸唇黯，舌有瘀斑，脉结代者，为血瘀；心悸体丰，恶心纳呆，舌苔腻者，属痰湿；心悸浮肿，舌苔水滑者，属水饮。根据心律失常发病机制和临床表现的不同，通常将其分为心虚胆怯型、心气不足型、心脾两虚型、心阴亏虚型、心阳不振型、水饮凌心型以及心脉瘀阻型七种证型，同时证型间常有兼夹和并见。

中医治疗心律失常，应根据其发病机制，以益气养血、滋阴温阳、行气化瘀、化痰逐饮及养心安神等为治疗原则。虚则补之，实则泻之，若久病虚实夹杂，则宜标本兼顾，攻补兼施。若出现心阳暴脱的厥脱、抽搐等危候，则应采取中西医结合的方法积极抢救。

第一节　中医名家辨治经验

一、李培生辨治心律失常经验

李培生临床经验丰富，对心律失常的辨治有独到见解，他认为心律失常可分为虚实两类，实证多由痰滞、气郁、血瘀所致，虚证多与阴血不足、阳气虚衰有关，其临床特点是以心悸、胸闷、短气、乏力、脉结或代或疾或迟等为主要症状，临证循此辨证处方用药，每获良效。滋阴和阳、涤痰通络、解郁行滞、活血通络为李氏常用的治疗心律失常的方法，现分别介绍如下。

（一）滋阴和阳

心律失常者，每有气阴两虚之脉证。盖心主血脉，血以养心，而血气互用，所谓血载气，气帅血也。外邪入心，心阴阳受损，气血亏虚，心失所养，鼓动无力，则心悸气短，脉结或代。当以滋阴养血，通阳复脉为主，兼以治标。症见心悸气短，自汗，少寐多梦，胃纳不振，疲乏无力，脉细或细数，或结代，舌质淡红，苔薄黄或苔剥。此证多见于自主神经功能紊乱、心肌病、冠心病等引起的房性或室性期外收缩、心动过速、心房纤颤等。治宜滋阴和阳，益气养血。药用炙甘草、人参、生地、阿胶、麦冬、麻仁、茯神、炒山楂、砂仁、大枣等。若触事易惊，心悸不安，宜加龙骨、牡蛎、珍珠母、柏子仁、炙远志等，以重镇潜纳，宁心安神，定惊止悸；胸闷太甚，自感窒息，呼吸不畅，可加郁金、瓜蒌皮、薤白、橘皮等通阳利气，宽胸散痹；胸部刺痛，舌质紫暗，可加三七、丹参、赤芍、制乳香、制没药等，以活血消瘀，通络止痛；心烦不寐，口糜生疮，舌质红绛，是心火太旺，则宜加入丹皮、丹参、竹叶、玄参等育阴养血，清火除烦，甚者加黄连以苦寒直折火势。

（二）涤痰通络

痰湿阻络是心律失常的又一重要病机。《证治汇补》所谓"痰迷于心，为心痛惊悸怔忡恍惚"；李时珍亦云："迟司脏病或多痰。"可见痰湿亦能导致心律失常。因诸阳受气于胸，邪恋胸中，胸阳不振，津液不布，凝聚为痰，痰阻气机，则有痛胸闷；痰浊阻滞，肺失宣肃，而有咳喘短气诸症。本证凡以胸阳痹阻为主，即可祛痰为法。症见心痛闷胀，胸中窒闷或如累压，左肩背及左臂内侧有胀闷或痛麻，头晕眼花，泛恶欲吐，舌质红或暗淡，苔白腻，脉弦缓或弦滑，或迟或结代。其多见于冠心病、风心病、高血压性心脏病等引起的期前收缩、传导阻滞或心房纤颤等。治宜涤痰通络。药用瓜蒌实、薤白、法半夏、川贝、炒枳实、橘皮、橘络、炒山楂等。若胸闷气短者，宜加党参、麦冬、五味子等益气复脉；心悸怔忡者，可加炙甘草、柏子仁养心安神；心前区闷痛者，加石菖蒲、檀香理气行滞；心痛彻背，背痛彻心者，加赤芍、白芍、丹参、乳香、没药活血通络；血压升高者，加生龙骨、生牡蛎、天麻等重镇潜降。

（三）解郁行滞

情志失调是导致心律失常的病因之一。《灵枢·口问》中谓："心者，五脏六腑之大主也……故悲哀忧则心动，心动则五脏六腑皆摇。"《素问·举痛论》中云："惊则心无所倚，神无所归，虑无所定，故气乱矣。"可见，各种情志刺激都可能伤及心脏，心神受损又可影响其他脏腑，反过来又可加重心脏病情。从临床观察，情志失调引起心律失常者，以肝气郁结者为多见。因此，调理脏腑气机、解郁行滞是治疗心律失常的一个方面。证见胸闷心悸，失眠多梦，短气乏力，胁肋胀痛，情志抑郁，善太息，嗳噫频作，食纳呆滞，或咽中如物梗阻，吞咽不利，月经不调，甚或闭经，舌红苔薄白或薄黄，脉弦结代或细而结代。此证多见于心脏神经官能症、神经官能症、更年期综合征等有心律失常者。治宜疏肝解郁，养心安神。药用柴胡、白芍、炒枳壳、制香附、郁金、陈皮、茯神、丹参、炒山楂等。若心悸怔忡，心律较快者，加龙骨、牡蛎、珍珠母等以定惊安神；心胸愁闷，有窒息感者，加瓜蒌皮、薤白、苏梗等以宽胸理气；胸闷多痰，舌苔较腻者，加川贝、石菖蒲、橘红等化痰通络；心神不宁，夜不安寐者，加柏子仁、炙远志、合欢皮等养血安神；胸闷刺痛，难以耐受者，加桃仁、红花、赤芍等活血化瘀；心烦急躁，卧寐不安者，加炒山栀、黄连、玄参等清心除烦。

（四）活血通络

血瘀气滞于心律失常中极为常见，李时珍所谓"结脉皆因气血凝"。活血化瘀，调畅气机，对改善微循环，增加冠脉血流量，抗心律失常等有良好功效。症见胸闷刺痛，频频发作，心悸气短，精神抑郁，头昏身倦，面色晦暗，唇甲青紫，舌质暗红或边有瘀点，舌苔薄白或薄黄，病久阴伤者舌红少苔，脉沉弦涩或促或结代。其多见于冠心病、风心病等引起的期前收缩、房颤等心律失常。治宜活血通络，行气止痛。药用桃仁经、红花、当归、赤芍、枳壳、生地、丹参、制香附、山楂炭等。若瘀血胸痛甚者，加乳香、没药、五灵脂、延胡索等活络止痛；胸闷有窒息感者，加厚朴、苏梗、瓜蒌皮、郁金等宽胸理气；心悸头昏，有热象者，加葛根、苦参、黄连以清心泻热；心率较快，阴虚阳亢者，加夏枯草、菊花、钩藤等清热潜阳；胸闷有痰者，加瓜蒌皮、薤白、法半夏、川贝等化痰散结；心阴虚损者，加人参、麦冬、五味子、炙甘草等滋阴复脉；心阳不足者，加党参、桂枝、甘草等温通心阳。

心律失常一般以虚证多见，然也有瘀血、气滞或痰阻为主者，临床治疗当有所侧重。据李氏经验，若快速性心律失常者，用柏子仁、当归、菟丝子、石斛、徐长卿等养血安神，滋阴补肾的药物，有减慢心律的作用；若慢速心律失常者，用麻黄绒、麝香、鹿茸、茶叶等芳香走窜、温阳兴奋的药物，有加速心率的作用。此外，如炙甘草汤及生地、麦冬、延胡索、赤芍、柴胡、桂枝、茵陈、苦参等，均有抗心律失常的作用，临床可以随证选用。

〔李家庚. 李培生辨治心律失常的经验. 中医杂志，1995，36（11）：653.〕

二、颜乾麟辨治心律失常经验

心律失常属中医学"惊悸"、"怔忡"等的范畴，颜乾麟积累有丰富的治疗心律失常的经验，他擅长从气、血、神论治心律失常，依据病机演变，倡导应用疏肝、活血、温阳、安神等方法治疗，以此调整气、血、神三者功能，使心从病理状态转至正常生理状态，恢复正常心律。临床疗效较好。

（一）临证思路

颜氏受《素问·痿论》"心主血脉"，《灵枢·本神》"心藏脉，脉舍神"等经典论述的影响，认为心之藏于脉者气血耳，脉之舍于神者亦气血耳。心气是推动血行脉中之动力，心血是濡养气舍脉中之基宅，气血又为心神安舍之基础。正如明代医家李梴在《医学入门》中所说："心者，一身之主，君主之官……有神明之心，神者，气血所化生之本也。"气为血帅，血为气母，气需血载，血需气统，心神离不开气血之滋养，三者互相依存，以维持心正常功能。而心律失常主要是由于气、血、神三者失衡所致。如久病体弱或情志扰心，气血运行失司，心无所倚，神无所归，而见心悸不宁。因此，从调整气、血、神三者功能入手，开展心律失常的临床研究，可谓"得其要者"。常依据病机演变，倡导应用疏肝、活血、温阳、安神等方法治疗，使心从病理状态转至下的生理状态，从而使心律恢复正常。

（二）辨治体会

1. 肝郁气滞，首当疏肝　肝郁不舒，肝郁气滞为惊悸早期病机，患者以女性为多，症见心悸满闷，怫郁惆怅，胸胁作胀，食少纳呆，大便不爽，舌质暗红，舌缨线明显，苔薄白，脉弦细。多由气机不利，肝郁化火，扰乱心神所致。叶天士在《临证指南医案》中提出"女子以肝为先天"，肝主疏泄，调畅气机，血的运行有赖于气机的升降出入运动，血脉与血的病变往往归因于气机失常。"治病必求于本"，故治血首应治气，使气机调畅，宜疏肝理气，清肝泻火，逍遥法外化裁颇为合拍。颜氏运用逍遥散常有发挥，方中白术改予苍术、白术，取

"补脾不如健脾，健脾不如醒脾"之意；如恐柴胡劫阴，常仿叶天士之法用桑叶、丹皮代之；肝郁化火，上扰心神见脉数有力者，常取黄连、黄芩、黄柏以清热宁神；若症见于更年期妇女，伴潮热汗出、口腔溃疡等阴阳失调之象，则常合二仙汤治之，效果更佳。

2. 气滞血瘀，治宜活血 气滞长久则波及血分，致血运不畅，脉道不利，血滞脉瘀，症见心悸伴胸痛，情志抑郁，舌质紫黯，脉涩或结代。"气为血之帅，血为气之配"，颜氏习以投血府逐瘀汤加减。方中柴胡、白芍疏肝理气；赤芍、当归、红花、川芎意在活血安神。胸闷甚者，用枳壳、桔梗配伍，一升一降，调畅气机，有行气活血之妙；烦躁不安者，加龙骨、牡蛎等镇心安神之品；防滋腻碍胃，加苍术运脾；大便稀薄，则去生地；胸闷胸痛甚者，投菖蒲、蒲黄以增活血之效；若期前收缩频发，配甘松、十大功劳叶，此二药对快速性心律失常疗效显著。此法多适用于基础病以冠心病为主的心律失常。

3. 心阳虚弱，急当温阳 心为火脏，以阳为本，气血乖违，势必波及心阳，心阳不振，鼓动无力，更不能温通血脉，症见心悸胸闷，气短疲乏，面白畏寒，头晕黑蒙，脉象沉细迟缓结代。此时强调"留行一分阳气，便有一分生机"，常取桂枝甘草汤治之。桂枝配甘草是最原始的治疗心悸对药，是治疗脉结代的要药，二者相配，有补心气、振心阳之功。《伤寒论》有桂枝甘草汤治"发汗过多，其人叉手自冒心，心下悸，欲得按者"。从发汗过多可以推知病人外亡其液，内虚其气，投以桂枝甘草补阳以缓急，生津而摄气。若见因惊而悸，加龙齿、牡蛎；因虚而悸，加党参、远志；脉数而无力，加附子、酸枣仁。此法多适用于伴有功能不全的心律失常。

4. 心神不宁，法宜安神 神的物质基础是气血津液，《素

193

问·六节脏象论》中说:"天食(饲)人以五气,地食(饲)人以五味……气和而生,津液相成,神乃自生。"气血充盈,心神得昌,气血失和,心神则失。若气血阴阳虚损日久,则心神失养,症见心悸不宁,善惊易恐,少寐多梦,舌红苔少,脉细弦结代。每取归脾汤加减治之。方中黄芪、龙眼肉、当归补脾气,养心血;人参、白术、甘温补气;茯神、酸枣仁、远志宁心安神;木香理气醒脾。全方心脾同治,气血并补,但重用补气,意在生血,使气旺则血自生,血足则神有所依。对于心悸甚、属实证者,宜加矿物类安神药,如龙齿、珍珠母、石决明之类;属虚证者,常用植物类安神药,如酸枣仁、柏子仁、五味子、合欢皮之属;失眠多梦者,加黄连、肉桂以交通心肾;心火旺盛者,配百合、莲子心清心安神。此法多适用于心肌炎后遗症引起的心律失常。

5. 擅用对药,相得益彰 颜氏在临床中常根据不同证情,在辨证论治的基础上加入不同药对调和气血,取得良好的疗效。①菖蒲配蒲黄:石菖蒲疏肝气,化脾浊,蒲黄主入血分,兼行气分,二药气味芳香,功能行气血、化痰瘀、开心窍,气血流通,通则不痛,多用于心悸伴有胸痛者。②茯苓配灵芝:对于心气虚弱,心神失养所致心悸甚者,常用养心安神药,尤善茯苓、灵芝配伍,茯苓健脾安神,灵芝健脑益智,临证常用于心悸兼有失眠者。③附子配酸枣仁:附子乃补命门真火之第一要药,其性雄壮剽悍,走窜十二经脉,既行气血,又入血分,酸枣仁酸平,宁心安神,敛汗生津,二药同用,强心效显,常用于伴有心功能不全的心律失常,见脉数、重按无力者。④枳壳配桔梗:枳壳味微苦,苦者主降,故用枳壳泄至高之气,桔梗味辛得肺金之用,辛者主升,常用作舟楫之剂,两药配伍,辛开苦泄,一升一降,具开滞消痞,宣展气机之功,心悸因痰湿内困,或因肝郁不舒,阻滞气机者,均可用以调畅气机。

〔韩天雄，潘新，陈丽娟等．颜乾麟治疗心律失常经验．中华中医药杂志，2011，26（4）：728.〕

三、李松林辨治心律失常经验

李松林从中西汇参方面，将心律失常分为快速性和缓慢性两类，并据其严重程度分为恶性和良性心律失常，辨证分型条清缕析。他权衡病情，针对不同类型的心律失常采用恰当的治疗方法，自拟方药安律汤治疗性心律失常、振心起颓汤治疗缓慢性心律失常，立法遣药园机灵活，临床验证疗效显著。现将其经验简要介绍如下。

（一）衷中参西，分辨证型

祖国医学中无心律失常之病名，但许多脉象与心律失常有直接关系，如数脉可见于窦性心动过速，迟脉可见于缓慢性心律失常，促脉可见于心率较快和各种期前收缩，结脉可见于心率较慢的各种期前收缩，代脉可见于呈联律的期前收缩。李氏将心律失常称之为脉律失常，临证强调本病辨证主要在于辨别脉象，并结合心电图和其他电生理学检查确定其类型。脉证合参，按其心率快慢将其分为快速性心律失常和缓慢性心律失常，并据心律失常的严重程度将其分为恶性心律失常和良性心律失常，前者包括致命性心律失常与有可向致命性心律失常过渡可能的心律失常两类，后者是指危险性较小的心律失常及无重要治疗意义的心律失常。

（二）权衡病情，合理治疗

李氏强调在临证时务需针对心律失常的性质，分别给予恰当处理，对致命性心律失常如心室颤动，极度缓慢的心室率，扭转型室性心动过速等，必需争分夺秒，采取紧急抢救措施。对有向致命性心律失常过渡可能的心律失常，如阵发性室性心动过速，多源性室性期前收缩，双束支阻滞心室律慢于 40 次/分，莫氏 Ⅱ 型房室传导阻滞等，应在严密心电监护下谨慎治疗，可采取先中后西或中西医两法配合的原则治疗。对危险性较小的心律失常，如快速性心房颤动，心房扑动，阵发性室上性心动过速，单源频发室性期前收缩等，是采用中药治疗的最佳适应证。

（三）自拟方药，分型施治

李氏治疗心律失常，不为古法所囿，形成自身用药规律，临证时脉证参详，结合心电图等检查，将心律失常分为快速性和缓慢性两大类进行治疗。

1. 快速性心律失常的治疗　快速性心律失常属本虚标实之证，脏腑虚损为其本，气滞、血瘀、痰浊、火郁为其标，二者互为因果，终致心主血脉运行的功能失常而发病。自拟安律汤（苦参、丹参、太子参、麦冬、黄连、广三七、琥珀）治疗。方中太子参益气清补，功近人参唯力较薄，用于气虚兼有热象之证尤宜；麦冬养阴清心，除烦安神，《本草汇言》谓"麦门冬，清心润肺之药也，主心气不足，惊悸怔忡"，与太子参配合，气阴双补，相得益彰；苦参"专治心经之火"（《神农本草经百种录》）；丹参"补心定志，安神宁心"（《滇南本草》）；广三七化瘀通脉，减慢心率；黄连苦寒，泻心胃火热；琥珀"从金石镇坠药则镇心安神"（《本草经疏》）。全方共奏补气生津，益心复脉之功。药理研究表明，苦参中的苦参碱及司巴丁具有抑制异位起搏点和直接快速折断心肌微型折返的作用；小檗碱是由黄连中提取的一种季胺类生物碱，抗心律失常的机制是能延长心肌细胞的动作电位时程，延长有效不应期，打断折返或使之不易形成；太子参含强心苷，能扩张冠状动脉和周围血管；丹参在心功能不全时，在不影响氧耗的情况下，能改善心肌收缩力，减慢心率，改善心功能；三七总苷可提高心肌不应期的均一性，消除折返，延长折返激动波波长而终止折返。溶上药于一炉，治疗快速性心律失常，药证合拍，临床验证，疗效满意。

2. **缓慢性心律失常的治疗**　缓慢性心律失常的基本病机是心、肾、脾的阳气虚衰，阴寒内盛，在阳虚的基础上兼夹血瘀、痰浊，致使脉道不畅，鼓动无力，脉来迟缓或结代。自拟振心起颓汤（附子、红参、炙黄芪、桂枝、细辛、水蛭）治疗。方中附子配红参温阳益气，具有强心、升压、提高心率作用，实验研究证实附子为 β 受体部分激动剂，可以通过作用于慢通道发挥其抗缓慢性心律失常的作用，对房室传导阻滞亦有治疗作用；黄芪伍人参大补元气；桂枝、细辛温经散寒，温通经脉；水蛭活血通脉，《神经本草经百种录》载"水蛭最喜食人之血，而性又迟缓善入，迟则生血不伤，善入则坚积易破，借其力以攻积久之滞，自有利而无害也"。诸药合用，温阳益气，活血通脉，与临床药理研究所证实温补方药确有提高心率的作用相一致，立法遣药紧扣病机，疗效较好。

（四）随症加减，灵活遣药

应用安律汤治疗快速性心律失常，对气虚轻证用太子参，气虚重证用红参；气阴两虚用西洋参，加五味子；阴虚火旺加生地、玄参、知母；热盛加生栀子、黄芩；气滞加郁金、柴胡；血瘀加水蛭胶囊、桃仁、红花；痰热扰心加天竺黄、胆南星、竹沥汁。用振心起颓汤治疗缓慢性心律失常，对心阳欲脱者重用附子、红参，加山萸肉、上油桂、仙灵脾，酌情静脉滴注参附注射液以应其急；瘀血证明显者加川芎、桃仁、红花；胸闷胸痛者加郁金、瓜蒌；痰浊阻络者酌加茯苓、半夏、石菖蒲、胆南星；兼见阴虚者加生脉散；尿少水肿者加茯苓、白术、车前子；失眠者加夜交藤、合欢皮。

〔严永琴．李松林治疗心律失常的经验．陕西中医学院学

报，2001，24（1）：15.〕

四、姜春华辨治心律失常经验

姜春华认为心律失常多属于中医学惊悸、怔忡的范畴，常表现为心悸、心痛、心烦、心慌、心胸闷等心的病理证候，反映在脉搏上则多见结脉、迟脉、涩脉、短脉、代脉、促脉。心律失常是中医"心主血脉"系统方面的病理变化，但与整体的阴阳失调、气血亏损、痰饮内停、瘀血阻络，乃至精神因素和外感时邪有关。所以《济生方·怔忡论治》中说："夫怔忡者，此心血不足也……又有冒风寒暑湿，闭塞诸经，令人怔忡；五饮停蓄，湮塞中脘，亦令人怔忡。当随其证，施以治法。"《张氏医通·神志门·悸》也认为："夫悸之症状不齐，总不外于心伤……若夫虚实之分，气血之辨，痰与饮，寒与热，外感六淫，内伤七情，在临证辨之。"因此，心律失常的治疗，应辨证求因，从整体调节着手。姜氏治疗心律失常的经验，可概括为以下5个方面。

（一）活血化瘀，舒心通脉

心主一身之血脉，若心阳不足或心气郁结，心血瘀滞，则心脉鼓动无力，脉管中血运受阻，遂成心脉痹阻之证。心脉痹阻反过来又影响动脉鼓动，郁遏心气心阳，加重心血瘀阻。《素问·痹论》中说："心痹者，脉不通，烦则心下鼓。"脉不通者，脉来迟、结也；心下鼓者，心跳如击鼓也。此为心律失常而症见心跳如鼓，脉来迟结过缓。此外，还可见心痛、脉涩，如《素问·脉要精微论》中说："夫脉者，血之府也……涩则心痛。"这些都是血瘀痹阻心脉而引起的心律不齐、脉律失常。唐容川在《血证论》中说："血虚则神不安而怔忡，有瘀血亦怔忡。"明确指出了血瘀可导致心律失常。王清任在《医林改错·血府逐瘀汤》中说："心跳心慌，用归脾安神等方不效，用此方百发百中。"点明了活血化瘀的血府逐瘀汤是治疗心律失常的有效方药。

姜氏经验认为，当心律失常起因于心脏的实质性病变时，例如冠心病、风湿性心脏病、病态窦房结综合征等，症见心痛、心悸、舌紫、脉迟涩或结代，不论寒热虚实，必有心血鼓动不畅、血脉运行障碍或瘀血搏击脉络的病理，此时血瘀为主要矛盾，治法首推活血化瘀、舒心通脉，再配合寒热虚实的辨证配伍，常能使心血畅通，心脉得宁，心律恢复正常。姜氏临床取血府逐瘀汤合丹参饮加减。处方：丹参 15～30g，川芎 6g，当归 9g，红花 6g，生地 15g，全瓜蒌 15g，檀香 6g，砂仁 6g，桃仁 9g。寒甚加川椒 1.5g，细辛 3g；阳虚加桂枝 4.5g，附片 12g；胸闷加薤白 9g，枳壳 6g；气虚加党参 15g，黄芪 15g；瘀而有热加赤芍 12g，丹皮 6g，大黄 9g。

（二）温阳化痰，宣畅心脉

姜氏认为，血脉运行全赖阳气以鼓动。外罹寒湿之邪，内伤饮食劳倦，致肺脾肾阳气受损，健运宣化失司，三焦气化不利，不能蒸化水液，津液停蓄而成痰饮。饮邪上犯心阳，则离照为阴霾所蒙；浊痰壅遏气化，则脉络之宣畅受阻。因之可引起心悸怔忡，心律失常。《伤寒明理论·悸》中说："心悸之由，不越二种，一者气虚也，二者停饮也……。"又说："其气虚者，由阳气内弱，心下空虚，正气内动而为悸也；其停饮者，由水停心下……水既内停，心不自安，则为悸也。"《证治汇补·惊悸怔忡》中也说："有停饮水气乘心者，则胸中漉漉有声，虚气流动，水既上乘，心火恶之，故筑筑跳动，使人有快快之状，其脉偏弦。"痰饮停蓄，心阳不振的心律失常，症见心悸眩晕，胸脘痞闷，痰多气短，形寒肢冷，甚或胸痛彻背，背寒冷如掌大，或浮肿、小便短少，恶心吐涎，舌苔白腻滑，脉弦迟或短、代、结。姜氏常用附桂合瓜蒌薤白半夏汤加味，温通心阳，化痰蠲浊，宣畅心脉。

（三）温补心肾，安神定悸

心律失常属于单纯阳虚者也并不少见。姜氏认为，年老力衰或久病之人，阳气虚弱，心君失于温养，则心神不守，而发为惊悸怔忡，心中空虚，惕惕而动，面色㿠白，胸闷气短。心脉赖阳气以温煦鼓动，阳气不足则形寒肢冷，脉来散大无力或虚迟过缓。此即《证治汇补·惊悸怔忡》所说：“有阳气内虚，心下空豁，状如惊悸，右脉大而无力者是也。”《景岳全书·脉神章》也说：“虚脉正气虚也，无力也，无神也……迟而无力为阳虚”，“大部脉来迟慢者，总由元气不充，不可妄施攻击”。姜氏还认为，心阳之虚，其本在肾。因肾主一身阴阳，为水火之脏，生命之根。肾中真阳不足，则不能振奋鼓舞心阳，致心神散越，心脉失常。故姜氏对阳虚心律失常证的治疗，推崇以附子、仙灵脾、熟地、党参、黄芪等温壮肾元，振奋心阳；以龙骨、牡蛎、酸枣仁、五味子等宁神定惊，安抚心脉。

（四）益气滋阴，养血复脉

心律失常与心血不足或血不养心有密切关系。《素问·五脏生成篇》中说：“诸血者皆属于心。”《济生方·怔忡论治》中有“夫怔忡者，此心血不足也……真血虚耗，心帝失辅，渐成怔忡”的论述。《杂病源流犀烛·怔忡源流》进一步指明了其病理，说：“怔忡，心血不足病也……心血消亡，神气失守，则心中空虚，快快动摇不得安宁，无时不作名曰怔忡。”朱丹溪则更是强调“怔忡者血虚，怔忡无时，血少者多”。姜氏认为，血脉空虚者多兼气虚，因为“脉为血府，以气为本”。气血兴衰与共，如久病体虚，或失血过多，或思虑过度，损伤心脾，既可直接耗损心血，又能影响脾生化功能，致气虚不生血，气血两亏，心失所养，发为神志不安而心律失常。

此外，血虚者又多阴虚，因为阴血同源，血虚必及阴，阴虚则血少。况且心肾阴虚，水不济火，虚火妄动，上扰心神，亦能加剧惊悸怔忡的发作。如《素问玄机原病式·火类》指出："水衰火旺而扰火之动也，故心胸躁动，谓之怔忡。"再有，阴虚也能耗气，使宗气无根而气不归原，引发心律失常。如《景岳全书·怔忡惊恐》所说："怔忡之病，心胸筑筑振动，惶惶惕惕，无时得宁者是也……此证唯阴虚劳损之人乃有之，盖阴虚于下，则宗气无根，而气不归原，所以在上则浮撼于胸臆，在下则振动于脐旁，虚微者动亦微，虚甚者动亦甚。"鉴于血与气、血与阴、阴与气互相资生的链锁关系，姜氏对于心血不足、气阴两虚的心律失常，每取生脉散或炙甘草汤中减，以益气滋阴、养血复脉。

（五）泄热解毒，清心宁脉

姜氏认为，病毒性心肌炎引起的心律失常，有时有温热病毒之邪外袭的特点，可从温病论治。叶天士曾说："温邪上受，首先犯肺，逆传心包。肺主气属卫，心主血属营。"急性病毒性心肌炎发病初期，可见温邪犯于肺卫之证，继则邪热炽盛，热毒逆犯于心，心脉扰乱，鼓动营血急迫而行，以致常见发热、胸闷、烦躁、心悸、脉动数短促而心律失常。因此与"逆传心包"的病机有相似之处。但局限性的心肌炎并不多见神昏窍闭的神志症状，因此与温病"逆传心包"又不尽相同。由于病毒性心肌炎有时可辨证为邪毒犯心，耗动营血，因此治疗温病的清热解毒、泄卫透营之法，有时也能适用于病毒性心肌炎的心律失常。姜氏常用方药为：金银花 15g，连翘 15g，板蓝根 15g，生地 30g，赤芍 12g，丹皮 9g，豆豉 9g，山栀 9g，苦参 12g，白茅根 30g。舌有瘀点，瘀热内结者，加入丹参 15g，桃仁 9g，以凉血化瘀；舌红口干，津液内伤者，加入麦冬 9g，石斛 9g，以养阴增液；气短神疲，气阴两伤者，加入太子参 15g，五味子 9g，柏子仁 9g，以益气养心。总之，以泄热解毒，清心宁脉为主，随症加减。

〔单书健，陈子华. 古今名医临证金鉴集·心悸怔忡卷. 北京：中国中医药出版社，1999.〕

五、韦懿馨辨治心律失常经验

韦懿馨认为心律失常之主要病机是痰瘀互阻，脉道失畅，治疗强调辨证论治，以活血化痰为主，临床根据病情的不同施以活血化瘀、行气通脉法，活血祛痰、益气安神法，益气活血、泻肺利水法，活血化痰、平肝潜阳法，以及养血活血、化痰安神法 5 法，其疗效较好。

（一）活血化瘀，行气通脉法

适用于痰瘀互阻，气机不畅者。症见心悸，胸闷憋气，胁痛，失眠多梦，每因情志不畅而诱发或加重，舌质淡或紫黯，脉弦或结代。常见于高血压病、冠心病合并心律失常。治以活血化瘀，理气宽胸之法。药用：丹参 30g，当归 15g，赤芍 15g，生地 15g，柴胡 12g，半夏 10g，茯苓 15g，瓜蒌 15g，炒酸枣仁 20g，陈皮 10g，生甘草 10g。若胁痛重者，加延胡索 15g；心烦急躁者，加黄连 6g，栀子 6g。每日 1 剂，水煎服。

（二）活血祛痰，益气安神法

适用于心气不足，痰瘀阻脉者。症见心悸不宁，胸冰心或痛，气短乏力，面色苍白或淡暗，多梦易醒，每因劳累而诱发或加重，舌质黯淡体胖，苔薄白，脉细涩或结代。常见于冠心病、肺心病、心肌病合并心律失常。治以补心气，化痰瘀，安神志。药用：太子参 30g，沙参 15g，麦冬 15g，五味子 10g，半夏 10g，茯苓 15g，远志 10g，丹参 30g，赤芍 15g，莲子心 6g，炒酸枣仁 20g，甘草 10g。若胸闷憋气重得，可加瓜蒌

15g，葶苈子 20~30g。

（三）益气活血，泻肺利水法

适用于气虚血瘀，脉道不畅，水饮内停者。症见心悸，胸闷胸痛，自汗喘促，面浮身肿，形寒肢冷，胸水、腹水，舌淡或紫黯，苔白，脉沉细、结代。常见于冠心病、肺心病、心肌病等合并充血性心力衰竭、房颤。治以益气活血，泻肺利水。药用：黄芪 30g，当归 15g，丹参 30g，半夏 10g，防己 15g，葶苈子 30~50g，茯苓 15g，赤芍 15g，桑白皮 15~30g，大腹皮 30g，车前子（包煎）30g，太子参 30g，陈皮 10g，水红花子 10g。若胁下痞块者，可加牡蛎 15g，鸡内金 15g；面紫黯者，加红花 10g，桃仁 10g。

（四）活血化痰，平肝潜阳法

适用于内有宿痰，阴虚阳亢，上扰心神者。症见心悸胸闷，失眠多梦，眩晕耳鸣，五心烦热，面色潮红，遗精，腰酸，舌红或紫，苔少，脉细数或结代。常见于高血压病、高血压性心脏病、冠心病合并心律失常。治以平肝潜阳，安神定悸，佐以活血祛痰。药用：天麻 10g，钩藤 15g，赤芍 15g，生地 15g，生龙骨 20g，生牡蛎 20g，茯苓 15g，丹参 30g，瓜蒌 15g，知母 10g，陈皮 10g，甘草 10g。若目赤口苦者，加菊花 15g，龙胆草 15g，栀子 10g。

（五）养血活血，化痰安神法

适用于血虚不运，痰瘀内阻，心脉失常者。症见心悸怔忡，胸闷憋气，头晕目眩，倦怠乏力，面色不华或晦暗，少寐多梦，手足麻木，唇舌黯淡或有瘀点，苔白，脉细或结代。常见于高血压病、冠心病合并心律失常，以及神经官能症。治以养血通脉，活血化痰，宁心安神。药用：太子参 30g，黄芪 30g，当归 15g，丹参 30g，龙眼肉 15g，赤芍 15g，茯苓 15g，远志 10g，阿胶（烊化）10g，炒酸枣仁 30g，甘草 10g。若虚热烦躁者，加生地 15g，丹皮 10g。

〔朱修身．韦懿馨主任医师治疗心律失常五法．河南中医药学刊，1999，14（6）：5.〕

六、田嘉禾辨治心律失常经验

田嘉禾认为，盖心主血脉和神明，心悸之病离不开血脉运行的障碍和情志思维的异常。心悸虽有外因，但主要还在于内因，如禀赋不足、脏器虚弱或病后失调、思虑过度伤及心脾，都是导致心阴虚或心阳虚的病因。其阴虚的主要病机为心血亏耗，心失所养，神气失守而发为心悸。阳虚的主要病机为心气不足，血流不畅，以致心无所依，神无所主，心悸乃发。若情志抑郁化火生痰，痰火内扰；或气滞脉中，心血瘀阻；或风、寒、湿邪浸淫血脉，内损及心，发为心痹，亦可出现心悸实证。实证者是心脉气血郁滞，血行不畅，心肝失养所致。若饮邪阻遏心阳，则多虚中夹实，其机制为心阳素虚，阴乘阳位，饮停心下，心火恶之而悸动不宁。

田氏用虚实辨治心悸，其虚证者，或温阳益气，或滋阴养血；其实证者，或清心化痰，或行瘀通脉；其虚实兼见者，则取温心阳、益气、行水之法。

（一）虚证心悸

1. 心阳不足　思虑过度，劳伤心脾，心气不足，症见心悸时作，心中空虚，惕惕而动，动则尤甚，气短息促，神疲乏力，肢冷，舌淡苔白，脉细弱或虚大无力。治当温益心阳为主，佐以滋润心阴为辅，方选四逆汤合生脉散加味。药用：附子 10g，干姜 7.5g，炙甘草 10g，人参 20g，麦冬 15g，五味子 10g，酸枣仁 20g，龙齿 15g。本方取四逆汤辛温，以温益心阳，心阳充实，才能维护内在心阴之体；生脉散酸甘，滋润心阴为辅，心之阴阳平衡互济，则血脉调和，心神内守，心悸自愈。方中加酸枣仁、龙齿可安神、定惊。诸药合用，共奏安心体而复神明之效。

2. **心阴亏损** 思虑劳心过度，伤及心神，久之心血亏耗，神失所藏，故见心悸动而烦，惊惕不安，少寐多梦，心中灼热、健忘、梦遗、盗汗，舌质淡红或尖红少苔，脉细数或细弱、结代。治予滋阴安神为主。若心阳独亢者，宜滋润心阴，用黄连阿胶汤合生脉散加味。药用：黄连 15g，黄芩 10g，生地 10g，党参 25g，麦冬 30g，五味子 10g，炒酸枣仁 15g，白芍 15g，阿胶 15g，鸡子黄 2 枚。方中黄连、黄芩、麦冬清心滋阴以制阳亢；生地、白芍养阴敛阳以充心体；党参、酸枣仁复正气以安神；阿胶、五味子补血滋肾，生津育阴，使心肾相交；鸡子黄通心气，滋心阴。诸药合用，共奏育阴制阳之效。若心脾两虚，治宜补益心脾，用归脾汤加减。药用：黄芪 25g，茯神 15g，龙眼肉 20g，夜交藤 25g，远志 15g，当归 20g，炒酸枣仁 20g，党参 25g，焦白术 15g，炙甘草 10g。其中党参、白术、黄芪甘温，补益心脾，健运生化之源，充实心血；茯神、远志、酸枣仁、龙眼肉甘温酸苦，生血补心；当归滋阴养血；夜交藤安神镇静。若肺心气阴两虚，则宜滋润气阴，方用复脉汤加减。药用：生地 50g，人参 15g，炒酸枣仁 10g，桂枝 5g，阿胶 10g，麦冬 25g，五味子 7.5g，炙甘草 15g，陈绍酒 10g，生姜 3 片，大枣 3 枚。方中生地、阿胶、炙甘草大剂补血为主；人参、麦冬益气增液，润经隧复脉；桂枝、绍酒辛润行血；生姜、大枣调和营卫；五味子、酸枣仁酸甘化阴，以安心体。

（二）实性心悸

1. **痰热内扰** 情志抑郁，五志化火，痰热内扰所致之心悸，证有轻重之别，当分而治之。其轻者，仅现心悸，善惊，易恐，少眠，多痰，舌苔黄腻，脉滑数。治宜清热化痰，和胃降逆，兼养心安神，方投温胆汤加味。药用：橘红25g，清半夏15g，茯苓25g，竹茹20g，枳实15g，炒酸枣仁20g，远志15g，甘草10g。其重者，心时时悸动，胸中躁动烦热，言语无伦如癫狂，渴喜冷饮，便干溲赤，舌绛，苔黄燥，脉洪弦或弦实而数。治当清心涤痰，泻肝清火，方用清宫汤加减。药用：豆豉25g，山栀15g，连翘20g，玄参50g，麦冬25g，莲子心10g，竹叶20g，郁金15g，酒大黄15g，天竺黄15g，胆南星5g。

2. **心血瘀阻**　心脉气滞血瘀，脉道不通，故见心悸不宁，心痛阵作，胸胁烦闷，舌质紫黯，脉弦或沉弦。治宜理气活血，化瘀通络，方选丹参饮加味。药用：丹参40g，檀香7.5g，砂仁7.5g，茯神20g，酸枣仁20g，琥珀粉（冲服）6g。

3. **痹证侵入心脉**　风、寒、湿三气杂至而成痹，侵入血脉而成脉痹，由血脉入心脏而成心痹，症见心悸，胸闷或心前区痛，两颧红绛，口唇发绀，肢节烦痛，气短喘促，或咯血，舌绛红，脉弦细、数细或涩滞。治宜化瘀生新，宁心安神，兼清浊利湿活络。处方：白茅根50g，丹参25g，酸枣仁20g，牡蛎25g，苍术10g，黄柏10g，防己10g，秦艽20g，琥珀粉（单包冲服）3g，三七粉（单包冲服）3g。若心悸较甚而有自汗者，加生龙骨25g，桂枝7.5g，白芍20g，甘草10g；心悸、气短甚者，去苍术、黄柏、秦艽、防己，加白芍20g，桂枝7.5g，甘草7.5g，生龙骨25g，党参40g。

（三）**虚实并见证心悸**

前面所述心阳不振，因虚而悸，固然属于虚证，但又因水饮上逆乘心，是饮邪阻遏心阳而悸，又属于实证，可见心悸头晕，胸脘痞满，心下坚筑，短气，恶水不欲饮，神疲乏力，形寒肢冷，舌苔白，脉细弱而数。治拟振奋心阳，益气行水，方用苓桂术甘汤合小半夏汤。药用：茯苓 25g，白术 20g，桂枝 15g，炙甘草 10g，半夏 15g，生姜 15g。若兼见小便短少，虽有渴意不欲饮，脉来弦细者，是气化失利，水气不能下行，反而上逆。宜用泽泻汤，药取泽泻 50g，白术 25g，使水去饮消，清阳之气上升，则冒眩自止。若兼见头晕，冒眩，卒然呕吐，心下痞，胸胁支满，咳逆倚息不得卧者，是水饮上扰清阳之故，则当用小半夏加茯苓汤，药取半夏 25g，生姜 25g，炙甘草 15g，茯苓 20g。兼见面白少气，食减体倦，心中空虚，惕惕而动者，可用葶苈大枣泻肺汤加味，药用葶苈子 40g，大枣 12 枚，炒酸枣仁 20g，茯苓 20g。

〔单书健，陈子华．古今名医临证金鉴集·心悸怔忡卷．北京：中国中医药出版社，1999．〕

第二节　经典验案点评分析

一、裘沛然治疗心律失常案

导读：心悸兼胁痛证，中医辨证属气阳不振，气机不和者，其治当补益心气，振通心阳，疏肝理气和中为法，以使心气足，心阳振，心血通，气机畅，则心悸、胁痛诸证自可消除。

案体：肖某，女，46 岁，1990 年 11 月 10 日初诊。患者心悸心慌、胸闷头晕、右上腹胀痛已有 6 年余，测血压维持在 90/55mmHg，心率 45 次/分左右，西医诊断为心动过缓、低血压、慢性胆囊炎。近来发病呈加重趋势，心悸不宁，头晕气短，右胁胀痛不适，易烦，纳差脘痞，苔根腻，脉细迟。中医辨证属气阳不振，气机不和，治当补益心气，振通心阳，疏肝理气和中。处方：高良姜 12g，制香附 12g，潞党参 30g，生甘草 24g，川黄连 10g，柴胡 15g，牡蛎 30g，川桂枝 20g，海螵蛸 15g，延胡索 20g，丹参 24g，青皮 10g，陈皮 10g。每日 1 剂，水煎服。14 剂后复诊，患者右上腹胀痛大见好转，心悸、头晕、气短也见减轻，遂以原方再服 20 剂。三诊时患者心率 57 次/分，血压 100/60 mmHg，头晕、心悸、心慌气短等症已除，右上腹胀痛也消失，纳增脘舒，精神明显好转。半年后随访，症情基本稳定，一般情况良好，偶有不适，自服前方数剂即安。

〔裘端常．裘沛然临证验案拾遗．辽宁中医杂志，2001，28（3）：139.〕

评析：心悸兼有胁痛之疾，可遵异病同治之旨。临床中中老年人数病兼之者时而有之，本例患者西医诊断为心动过缓、低血压、慢性胆囊炎，中医诊断为心悸兼有胁痛，裘氏宗"异病同治"之旨，认为发病的关键在气虚，是以气虚导致阳衰，心阳不振，又因气虚造成气滞，脘胁闷胀疼痛。遂急投大剂量甘草、党参，以补心脾之气，既益气振阳，又塞因塞用；配桂枝、丹参通心阳，养心血；加牡蛎安神宁心；加高良姜温中助运；加延胡索、制香附、柴胡、青皮、陈皮、海螵蛸疏肝理气，导滞和中；加川黄连既可制桂、姜之热，又有清心理中之妙，寒温并用。诸药配合，切中其发病机制，故而药后疗效显著。

二、方和谦治疗心律失常案

导读：室上性心动过速中医辨证属心肾气阴两虚之心动悸者，治用益气滋阴，养心安神之法，方选麦味地黄汤、生脉散、桂枝甘草汤加减，使心肾相交，心神得养，则心悸自除。

案体：赵某，女，56 岁，2005 年 2 月 18 日初诊。患者平素自觉乏力，睡眠不实，大便不成形，1 年来患阵发性心动过速，时发时止，原因不明，发作时心率160~180次/分，每周发作3~4次，在四川当地医院做心电图检查显示室上性心动过速，查其舌苔薄白，脉弦缓。诊其为心肾气阴两虚之心动悸（室上性心动过速），治以益气滋阴，养心安神。处方：太子参15g，酸枣仁12g，远志5g，茯苓15g，桂枝5g，炙甘草6g，熟地12g，麦冬10g，枸杞子10g，五味子5g，大枣4枚，百合15g，炒山药10g，山萸肉6g，丹皮6g。取20剂，每日1剂，水煎服。服药后室上性心动过速发作次数减少，每周发作1次，发作时心率亦减慢。上方加竹茹6g，竹叶6g，取10剂，带回四川老家，每日1剂，水煎服，继续调养。

〔贺兴东，翁维良，姚乃礼．当代名老中医典型医案集·内科分册．北京：人民卫生出版社，2009．〕

评析：肾为水火之宅，阴阳之根，为元阴元阳所藏之处，五脏六腑之阴阳均有赖肾阴、肾阳的资助和生发。心为火脏，居不求上进而属阳，以降为顺；肾为水脏，居于下而属阴，以升为和。若心肾不交，心火不得肾水相济，则心火妄动扰乱心神，出现悸动不安。方氏认为心动过速引起的心悸，由阴虚引起者多于阳虚，本例患者为中老年女性，正处于绝经期，天癸已绝，阴液耗伤，故心失所养，神不得安而心悸不宁。治用益气滋阴，养心安神之法，方用麦味地黄汤、生脉散、桂枝甘草汤合方。方中以熟地、麦冬、枸杞子、五味子、山萸肉滋补肾阴，用太子参、炒山药、炙甘草补益心气，佐桂枝温心阳以助心气，丹皮清泻心火，又加入酸枣仁、远志、百合等养心安神之品。诸药合用，滋补肾阴，益气养心，使心肾相交，心神得养而心悸自除，疗效显著。

三、颜德馨治疗心律失常案

导读：冠心病心律失常（心悸）中医辨证属阳虚心气不

足为本，气血瘀滞为标者，其治疗宜以温阳益气，化瘀通络为治法，以使阳气复，心气足，脾健运，瘀血通，则心神自宁。

案体：某患者，男，47岁，1998年3月2日初诊。患者患顽固性心律失常3年，呈室性期前收缩、二联律或三联律，24小时动态心动图显示室性期前收缩40070次，最多2624次/小时，超声心动图显示升主动脉扩张，服大量西药治疗无效。诊时患者胸闷、心悸惕惕然，头晕肢倦，手足不温，多寐，舌质红，苔白腻，脉沉细、结或代。西医诊断为冠心病心律失常，中医诊断为心悸，证属阳虚心气不足为本，气血瘀滞为标，治以温阳益气，化瘀通络。处方：附子6g，炙甘草6g，五味子6g，丹参15g，蒲黄（包煎）15g，麦冬9g，川芎9g，薤白9g，黄芪30g，煅龙骨30g，煅牡蛎30g，桂枝3g。每日1剂，水煎服，连服21剂。二诊时患者诸症明显好转，面亦有润泽，胸前区时有堵塞感，口干苦而不思饮，少寐，舌淡紫，苔白，脉沉迟，以前方酌加健运脾胃之品，盖脾统四肢，土旺则诸脏可安也。上方附子用9g，加苍术、白术、茯神、远志各9g，小麦30g，石菖蒲6g，继续服用。服药2个月后三诊，诸症状大减，神清气爽，多次复查心电图均正常。

〔王昀，颜乾麟，孔令越．颜德馨教授应用温阳法治疗心血管疾病经验介绍．新中医，2005，37（12）：17．〕

评析：本例心律失常属中医学心悸之范畴，《诊家枢要》中说："阴胜阳亏之候，为寒，为不足。"治以温通心阳，益气活血为法。方以参附汤、生脉散、桂枝加龙骨牡蛎汤等方合治，并加石菖蒲引药入心，虽舌红用附子，但方中炙甘草、麦冬、煅龙骨、煅牡蛎等可制附子之刚燥。得效后守法续进，增强温阳之力，合奏健运中焦、护养心神之法而达全功。颜氏治疗本病在温阳基础上加黄芪、生蒲黄益气化瘀，使脾运健，瘀血通，心神宁而心悸愈。

四、周仲瑛治疗心律失常案

导读：心悸的病理性质有虚实两个方面，其辨证要点在于分清虚实，临床中虚实夹杂、本虚标实者并不少见。对于心经郁热，痰瘀内阻，心神失宁的患者，宜痰瘀同治，标本兼顾。

案体：鲍某，男，50岁。患者近3个月来心中惊惕阵作，曾在某医院住院治疗近2个月，多项检查提示为频发房性期前收缩，房室逸搏，部分导联 ST-T 波改变，经服心可舒、心元胶囊，静脉滴注生脉注射液等，病情一度稍见好转而出院，但期前收缩仍常发作。诊时患者时觉心慌，夜寐不酣，多梦早醒，动则易汗，心烦口干，饮水较多，面色油光多脂，舌质黯红，苔薄腻有黏沫，脉结而涩。辨证从心经郁热，痰瘀内阻，心神失宁着眼，治拟痰瘀同治，标本兼顾。处方：川黄连4g，法半夏10g，抚川芎10g，十大功劳叶10g，娑罗子10g，石菖蒲12g，赤芍12g，苦参12g，煅龙骨25g，煅牡蛎25g，紫丹参15g，熟酸枣仁15g。取7剂，每日1剂，水煎服。复诊时患者症状稍减，仍自觉心跳快，心烦寐差早醒，舌脉同前，前方加入陈皮、炒竹茹各6g。三诊时患者病情显著好转，自觉心慌有时发作，但程度较前大为减轻，心中仍时有下沉感，夜寐改善，动则易汗，口干，饮水较多，纳食知味，舌质黯红，苔黄薄腻，脉细涩而数，此乃气阴两虚为本，痰热内扰，心营不畅未尽。处方：太子参15g，熟酸枣仁15g，炙远志5g，炙甘草5g，川黄连5g，五味子（杵）4g，煅龙骨25g，煅牡蛎25g，莲子心3g，紫丹参12g，十大功劳叶10g，大麦门冬10g，玉竹10g，苦参10g，法半夏10g。再诊时病人诸症悉平，此后多次复查心电图，未见心律失常。

〔顾宁．周仲瑛辨治顽固性心律失常的经验．中医教育，2001，20（2）：55．〕

评析：心悸属虚实夹杂者，其治疗宜标本兼顾。周氏认为心悸（心律失常）之病机有虚实之分，常为虚实夹杂，本虚标实。本例患者西医诊断为顽固性心律失常，病属中医心悸之范畴，初诊时病机重在心经郁热，心神被扰，但热可灼津炼液成痰，痰阻脉道滞血成瘀。诊察患者面色油光多脂及苔脉异常，辨证有痰瘀交结、心脉阻滞之病机存在，故治疗上采用了痰瘀同治之法，以陈皮、半夏、竹茹、远志、石菖蒲等化痰药，与丹参、川芎、赤芍等活血药为伍，痰化则气机调畅，有利于活血，瘀去则脉道通畅，而有助于清痰。周氏同时对扶正补虚、养心通脉之治本之道十分重视，此即"不治痰而痰化，不治瘀而瘀去"之意。当标邪渐去、虚象显现之时，周氏更为注重养心治本，以冀气血冲和，心脉流畅，而无生痰停瘀之患，使病难复发。

五、赵绍琴治疗心律失常案

导读：阳虚者每表现为迟脉，但脉迟不等于是完全阳虚，临证应仔细分析，切不可以脉测证，拘泥于成见。本案实属阴分不足，兼有郁热，二诊时医者以脉迟断为阳虚，出现失误。

案体：张某，男，43 岁，1973 年 8 月 22 日初诊。患者自1972 年 6 月开始，反复头晕、憋气、心悸、心前区不舒及停跳现象，平时心率每分钟 40～50 次，上述症状发作时心率每分钟 35～40 次，伴有停跳，每分钟 5～8 次。自 1973 年 5 月起发作频繁，每次患病持续 2～3 小时。经某医院诊断为病态窦房结综合征，住院 2 个月，经用阿托品、异丙基肾上腺素、706 羧甲淀粉等各种西药治疗，效果不佳，每星期仍发作 1～2次，表现为头晕、憋气及停跳现象，心率每分钟 40 次以下。最后在药物治疗无效的情况下，动员患者安置心脏起搏器，患者考虑安装起搏器对今后劳动不便，故不同意安装，来我院门诊要求中医治疗。初诊（1973年8月22日）时患者阵阵心慌，胸闷憋气，心烦，夜寐多梦，舌红体瘦，脉象沉迟，按之弦细且滑，测血压120/80mmHg，心率每分钟46次，发育正常，呼吸平衡，颈静脉无怒张，两肺（一），心界不大，心律整，心脏各瓣膜区未闻及病理性杂音，腹部无压痛，肝脾未触及，下肢无水肿。从脉象沉迟、心慌气憋来看，似属心虚气弱，肝肾两亏。细诊两手寸关，沉取略弦且滑，夫沉则主里，迟司脏病，滑脉为痰，弦乃郁象，舌瘦尖红、心烦梦多全是肝肾阴虚，虚热上扰，心阴不足为本，阴损及阳，心阳又虚是标。治疗必须养其心阴，助其心阳，滋补肝肾，泄其虚热，调理阴阳，平衡升降。处方：北沙参30g，麦门冬15g，枸杞子15g，淡附片（先煎透）12g，熟地18g，桂枝6g，仙茅9g，仙灵脾9g，菟丝子12g，玄参9g，金樱子9g。服中药时，停用一切西药，进药6剂后，自觉症状明显好转，胸闷憋气未发作，心脏无停搏现象，心率每分钟50次。二诊（8月29日）时某医生应诊，认为病属心阳不足，改用辛温、壮阳、益气药物，用淡附片30g、黄芪24g、桂枝15g、麻黄6g、细辛6g。因方中升药过多，缺少育阴药，又无调整升降药物，故进药后患者又出现胸闷憋气及心脏停搏现象，心率降至每分钟40次。三诊（9月2日）仍按初诊方，再加白芍15g，连服10剂，症状好转，未发生心慌憋气及头晕现象，心率上升到每分钟50～60次。继而连续服药30剂，病情稳定，无不适症状发生，心率在每分钟60次左右。1973年11月患者出现较明显的心烦、多梦症状，小便色黄，脉象弦滑，舌红苔薄黄腻，认为证属阴分不足，虚热上扰，湿热积滞互阻不化，气机失调，升降失和，改用滋肾水以制虚火，补下元少佐泄热之法。处方：沙参24g，党参9g，麦冬9g，金樱子9g，天冬9g，仙茅9g，柴胡9g，黄芩9g，仙灵脾9g，焦三仙各9g，白芍15g，芡实18g，桑寄生 18g，生地 12g。服上药 1 月余，病情稳定，未发生胸闷及头晕、心脏停搏等现象，心率维持在每分钟 60 次左右。继用前法调理 3 个月，停药 1 个月，病情稳定，未再反复，遂出院恢复工作。

〔彭建中，杨连柱．赵绍琴临证验案精选．北京：学苑出版社，1996.〕

评析：病态窦房结综合征是现代医学的一种难治病，属中医学心悸之范畴。该病在中医看来除了自觉心悸、胸闷、头晕等症状表现外，主要是脉象迟缓，甚至出现停跳现象。但脉迟不等于是完全阳虚，据其舌瘦尖红、心烦多梦，是阴分不足，兼有郁热，故用调整阴阳、平衡升降的方法，从阴中求阳。张介宾云："善补阳者，必于阴中求阳，则阳得阴助而生化无穷。"故用熟地、沙参、麦门冬、枸杞子、菟丝子滋阴填精，配以桂枝、附片、仙茅、仙灵脾壮阳益命门之火，深得阴阳互根之妙。所以服药后即效，心率增加。二诊由其他医生应诊，以脉迟为阳虚，改用单纯补阳的方法，希求速效，反致心率下降，诸症再现。故三诊在初诊方上重加白芍，以救劫伤之阴，则又趋好转。当出现湿热积滞之象时，即加入疏调泄热之品。总之，据证分析，随证用药，不拘泥于成见，不一味地以脉迟为阳虚，体现了中医辨证施治的精神。

六、颜乾麟治疗心律失常案

导读："女子以肝为先天"，女性之心律失常，应注意从调肝入手进行调治，对中医辨证属气郁血瘀之患者，治以疏肝调气活血为大法，方选丹栀逍遥散出入，可取得满意的疗效。

案体：某患者，女，56 岁。患阵发性期前收缩二载之久，心率偏快，常服普罗帕酮治疗，但疗效欠佳，自感胸闷气促，怔忡、惊悸频发，月经周期正常，经前少腹痛、乳胀。时值经前，大便干结，夜寐欠安，口苦，舌质红，苔薄黄，脉弦结代，心电图显示心肌缺血，室性期前收缩，Holter 检查提示窦性心律，频发室性期前收缩，二联律 36 串。证属气郁血瘀之证，治以疏肝调气活血为大法，方用丹栀逍遥散出入。处方：丹皮 10g，山栀子 3g，柴胡 10g，当归 10g，赤芍 15g，白芍 15g，薄荷 3g，茯苓 30g，黄连 3g，桂枝 2g，灵芝 15g，苍术 10g，白术 10g，决明子 15g，丝瓜络 10g，桔梗 10g，丹参 15g，炙甘草 5g。取 14 剂，水煎服。二诊时患者期前收缩略有好转，入暮偶多，头晕失眠夜略有减少，大便通畅，月经按期而至，乳房作胀见松，胃纳一般，舌质红，苔薄黄，脉弦，原方加入安神之品。处方：丹皮 10g，山栀子 3g，柴胡 10g，当归 10g，茯苓 30g，白术 10g，苍术 10g，薄荷 3g，赤芍 10g，白芍 10g，龙齿 15g，灵芝 15g，五味子 6g，丹参 15g，决明子 15g，黄连 3g，桂枝 3g，炙甘草 5g。取 14 剂，水煎服。上方加减继续调治 2 月余，期前收缩减少，后停服普罗帕酮，偶尔心悸，大便通畅，舌质红，苔薄黄，脉缓，复查心电图显示心肌缺血，无室性期前收缩。

〔韩天雄，潘新，陈丽娟．颜乾麟治疗心律失常经验．中华中医药杂志，2011，26（6）：728.〕

评析：叶天士在《临证指南医案》中说："女子以肝为先天。"本例患者既有肝郁之象，又有血瘀之证，故以疏肝调气活血为大法，投以丹栀逍遥散加减治疗。方中用桂枝配黄连，取交泰丸之意，以交通心肾，养心安神，不仅改善睡眠，对期前收缩亦有疗效。临床中颜氏尤注重养护心神，认为安神类药物亦有抗心律失常作用。加入茯苓宁心，灵芝养心，龙齿定志，取效甚佳。

七、李辅仁治疗心律失常案

导读：丹参生脉饮为李氏经验方，用于心悸、胸闷、心痛等属气虚血瘀者，疗效肯定。本例患者乃气阴两虚、心血瘀阻之心动悸（冠心病、房颤），用丹参生脉饮加减，疗效满意。

案体：韩某，男，88 岁，因阵发性心悸 5 年余，发作加重 1 周，于 2005 年 11 月 4 日就诊。患者既往患有冠心病，心房颤动，高血压病，2 型糖尿病，良性前列腺增生，腔隙性脑梗死，现心慌间作，夜间明显，伴气短乏力，动则尤甚，纳可，小便频，大便偏稀，日 2 行，饮食尚可，查其舌质红，苔薄白，脉沉细结代。2005 年 10 月 21 日检查 Holter 提示心房颤动，伴阵发性及非阵发性房性心动过速，2005 年 10 月 25 日检查超声心动提示三尖瓣轻度关闭不全，老年退行性瓣膜病，主动脉瓣轻度关闭不全，二尖瓣中度关闭不全，左房扩大，心房纤颤，冠心病（下壁缺血）。诊其为气阴两虚，心血瘀阻之心动悸（冠心病、房颤），治以益气养阴，活血安神，方拟丹参生脉饮加减。处方：党参30g，麦冬15g，五味子10g，陈佛手10g，炒苍术15g，炒白术15g，炒薏苡仁15g，丹参20g，菖蒲10g，郁金10g，赤芍15g，黄芪15g，甘草5g。取 7 剂，每日 1 剂，水煎服。服药后患者心慌明显缓解，近日示再发作，大便次数较多，眼睑浮肿，脚面轻度浮肿，查舌质淡红，苔薄，脉沉细，辨证属心气不足，水湿停滞，故在原方基础上加入五苓散。处方：丹参20g，柏子仁10g，猪苓20g，鸡血藤15g，党参20g，郁金10g，麦冬15g，五味子10g，白术15g，炒薏苡仁15g，泽泻15g，枸杞子10g。取 7 剂，每日 1 剂，水煎服。三诊时患者水肿明显缓解，尿量增多，轻微气短，下肢无力，轻度腰痛，效不更法，上方略有增减，连服14 剂，诸症状均大减，嘱其当长期治疗。

〔贺兴东，翁维良，姚乃礼．当代名老中医典型医案集·内科分册．北京：人民卫生出版社，2009.〕

评析：本例患者年老久病，气阴两虚，心血瘀阻，心神失养，出现心悸心慌，乏力气短，动则尤甚，大便溏薄，脉沉细结代，李氏治用丹参生脉饮加减，疗效满意。丹参生脉饮为经验方，生脉饮可补益气阴，丹参可养血活血，全方配伍共奏益气固气、养血活血之效，常用于心悸、胸闷、心痛等心系疾病属气虚血瘀者，其疗效肯定。临床运用时可灵活加减，气血虚甚加黄芪、白术、当归、大枣等；气滞血瘀甚加郁金、川芎、赤芍、枳壳；肾虚尿频加益智仁、菟丝子、山药；心悸重加珍珠母、柏子仁；失眠者加夜交藤、酸枣仁、茯神；水肿者加茯苓皮、猪苓、冬瓜子等。

八、任继学治疗心律失常案

导读：治疗疾病应"谨守病机，各司其职"。肝胆火旺而致相火妄动，君火不宁而引发的心动悸，其治疗当疏其亢奋之肝气，利其上炎之胆火，投以黄连温胆汤加减，疗效满意。

案体：崔某，女，55岁，1989年12月21日就诊。患者既往曾患胆囊炎，于1个月前因恼怒而致心动悸、失眠，经某医院诊断为"心律失常"，服胺碘酮、复方丹参片、琥珀安神丸等药物，疗效不显，慕名求治于任氏。诊时患者心动悸，胆怯，口苦，咽干，脘腹胀满，舌质红，苔微黄，脉现虾游。任氏谓："心胆气通，此乃由肝胆而引起之心悸也，宜上病治下，以疏肝利胆为法。"处方：黄连10g，枳实10g，半夏15g，陈皮15g，茯苓15g，竹茹10g，甘草10g。每日1剂，水煎服。服药3剂后心悸胆怯、口苦、脘腹满闷均减，病人喜形于色，服9剂后，证消、脉平，病告痊愈。

〔封婉君．任继学医案四则．吉林中医，1990，（2）：8.〕

评析：任氏常说："见气休治气，见血休治血，见痰休治痰，当谨守病机，各司其职。"盖肝为刚脏，相火内居其中，故易动而致肝气亢奋。气有余便是火，故肝胆火旺而致相火妄动，君火不宁则心动悸。可见其本在肝胆，其标在心，因而只治其标，忽略其本，则心动悸不愈耳。今任氏投以黄连温胆汤，疏其亢奋之肝气，利其上炎之胆火，则相火得降，君火得宁，脾土得泄，而诸症状悉退也。

九、郭子光治疗心律失常案

导读：炙甘草汤为仲景创立的治疗心动悸、脉结代之著名方剂，用于治疗心律失常每获良效。本例患者之心悸证属气虚血弱，心失滋养，夹有瘀滞，治用炙甘草汤加味，取效满意。

案体：汪某，女，48岁，1993年10月27日初诊。患者有长期吸烟史，1周前自觉心悸、心慌、心空，头晕，失眠，气短、乏力，随即到当地县医院诊治，查心电图提示频发室性期前收缩、下壁心肌缺血。服用普罗帕酮、丹参片等，效果不显，今来诊治。诊时患者仍觉心悸、心慌，心空、胸闷塞，心烦，气短乏力，时时太息，头晕，睡眠差，饮食尚可，二便正常，察其形体偏瘦，精神欠佳，舌质淡有瘀点，苔薄白少津，脉促细而无力，测血压为90/60mmHg。证属气虚血弱，心失滋养，夹有瘀滞，治用炙甘草汤加味。处方：红人参15g，炙甘草10g，麦冬30g，阿胶（烊服）15g，生地20g，桂枝10g，生姜10g，酸枣仁15g，大枣15g，黄芪30g，丹参20g。每日1剂，水煎服。复诊时患者自述服用上方4剂，诸证缓解，又自配原方再服2剂后，去原医院复查心电图，结果正常，诊其脉率80次/分，细而有力，脉律正常。以上方予平再6剂以善后。随访2年余，未见复发。

〔郭子光．心律失常的凭脉辨治．成都中医药大学学报，1996，19（1）：8．〕

评析：炙甘草汤为仲景治疗"伤寒，脉结代，心动悸"之证的良方，现代研究表明本方有减低异位起搏点自律性和恢复心脏传导的作用。临床体会以酸枣仁易麻仁更能养心安神，气虚甚者加黄芪，夹瘀者加丹参，对改善症状效果更好。本例患者西医诊断为心律失常、心肌缺血，病属中医心悸之范畴，辨证为气虚血弱，心失滋养，夹有瘀滞，用药在炙甘草汤的基础上酸枣仁易麻仁，加黄芪、丹参等，取得了满意的疗效。

十、周仲瑛治疗心律失常案

导读：心律失常也不能局限于心病范围，本例患者西医诊断为心律失常，属中医心悸之范围，辨证从脾土阳虚，子病累母，心神失养入手，治拟温运脾阳，宁心定悸，疗效满意。

案体：王某，女，60 岁。患者多年来心慌不宁反复发作，心电图检查显示频发室性期前收缩，有时也疑诊为频发房性期前收缩，发作时多呈二联律、三联律，心中有虚悬感，常用美西律、氨酰心安、普罗帕酮等多种西药，未能控制期前收缩。诊见患者平素畏寒，喜厚衣被，大便稀溏，便后心慌易作，面色欠华，查舌质淡稍黯，苔薄腻，脉结代。辨证从脾土阳虚，心神失养入手，治拟温运脾阳，宁心定悸。处方：炙桂枝 10g，焦白术 10g，制附片 5g，潞党参 12g，粉葛根 12g，紫丹参 12g，熟枣仁 30g，炮姜 3g，川雅连 3g，阳春砂（后入）3g，炙甘草 6g，石菖蒲 6g。取 7 剂，每日 1 剂，水煎服。复诊时患者自述 1 周内期前收缩只发作 1 次，平时尚稳定，便溏渐渐转实，但仍怕冷喜暖，舌诊未变，脉象转细，效不更方，再加入生龙骨（先煎）20g，生牡蛎（先煎）20g，继续服用。服药半月后频发期前收缩基本控制。

〔顾宁．周仲瑛辨治顽固性心律失常的经验．中医教育，2001，20（2）：55.〕

评析：周氏对患者临床诸症状仔细分析，认为乃属中土阳虚，子病累母，心失所荣，故而心慌心悸阵作、脉来结代。治以温运脾阳，宁心定悸，全方以桂枝、附子为君，温运脾阳，振奋心阳；党参、甘草益气补中；白术健脾燥湿；炮姜温中祛寒，寓意桂附理中辈；葛根升脾胃之清阳；砂仁、菖蒲醒脾理气；黄连燥湿运中；丹参活血化瘀；枣仁宁心安神。周氏临证注重望、闻、问、切四诊，强调整体辨证，全面衡量，心律失常也不能局限于心病范围。本例患者悸在心中，而治重中阳，温脾而宁心，实有母病治子之妙。

十一、夏锦堂治疗心律失常案

导读：冠状动脉供血不足、窦性心动过速以胸闷心悸为突出表现，证属心气本虚，痰浊内侵，致使胸阳痹阻，气血运行不畅者，治疗当以宣痹通阳，祛除痰湿，兼以养心和血为法。

案体：王某，男，29岁，1997年9月16日初诊。患者1年来时有胸部憋闷，遇劳则加重，休息即缓解，经西医诊断为冠状动脉供血不足、窦性心动过速。近1月来因工作紧张，胸部憋闷加剧，心悸气短，头晕失眠，面色㿠白，饮食欠佳，二便尚可，查舌质淡体胖，苔白腻，脉弦滑，时有结代，测血压100/60mmHg。本证系心气本虚，痰浊内侵，致使胸阳痹阻，气血运行不畅，治当宣痹通阳以祛痰湿，兼以养心和血。处方：瓜蒌16g，薤白16g，党参13g，黄芪9g，当归13g，酸枣仁13g，丹参16g，茯苓9g，红花9g，柏子仁9g，麦冬9g。取8剂，每日1剂，水煎服。服药后再诊，患者胸闷减轻，但感左胸胁下及后背部酸沉，如负重担，查舌苔白腻，脉象仍有结代，原方去麦冬、柏子仁，加川厚朴9g，香附13g，取3剂，每日1剂，水煎服。三诊时患者诸症状均减，精神转佳，脉象和缓，结代脉消失。原方继服3剂，服法同前。

〔河北中医验案选编选组．河北中医验案选．石家庄：河北人民出版社，1982.〕

评析：本例患者痰湿壅阻胸中，胸阳不运，心脉痹阻，故采用瓜蒌薤白白酒汤加减辛温通阳。方中的瓜蒌化痰散结，薤白辛温通阳，合用对胸痛彻背，舌苔白腻，脉象弦滑之胸痹有很好的作用。伴有心悸气短、头晕失眠、面色㿠白、舌质淡、脉结代，说明心气亏虚，故加用益气养心之品。胸阳痹阻者，心络多有瘀阻，所以又佐以活血化瘀药物，以通瘀开塞，标本同治。本例患者的治疗，辨证准确，治法用药得当，故而疗效满意。

十二、李培生治疗心律失常案

导读：频发性期前收缩属中医心动悸之范畴，对辨证属于情志不舒、气机阻滞者，以疏肝解郁，宽胸理气，健脾和胃，养心安神之法治之，方拟柴胡疏肝散加减，可取得较好疗效。

案体：周某，女，46岁，因心悸胸闷反复发作7年，复发加重1月，于1991年9月3日就诊。患者1984年因妊娠行人流术后，情志不舒，大量食用海马、蒸鸡等，致手足浮肿、心悸、腹胀，以为虚损使然，又过服补益之药膏（药名不祥），上述症状加重。多次到一冶职工医院诊治，心电图提示频发性室性期前收缩，肝功能、B超检查均正常，考虑为更年期综合征，频发性室性期前收缩，予普罗帕酮、谷维素、肌苷片等西药及中药健脾益气、活血化瘀之剂，无明显效果。现患者心悸胸闷，头晕乏力，失眠多梦，性情烦躁，腹胀纳呆，嗳气频作，大便干燥，小便灼热，月事已三月未潮，查其舌质红，苔薄黄，脉来结代，每分钟歇止8~9次。诊其为气机阻滞之心动悸（频发性室性期前收缩），治以疏肝解郁，宽胸理气，健脾和胃，养心安神，方拟柴胡疏肝散加减。处方：柴胡10g，炒枳壳10g，制香附10g，苏梗8g，郁金10g，瓜蒌皮10g，薤白10g，橘红8g，白芍10g，炒丹皮10g，茯神15g，合欢皮 10g，麦芽 15g。取 5 剂，每日 1 剂，水煎服。服药后患者心悸好转，浮肿、腹胀减轻，大便也较前通畅，唯稍有胸闷，查脉转细数，故于前方加入适量丹参、赤芍等养血活血之品。处方：柴胡 10g，炒枳壳 10g，丹参 15g，赤芍 15g，白芍 15g，瓜蒌皮 10g，薤白 10g，郁金 10g，苏梗 8g，制香附 10g，合欢皮 15g，麦芽 15g。取 15 剂，每日 1 剂，水煎服。再诊时患者心悸胸闷消失，身无浮肿，纳食正常，唯食后稍感腹部不适，查脉象细而带弦，后用疏肝健脾、养血和血之剂调治而愈。

〔贺兴东，翁维良，姚乃礼. 当代名老中医典型医案集·内科分册. 北京：人民卫生出版社，2009.〕

评析：情志失调是导致心悸怔忡的常见原因之一。《灵枢·口问》中说："心者，五脏六腑之大主也……故悲哀愁忧则动心，心动则五脏六腑皆摇。"《素问·举痛论》中云："惊则心无所倚，神无所归，虑无所定，故气乱矣。"可见，各种情志刺激都可能伤及心脏，心神受损又可以影响其他脏腑，反过来加重心脏病情。从临床来看，情志失调引起的心悸怔忡以肝气郁结多见，因此调理脏腑气机，解郁行滞是治疗此病的一个重要方法。本例患者因肝气郁滞，脾胃失运，血运失常，心神失养而致心悸，方用柴胡疏肝散疏肝解郁、宽胸理气，酌加健脾和胃、养心安神、宣痹通阳之品，使肝疏郁解，脾健胃和，气血运行通畅，心神得养，则心悸痊愈。

第七章　高血压病

　　高血压是以体循环动脉压增高为主要表现的临床综合征，可分为原发性和继发性两大类。95%以上的高血压病因不明，称为原发性高血压；在不足5%的患者中，血压升高是某些疾病的一种表现，本身有明确而独立的病因，称为继发性高血压。目前我国采用国际上统一的标准，即收缩压≥140mmHg和（或）舒张压≥90mmHg，即诊断为高血压。原发性高血压又称高血压病，除了可引起与血压升高相关的症状外，长期高血压可影响心、脑、肾等脏器的结构和功能，最终导致这些重要器官的功能衰竭。高血压病发病率男女无明显差别，但随年龄增长而增加，40岁以后患病率明显增高。尽管我国在20世纪50年代就发出了"让高血压低头"的号召，但高血压流行病学统计表明，其发病率并没有得到控制，迄今高血压及其并发症仍是心血管疾病死亡的主要原因之一。

　　高血压病是现代医学的病名，中医典籍中虽没有这个病名，但对于本病的症状描述和防治方法却早有记载。根据高血压病的临床表现和病程演变，可将其归属于中医学"眩晕"、"头痛"、"肝风"、"肝阳"等的范畴，并与心悸、水肿、中风等病证有一定的内在联系。中医认为其发病主要是由于精神紧张、饮食不节、内伤虚损等原因，致使人体阴阳平衡失调，尤其是肝肾阴阳失调，肾阴不足，水不涵木，肝阳上亢而成。高血压病的基本病机为气血阴阳失调，病理因素有风、火、痰、瘀，病位在肝、肾，涉及心、脾。高血压病以脏腑阴阳气血失调为其病变之"本"（内在的病理变化），风、火、痰、瘀等病理变化为其病变之"标"（外在的病理表现），乃是以"本虚标实"为主要病理特点的一种常见慢性病。只要抓着高血压病辨证的这一主线，其他问题就可以迎刃而解。临证时应注意辨明病症的性质、区别病理因素、审察脏腑病机。

中医治疗高血压病，应根据其发病机制，以平衡阴阳为基本原则，在此基础上依辨证结果的不同选用与之相适应的治疗方法。通常早期以平肝潜阳，理气活血为主；中期以平肝潜阳，化痰和中，益气活血为重；晚期则宜养阴柔肝，益肾填精，活血化瘀。

第一节　中医名家辨治经验

一、邓铁涛辨治高血压病经验

邓铁涛认为引起高血压病的原因很多，首先是情志失节，如心情不畅、恼怒与精神紧张等，此外过嗜烟酒辛辣、肥甘厚腻，房劳过度及先天不足等，都可引起肝失疏泄、肝阳过亢、痰浊上扰和肝肾阴虚等病理变化，导致高血压病的发生。基于对上述病因病机的认识，邓教授在诊断高血压病时强调详查症脉、审证求因，对高血压病的治疗则当依证而定，且须掌握宜忌，补泻得当，平衡阴阳。根据多年的临床经验，他将高血压病分为 4 种基本证型进行治疗，同时诸证型临床上有时单独出现，有时还相互兼见，临证时须根据具体情况进行辨治。由于本病变化多端，不能执一方以套治疾病之全过程，宜注意辨证施治，随症加减，务要使方证吻合，方能取效。

（一）肝阳上亢型

此型多见于高血压病早期，症见头晕头痛，心烦易怒，夜寐不宁，或头重肢麻、口苦口干，舌质微红，苔薄白或稍黄，脉弦有力。其治疗宜平肝潜阳，不宜苦寒伐肝，若辨证的确需要时，亦宜中病即止。常用自拟石决牡蛎汤：石决明30g（先煎），生牡蛎30g（先煎），白芍15g，牛膝15g，钩藤15g，莲子心6g，莲须10g。如若苔黄、脉数有力者，加黄芩；兼阳明实热便秘者，可加大黄之类泻其实热；苔厚腻者，去莲须，加茯苓、泽泻；头痛甚者，加菊花或龙胆草；头晕甚者，加天麻；失眠者，加夜交藤或酸枣仁。

（二）肝肾阴虚型

此型常见于久患高血压病者，常因肝阳过亢不已而致伤阴伤肾所致。症见眩晕耳鸣，心悸失眠，腰膝无力，记忆力减退，或盗汗遗精、形瘦口干，舌质嫩红，苔薄少，脉细弦或细数。其治疗宜滋肾养肝，但勿滋腻碍脾生痰。常用自拟莲椹汤：莲须12g，桑葚子12g，女贞子12g，旱莲草12g，山药15g，龟甲30g（先煎），生牡蛎30g（先煎），牛膝15g。兼气虚者，加太子参；舌光无苔者，加麦冬、生地；失眠心悸者，加酸枣仁、柏子仁。

（三）气虚痰浊型

此型属本虚标实之证，在高血压病中期多见。症见头晕头重，胸闷，气短纳减，倦怠乏力，或恶心、泛吐痰涎，舌胖嫩，舌边有齿印，苔白腻，脉弦细滑或虚大而滑。其治疗宜补气除痰去瘀，但应注意补不燥肝，滋不碍脾，不宜用大剂量利水伤阴之药物。常用自拟赭决七味汤：黄芪30g，党参15g，陈皮6g，法半夏12g，茯苓15g，代赭石30g（先煎），草决明24g，白术9g，甘草2g。如兼肝肾阴虚者，加何首乌、桑葚、女贞子之属，以双补肝肾，缓图以功；如兼肾阳虚者，加肉桂、仙茅、淫羊藿等；若兼血瘀者，加川芎、丹参等。

（四）阴阳两虚型

此型阴损及阳，以致阴阳两虚，常见于高血压病后期。症见头晕眼花，耳鸣，腰酸腰痛，或阳痿遗精，夜尿多，自汗盗汗，或形寒肢冷，气短乏力，舌淡嫩或嫩红，苔薄白润，脉细弱。其治疗宜补肝肾、调阴阳，不宜妄求一时之效而用大剂量泻火降逆或利水伤阴之药。常用自拟肝肾双补汤：桑寄生30g，何首乌24g，川芎9g，淫羊藿9g，玉米须30g，杜仲9g，磁石30g（先煎），生龙骨30g（先煎）。若兼见气虚者，加黄芪；若以肾阳虚为主者，可改用附桂十味汤（肉桂、熟附子、黄精、桑葚、牡丹皮、茯苓、泽泻、莲须、玉米须、牛膝）；若肾阳虚甚兼水肿者，用真武汤加杜仲、黄芪。

中医治病，应在中医整体观和恒动观的思想指导下，力求实现人体阴阳自稳调节的平衡，以平为期。高血压病与肝肾的关系至为密切，故调理肝肾，使其阴阳平衡是治疗本病的重要环节。邓教授主张降压要合理，不应把血压的降低与否作为疗效判断的唯一标准，而应以治疗对象证候的改善以至体内阴阳相对平衡的恢复，作为判断疗效的依据。在临床上有一些患者经治疗后血压虽暂时未降，但证候明显改善，则预后良佳；相反有一些患者血压并不很高，而证候险恶，则往往亦会出现中风等恶候。故邓教授谆谆示人，降压不可妄求速效，而应听其自然，合理缓降，总以证候的改善、阴阳平衡得到恢复为要。

〔颜方，赵立诚．邓铁涛治疗高血压病经验．中医杂志，2003，44（8）：574.〕

二、高咏江辨治高血压病经验

高咏江治疗高血压病，以调肝为首务，根据临床表现和发病机制的不同，将其分为若干证型进行辨证治疗，其疗效颇佳，现将临床常见者作以简要介绍。

第七章 高血压病

（一）气郁血逆型

《素问·标本病传论》中说："肝病头目眩胁支满。"盖肝为厥阴风木之脏，职司疏泄，喜条达而恶抑郁。若肝失疏泄，气机郁阻，久则气郁血逆，而致血脉失调，血压升高，引发高血压病。临床多见头痛头晕，胸胁闷胀，情绪低落，纳食减少，甚则两胁窜痛，舌质淡或偏红，脉弦或沉弦。此类患者肝气怫郁于先，血脉失调于后，治当遵《内经》中"木郁达之"之旨意，以疏肝调血立法，庶乎肝木畅达，气血调顺，则血压自降，方用自拟疏肝调血汤。处方：柴胡10g，香附10g，郁金10g，苏梗10g，川芎10g，当归10g，白芍10g，薄荷6g。观古人平肝之法，乃芳香鼓舞，舒而平之，故方中以柴胡、香附、郁金、苏梗、薄荷芳香鼓舞，疏肝解郁，当归、川芎、白芍调和血脉，全方共奏疏肝调血之功。若疏肝不应，则必有营气痹滞，脉络瘀阻，可于上方中加桃仁、红花活血通络，多有效验。

（二）阴虚火旺型

肝肾同居下焦，相火寄焉，肝藏血，肾主精，平时肝肾相济，精血互生，是以前肾有"乙癸同源"之说。若情志失调，肝郁化火，灼伤肝阴，或恣情淫欲，耗竭肾水，以致肝肾阴亏，相火用事，鼓动血脉，煎熬血液，从而导致血压升高，引发高血压病。临床多见头痛头晕，目眩耳鸣，面部潮热，口苦咽干，心烦不寐，腰膝酸软，尿黄便结，舌质红，苔薄或黄，脉弦细数。此类患者水亏于下，火炎于上，宜甘凉益肾之阴，俟水火既济，血脉宁静，则升者自伏。若误投苦寒直折之品，徒伤脾阳，未有不偾事者。故治疗每从滋肾凉肝立法，用自拟滋肾凉肝汤。处方：生地15g，旱莲草15g，女贞子15g，枸杞子15g，玄参10g，桑叶10g，菊花10g，泽泻10g，石决明30g。方中生地、玄参、二至丸（旱莲草、女贞子）、枸杞子、泽泻滋肾泻浊，桑叶、菊花、石决明凉肝潜阳，诸药配合，共奏滋肾凉肝之功。

（三）肝阳化风型

《素问·至真要大论》中说："诸风掉眩，皆属于肝。"大抵肝为风木之脏，体阴而用阳，主升主动，其经脉循行起于足大趾，散布胸胁，上行头巅。若肝阳上亢，久则阳热动风，血随风激，循经攻冲头目，则血压陡升，此时高血压病患者有中风的危险。临床多见头目胀痛，眩晕欲仆，鼻衄耳闭，面赤如醉，胸闷呕恶，甚则四肢抽动，昏不识人，舌质红，苔黄，脉弦长有力。此时病势急重，治之最是紧迫，急当重镇以潜阳，盖以阳潜则风静，倘若抱守滋水涵木、养血息风，专事柔静，不用重镇，则缓不济急，中风之祸不远矣。故喜用张锡纯之镇肝熄风汤化裁施治。对于病情急危者，每投以重剂，若合并意识障碍属于闭证者，用生大黄 10g 煎水化服安宫牛黄丸 1 丸，清心醒脑，每获佳效。

（四）肝旺脾虚型

肝主藏血，脾主运化，肝藏血充足，则能疏泄，有助于脾之运化，脾运化正常，生血有源，则有助于肝之藏血。肝与脾在生理上密切相关，在病理上变相互影响，故仲景有"见肝之病，知肝传脾，当先实脾"之训诫。高血压病患者，由于肝旺日久，肝气横逆，克伐脾土，或医治失当，过用寒凉败胃，均可影响脾胃运化功能，以致肝脾同病，升降失宜。临床除见血压升高、头痛头晕、失眠多梦等肝旺的表现外，尚可见腹胀纳少、呕恶便溏等脾虚的症状。此证型多见于高血压病病程较久者，治疗关键在于培土以宁风，健中而缓肝，常用自拟验方培土缓肝汤。处方：太子参 10g，茯苓 10g，白术 10g，山药 10g，陈皮 10g，木瓜 10g，乌梅 10g，白芍 10g。方中太子参、茯苓、白术、山药、陈皮培土宁风，木瓜、乌梅、白芍酸敛缓肝，诸药合用共奏培土缓肝之功。

〔高振华．高咏江辨治高血压病的经验．中医杂志，1997，38（11）：654．〕

三、董建华辨治高血压病经验

对于高血压病的治疗，董建华认为应以肝为首务，创立的高血压病调肝四法，对高血压病的治疗颇有创新，现就调肝之疏肝降逆法、平肝潜阳法、清肝泻火法、镇肝豁痰法四法予以简要介绍。

（一）疏肝降逆法

高血压病以头目眩晕为主要症状，《素问·至真要大论》中说："诸风掉眩，皆属于肝"，这充分说明了肝在高血压病中的主导作用。肝为厥阴风木之脏，主疏泄而喜条达，若肝失疏泄，气机郁阻，则气郁血逆，而使血压陡升。高血压病因于肝郁上冲、气血逆乱者，以头痛眩晕、心烦易怒、两胁胀痛、嗳气频频、善太息为主要表现，头痛、两胁胀痛是其辨证要点，对于此类患者，治当疏肝降逆。常用药物有白芍、枳实、青皮、香橼皮、佛手、郁金、钩藤、旋覆花、代赭石、生牡蛎、生龙齿。方中以疏肝药与降逆药结合，使气调血和，血压恢复常态。董氏擅用代赭石、珍珠母、生龙齿、生牡蛎等金石介壳类，特别是代赭石重镇降逆，屡用屡效。兼热者加黄芩、苦丁茶；恶心者加半夏、竹茹；胁痛明显者加川楝子、延胡索。

（二）平肝潜阳法

"肝肾同源"，肝藏血，肾藏精，肝肾相济，精血互生。若肝肾阴虚，水不涵木，则肝阳上扰，血压升高，此类患者多为高血压的慢性过程，血压的特点是居高不下。临床表现为心烦少寐，面红潮热，头晕耳鸣，口干，腰膝酸软，健忘，舌红少津，脉弦细，其中心烦少寐、舌红少津是辨证要点，肝阳上亢，治当平肝潜阳。常用药物有生石决明、生牡蛎、灵磁石、钩藤、地龙、白蒺藜、白芍、生地、牛膝、苦丁茶。眩晕明显者加天麻；口渴明显者加玄参、知母；失眠者加炒枣仁、丹参。血压下降后应改为滋补肝肾之法，常用药物有枸杞子、生地、熟地、墨旱莲、女贞子、当归、白芍、苦丁茶、牛膝、五味子、杜仲、山茱萸。

（三）清肝泻火法

高血压病多属本虚标实之证，临床上情志过极，肝郁化火，上扰清窍而使血压升高者并不少见。此类患者临床表现为头痛眩晕，面赤，心烦易怒，口干口苦，大便干结，舌质红，苔黄，脉弦有力，其中面赤、口苦、舌红苔黄是辨证要点，肝郁化火，治当清肝泻火，釜底抽薪。常用药物有钩藤、菊花、黄芩、苦丁茶、龙胆草、白芍、木贼草、夏枯草、牛膝、生石决明。全方集大队清肝泻火之药于一炉，降压效果明显。董氏认为高血压病患者平素尽管有肝肾不足，此时肝郁化火，若抱守滋水涵木，养阴平肝，过于柔静，只有清肝泻火，血压方可回降，尔后滋肾凉肝可获全功。

（四）镇肝豁痰法

中医学素有"无痰不作眩"之说，董氏认为脾虚聚湿生痰，未必就出现眩晕，只有肝气夹痰上冲，痰气交阻，气血逆乱时才会导致血压升高。此类患者表现为头重眩晕，耳鸣重听，胸脘痞闷，泛恶呕吐，食少纳呆，形体多胖，舌苔白腻，脉弦滑，其中头重、舌苔白腻是其辨证要点，痰随气逆，治当镇肝豁痰。常用药物有代赭石、旋覆花、石决明、钩藤、黄连、半夏、全瓜蒌、陈皮、茯苓、白术、菖蒲、远志。方中以镇肝药与豁痰药相结合，平肝定志，化痰通络。痰热者加夏枯草；胸闷者加薤白、川芎；耳鸣者加珍珠母；小便不利者加泽泻、车前草。

〔王长洪. 董建华临床经验. 北京：人民军医出版社，2008.〕

四、盛国荣辨治高血压病经验

盛国荣论治高血压病，以肝肾为中心，旁及心脾肺，审证求因，据证施治，其经验丰富。他根据辨证将高血压病分为10 种证型，用育阴潜阳法、疏肝解郁法、健脾渗湿法等10 法进行治疗，疗效显著。

（一）育阴潜阳法

此法适用于阴虚阳亢，水不涵木之高血压病患者。主要表现为头目眩晕，行走漂浮，手足拘急，烦躁不安，甚则半身不遂，口眼㖞斜，舌颤舌红，苔黄，脉弦。常用方药：桑寄生、怀牛膝、生地、杜仲、钩藤、鳖甲、龙骨、牡蛎、磁石、石决明。方中桑寄生补肝肾、通血脉的功效卓著，对于高血压病属肾阴亏损、虚阳上扰者尤为适宜，常当首选之品。

（二）疏肝解郁法

此法适用于肝气郁结，气机阻滞，疏泄失司之高血压病患者。主要表现为头目眩晕，胸闷不舒，胁肋胀痛，呃逆口干，易怒纳少，大便秘或溏等。常用方药：柴胡、丹参、川芎、赤芍、玫瑰花、郁金、青皮、陈皮、蒺藜、香附。解郁莫过于逍遥散，故常用之，然对于肝郁化火者常需去辛温之当归，代之以川芎、丹参等。

（三）健脾渗湿法

此法适用于脾虚不运，痰湿内生，络脉为痰浊阻滞之高血压病患者。其形体多虚胖，主要表现为头重眩晕，腹胀纳呆，恶心便溏，眼睑或下肢浮肿，舌质淡，体胖大边有齿印，苔白腻，脉弦滑。常用方药：带皮茯苓、白术、怀山药、蚕沙、赤小豆、玉米须、车前子、泽泻。临床擅长用玉米须，以其性味甘平，功能利水祛湿，现代药理研究证实，玉米须具有利尿、抗溶血、抗过敏及解毒等作用，民间常以之炖冰糖饮服治疗高血压、水肿等病，唯其气味平淡，临证须用较大剂量，方能奏效，一般可用 30～60g。

（四）滋肾柔肝法

此法适用于肝肾阴虚，肝阳上亢之高血压病患者。主要症状为面色憔悴，两颧嫩红，头晕目眩，耳鸣，心烦少寐，腰膝酸软，舌质红，苔薄少，脉细或弦细。常用方药：桑葚、熟地、何首乌、白芍、太子参、枸杞子、玉竹、柏子仁、龟甲。临床使用桑葚滋肾柔肝，以其性味甘寒，专入肝肾二经，功能滋肝肾、息虚风，对于肝肾阴虚所致之高血压病尤为适用，唯其性和缓，用量需大，方能奏效，一般可用 15～30g。

（五）平肝息风法

此法适用于肝阳妄动，络道受扰之高血压病患者。主要症状为头痛头胀，目眩耳鸣，烦躁易怒，夜寐多梦，口苦咽干，手足麻木。常用方药：水牛角、代赭石、钩藤、天麻、地龙、全蝎、蜈蚣、僵蚕、珍珠母。临床常用虫类药于平肝息风法中，因地龙清热平肝之力尤强，全蝎、蜈蚣长于息风解痉，对于肝阳妄动之高血压病投之尤效，且能减轻肢体麻木偏瘫的程度。

（六）清胃泻肝法

此法适用于肝胃火盛，上冲清窍之高血压病患者。主要表现为头胀痛而眩，面红目赤，口苦且臭，食欲亢进，心烦多梦，尿赤便秘等。常用方药：石膏、知母、菊花、夏枯草、龙胆草、黄芩、连翘、玄参、栀子。治疗此类高血压病患者，喜

用白虎汤加味，尤其对体壮者疗效如桴鼓。临床体会，应用白
虎汤未必均见"四大症"，只要脾胃健运者，即可随症化裁，
加减应用。

（七）通阳逐瘀法

此法适用于胸阳不振，阴寒上乘，血行不畅，脉络瘀阻之
高血压病患者。主要表现为头晕心悸，胸闷气短，胸痛彻背，
舌质紫暗，苔白腻，脉弦涩或结代。常用方药：丹参、瓜蒌、
薤白、桂枝、茜草根、郁金、三七、桃仁、红花等。或用自拟
参七散（西洋参、三七、鸡内金等量，焙干研末），长期服
用，或配以汤剂，对高血压病伴动脉硬化、高脂血症者，疗效
尤著。

（八）培元益气法

此法适用于元气虚衰，阴亏阳损之高血压病患者。临床表
现为头晕目眩，胸闷气喘，心悸健忘，腰膝酸软，少气懒言，
手足麻木不温，舌质淡，苔白，脉细弱。常用方药：党参、黄
芪、黄精、肉苁蓉、枸杞子、当归、附子、肉桂。对此类高血
压病患者，临床喜用肉桂，在补阴药中佐以肉桂，有鼓动气血
运行之功，配以附子则通利血脉尤佳。

（九）调摄冲任法

此法适用于肝肾亏损，冲任失调之高血压病患者。临床表
现为眩晕耳鸣，心悸失眠，烦躁易怒，腰膝酸软，月经不调，
食欲不振等。常用方药：肉苁蓉、女贞子、旱莲草、桑葚、何
首乌、阿胶、鹿角胶、菟丝子、杜仲、仙茅、仙灵脾、巴戟
天、锁阳等。冲任不调之高血压病，在妇女绝经期是常用之
疾，方药之中，常以二至丸、二仙天为基础以调摄冲任。

（十）通腑降浊法

此法适用于腑气不通，升降失常之高血压病患者。主要表

现为头胀头晕，口苦口臭，脘腹不舒，纳食欠佳，小便短少，大便秘结，舌质红，苔白厚或黄，脉弦大。常用方药：大黄、玄明粉、火麻仁、郁李仁、草决明、枳实、生莱菔子、苦杏仁、桃仁等。腑气不通，湿浊痰饮留滞，升降失常，气血逆乱所致血压升高者，用通腑降浊法以釜底抽薪，临床喜用草决明，本品性凉味甘，功专清肝明目，利水通便，且其性缓味醇，滋益肝肾，镇潜补阴，对于高血压病之便秘，无论男女体弱或年老者，均为佳品，常以本品研末冲服，或入复方中煎服。

〔王长荣. 中国百年百名中医临床家丛书·盛国荣. 北京：中国中医药出版社，2002.〕

五、祝谌予辨治高血压病经验

祝谌予医术精湛，临床经验十分丰富，他在继承施今墨先生分虚实两型辨证治疗高血压病的基础上有所创新，并增加瘀血阻络和肝风夹痰两型。强调根据高血压病虚中夹实、实中兼虚的特点，虚实兼顾、标本同治。祝老强调高血压病其本以肝肾阴虚为主，肾阴亏损，水不涵木，或肝阴不足，肝阳偏亢；在标以肝阳上亢，升动无制，肝风内动，上扰清空而为眩晕。由于阴阳互根，病变后期则阴虚日久阴损及阳，而发展为阴阳两虚，脏器受损之晚期高血压病。

（一）实性高血压

本型常见于高血压病的初期，因精神刺激，恼怒愤郁伤肝，肝失疏泄，郁久化火，肝火上炎，肝阳上亢所致。临床表现为头痛眩晕，面红目赤，烦躁易怒，口苦耳鸣，小便黄赤，大便干燥，舌质红，苔黄腻，脉弦有力或上鱼际等一派肝经实热现象，故称之为实性高血压。其特点是血压多以收缩压增高为主，脉压差大，每于情绪波动而加重，耳鸣如雷，脉象洪大，多"上盈于寸，下盈于尺"，且强劲有力而上鱼际，祝老将其称之为"脉上鱼际"。

其治疗宜清肝泻火，平肝潜阳。用祝氏自拟降压验方：夏枯草15g，苦丁茶10g，杭菊花10g，黄芩10g，槐花10g，钩藤10g，茺蔚子10g，桑寄生20g，怀牛膝15g，石决明30（先下）。头痛剧烈者加羚羊角粉、白蒺藜；大便干燥者加生大黄、草决明。

（二）虚性高血压（肝肾阴虚型）

此型在临床中最为多见，常见于高血压病之中期，多因先天禀赋不足，脏腑亏损或始于阴阳有余，病情发展，损伤肝肾之阴，而致肝肾阴虚，水不涵木，风阳内动所致。临床表现为头晕目眩，耳鸣心烦，失眠多梦，腰膝酸软，肢体麻木，舌质暗红，脉弦细等一派肝肾亏损的虚象，故称之为虚性高血压。其特点是血压多以舒张压增高为主，脉压差相对偏小，耳鸣声细小，犹如蝉鸣，脉沉细弦。

其治疗宜滋补肝肾，平肝降压。方用杞菊地黄汤加钩藤10~15g，夏枯草15g，黄芩10g，桑寄生20g，怀牛膝15g，杜仲10g。失眠多梦者加枣仁、五味子；肢体麻木者加鸡血藤；头晕加石决明、生牡蛎；耳鸣耳聋加珍珠母、磁石等。

（三）虚性高血压（阴阳两虚型）

此型在临床中较为少见，常见于高血压病之后期，因年老体衰，脏腑虚损，病久阴损及阳，而致阴阳两虚，虚阳上浮。临床表现为眩晕耳鸣，心悸气短，失眠多梦，目花干涩，畏寒肢冷，腰膝酸软，夜尿频多，舌质淡暗体胖，脉沉细等一派上热下寒，虚阳上浮，体质极虚之象，其特点是上热下寒、阴阳失调。

其治疗宜温补肾阳，兼滋肾阴。方用桂附地黄汤加减，药用肉桂10g，附子10g，熟地10g，山萸肉10g，山药10g，丹皮 10g，泽泻 10g，茯苓 10g，川断 15g，杜仲 10g，牛膝 10g，夏枯草 10g。方中六味地黄汤滋补肝肾之阴；肉桂、附子温肾壮阳，引火归源；川断、杜仲补肝肾，壮筋骨；牛膝、夏枯草补肾降压。全方配伍，阴阳俱补，正如汪昂所释的一样："火归水中，水生木，盖用桂附干地黄山萸等，补肾药中引火归元，水火既济而内风自熄。"

（四）瘀血阻络型

此型患者多由元气不足，运血无力，久则成瘀；亦可由肝郁气滞，血行不畅而成。其治疗宜补气逐瘀，平肝通络。方用补阳还五汤加丹参 30g，葛根 15g，桑寄生 20g，鸡血藤 30g，钩藤 15g，牛膝 15g。若气滞血瘀者，可用血府逐瘀汤加以上药物。

（五）肝风夹痰型

此型多因恣食肥甘，痰湿中阻，蕴而化热，引动肝风所致。其治疗宜化痰清热，平肝息风。方用十味温胆汤加钩藤 10g，夏枯草 10g，黄芩 10g，石决明 30g（先下），珍珠母 30g（先下）。

因高血压病以肾阴亏损为本，肝阳上亢为标，其病位在肝肾，故祝老在临证时本着张景岳所言"无虚不作眩，当以治虚为主，而酌兼其标"的理论，治疗高血压病最喜用的方子是"杞菊地黄汤"。方中枸杞子、熟地、山萸肉滋补肝肾之阴，使水旺以制火，正所谓"壮水之主，以制阳光"；茯苓、山药、泽泻健脾以运水谷精微，是以后天养先天之本；丹皮、菊花清肝泻火，平肝明目。全方配伍，无论是虚是实，何法何型，只要加减配伍得当，均能取效，并无禁忌。祝老常用的药物有夏枯草、钩藤、牛膝等，功能在于补益肝肾，清肝息风，引经下行。

〔范爱平．祝谌予治疗高血压病经验举要．中医教育，

1995，14（6）：46.）

六、柴浩然辨治高血压病经验

柴浩然治疗高血压病，主张辨证以虚实为纲，分析不同的病因病机，确立相应的治疗大法。他认为一般说偏于实证者，多由素体阳盛，肝气偏激，或七情所伤，忧郁恼怒过度，使脏腑功能失调，气血逆乱，以致肝失疏泄，阳热亢盛，或化火、生风，或伤阴、耗血，或酿痰、致瘀，形成以肝火炽盛、肝阳上亢为主要证型，兼夹风、火、痰、瘀等以实为主的病因病机。偏于虚证者，多因年高体衰，肾虚精亏，虚阳失潜，或阴虚及阳，以致阴阳失衡，水火不济，形成以阴虚阳亢、阴阳两虚为主要证型，兼夹痰浊上逆、阳虚水泛等以虚为主的病因病机。基于上述认识，柴氏认为以虚实辨证为纲，实责之于肝，虚责之于肾，有利于确立不同的治疗大法，兼顾各种错综复杂的病情需要。至于病程日久，实证转虚；或病情变化，虚中夹实，仍可根据虚实之纲，权衡两者的主次、轻重、缓急，兼顾治疗。柴氏以虚实为纲，根据高血压病辨证分型的不同，确立以下4种基本治法。

（一）清肝泻热法

此法适用于肝火炽盛、攻冲头目之高血压病患者。症见头痛且胀，口苦咽干，胸中烦热，急躁易怒，夜寐不安，大便干结，小便短黄，舌红苔黄，脉弦滑而数。常用自拟经验方：龙胆草6～9g，杭白菊9～15g，钩藤12～18g，竹茹15～24g，地龙9～12g，生地15～24g，决明子15～30g，栀子9～12g，黄芩6～9g，玄参9～15g，甘草6g。大便秘结者加大黄6～9g。

（二）平肝息风法

此法适用于肝阳上亢、气血上逆，甚或肝风内动之高血压病患者。症见头晕头痛，心烦耳鸣，面红目赤，失眠健忘，噩梦纷纭，甚或眩晕欲仆，头痛如掣，双手颤抖，语言不利，步履不稳，舌红苔白，脉弦数或弦长有力。常用自拟经验方：珍珠母24~30g，生石决明24~30g，生白芍15~18g，夏枯草15~18g，天麻6~9g，钩藤12~18g，磁石15~30g，生牡蛎15~24g，生龟甲15~24g，甘草6g。

（三）滋阴潜阳法

此法适用于肾阴不足、虚阳失潜之高血压病患者。症见头晕目眩，咽干耳鸣，两目干涩，视物昏花，失眠健忘，烦躁易怒，腰膝酸软，肢麻震颤，舌质红或绛，少苔或无苔，脉弦细或细数。常用自拟经验方：蒸首乌18~24g，女贞子9~15g，细生地9~15g，杭白菊9~15g，旱莲草9~12g，桑寄生9~15g，怀牛膝9~15g，珍珠母15~30g，制龟甲9~15g，枸杞子9~15g，炙甘草6g。

（四）补阴和阳法

此法适用于肝肾不足、阴阳两虚之高血压病患者。症见头晕耳鸣，心悸失眠，健忘目干，腰膝酸软，下肢不温，夜尿增多，舌质淡红，苔薄白，脉沉细弱。常用自拟经验方：熟地15~24g，山萸肉6~9g，仙灵脾9~15g，杜仲9~12g，桑寄生9~12g，巴戟天9~12g，怀牛膝12~15g，制龟甲12~15g，珍珠母15~30g，炙甘草6g。

在上述4种基本治法用药的基础上，柴氏临证中常常根据病人年龄、性别的不同，体质禀赋的差异，兼夹病证的多寡，知常达变，灵活加减，以应对错综复杂的病情需要。对于高血压病程日久，络脉瘀阻，伴有肢体麻木，甚或活动失灵等症状者，柴氏一是善用藤类药，如养血通络的鸡血藤，清热通络的忍冬藤，祛风通络的青风藤、海风藤、络石藤等，此类药通络化瘀，性质平和，宜于长期配用；二是选用秦艽、嫩桑枝等辛寒或甘寒的祛风湿、通经脉之品，可避免温燥之弊端；三是择用乌梢蛇、桃仁、红花等活血通经之品，以畅血行，但此类药多为暂用，不宜长期服用。

〔柴瑞霁．柴浩然治疗高血压病的经验．山西中医，1994，10（4）：10.〕

第二节　经典验案点评分析

一、李振华治疗高血压病案

导读：高血压病、高脂血症中医辨证属脾虚湿阻，血行不畅，肝阴不足，风阳上扰之风眩者，在临床中较为多见，对此类患者的治疗，当以健脾养肝，祛湿活血，潜降息风为法。

案体：马某，女，39 岁，2005 年 8 月 20 日初诊。患者2002 年 5 月开始自觉头晕，耳鸣，头沉，体倦乏力，但未重视，2003 年初病情加重，即到洛阳市第一人民医院诊治，经查确诊为高血压病、高脂血症，服西药维压静、辛伐他汀等，血压下降，上述症状有所减轻，后至洛阳市中医院给予育阴潜阳、健脾利湿等中药，效果不显。现患者头晕耳鸣，头目胀痛沉重，每因劳累及心情不佳加重，胸闷恶心，周身困倦，其体形较胖，面色潮红，查舌质暗淡，舌体稍胖大，边有瘀斑，苔白腻，脉弦滑。诊断为高血压病、高脂血症，中医辨证属脾虚湿阻，血行不畅，肝阴不足，风阳上扰之风眩，治拟健脾养肝，祛湿活血，潜降息风。处方：白术 12g，茯苓 15g，泽泻15g，节菖蒲 10g，川牛膝 9g，女贞子 15g，荷叶 30g，草决明12g，全蝎 9g，牡蛎 15g，赤芍 10g，山楂 15g，地龙 15g，鸡血藤 30g，丹参 20g，桃仁 12g，甘草 5g。取 25 剂，日 1 剂，水煎服。二诊时，患者自述服药后头晕耳鸣、头目胀痛显著减轻，胸闷恶心已消失，查舌质瘀斑略减，腻苔渐退，此为脾运化水湿之职渐复，瘀血稍有消散，经络亦有通畅之象，因大便微溏，故去桃仁、草决明，以红花代之，再取 20 剂，日 1 剂，水煎服。三诊时，患者头晕，耳鸣，头目胀痛沉重感，以及舌边瘀斑均已消失，周身较前有力，查舌质稍暗，脉微弦无力，此为血行尚未完全复常之象，以上方去女贞子、川牛膝，加党参益气以促血运，取 30 剂，水煎服。2005 年 12 月 17 日电话随访，患者告知三诊所开中药已于 10 月 31 日服完，11 月 7 日去省人民医院检查，测血压 136/86mmHg，查血脂总胆固醇 5.22mmol/L，三酰甘油 1.92 mmol/L，高密度脂蛋白胆固醇 1.16 mmol/L，低密度脂蛋白胆固醇 3.64mmol/L。平时多次测量血压，基本在正常范围，生气后血压有升高，就自服寿比山可缓解，因病情稳定，无不适感觉，故未再来就诊。

〔贺兴东，翁维良，姚乃礼. 当代名老中医典型医案集·内科分册. 北京：人民卫生出版社，2009.〕

评析：此为烦劳过度，家族遗传，加之平素过食肥甘，致使脾胃损伤，痰湿中阻，气机不利，血行不畅，瘀血阻络，脑失所养而致眩晕；又因化源亏乏，阴津亏虚，水不涵木，风阳上扰导致耳鸣，面色潮红等。现代对高血压病、高脂血症所致的眩晕，常以肝肾阴虚辨证治之，往往忽视脾虚肝郁这一病机。岂不知脾虚日久，土壅木郁，肝气郁滞，气郁化热，肝阳上亢，亦可致眩晕，尤其脾虚失其健运水谷之职，精微不布，脂肪淤积体内，可致血脂增高。临床上从调和肝脾培本入手，兼顾痰瘀阳亢之标，以健脾疏肝为主治疗，每获佳效。

二、路志正治疗高血压病案

导读：本案西医诊断为高血压脑病，中医辨证属痰热内结阳明，腑气不通，浊热上扰，以通腑泄热化浊，佐以平肝息风为治法，方选小承气汤合小陷胸汤加味，取得满意的疗效。

第七章 高血压病

案体：沈某，男，66 岁，2004 年 5 月 13 日初诊。患者已患眩晕（高血压病）20 余年，常服复方降压片等，维持血压在 150～170/90～100mmHg 之间。4 月 6 日过生日时，心情愉悦并饮酒助兴，下午 5 时在送别亲友时，突感头痛加剧，伴眩晕、呕吐，随即意识不清，牙关紧闭，四肢抽搐，当时测血压 240/120mmHg。立即肌注硫酸镁等药，抽搐控制，急住某医院，诊断为"高血压脑病"，静滴甘露醇、呋塞米、硝普钠、清开灵等药，6 小时后意识转清，头痛好转，但仍眩晕，时有恶心呕吐，用甘露醇、呋塞米可缓解，停用则病复如初。经用天麻钩藤饮、镇肝熄风汤、泽泻汤等中药，效果不著，特请路氏会诊。诊见眩晕，目不敢睁，天旋地转，时有恶心呕吐，心胸烦闷，脘腹胀满，口出浊气熏人，大便 10 余日未行，小便短赤，面红目赤，舌质红，苔黄厚腻，脉沉弦有力，测血压 180/110mmHg。辨证分析属痰热内结阳明，腑气不通，浊热上扰之候，治宜小承气汤合小陷胸汤加味，以通腑泄热化浊，佐以平肝熄风。处方：大黄（后下）10g，厚朴 15g，枳实 12g，全瓜蒌 20g，法半夏 15g，黄连 6g，天麻 10g，钩藤（后下）15g，蔓荆子 12g。取 3 剂，每日 1 剂，水煎服，嘱频频服用。1 剂后患者腹中矢气频转；2 剂后恶心呕吐止，眩晕减，矢气仍频，味极臭；3 剂后下大便 10 余枚，腹胀顿减。建议停用静脉输液，上方大黄减为 6g，再进 3 剂，诸症皆逝，查舌微红，苔薄微腻，脉弦细滑，测血压 150/90mmHg。热势见去，腑气已通，易以健脾化痰，平肝息风之半夏白术天麻汤善其后。半年后随访，患者饮食起居及血压如常。

〔魏华，路洁，王秋风. 路志正教授运用脏腑相关理论救治心脑血管病经验举要. 中国中医急症，2006，15（12）：1369.〕

评析：本例患者西医诊断为高血压脑病，属中医学"眩晕"、"头痛"的范畴，用甘露醇、呋塞米等有短暂效果，服泽泻汤效果不佳，可见与前者脱水利尿机理并不相吻合。天麻钩藤饮、镇肝熄风汤虽为治疗高血压病之常用方，然此例用之无效，可见病机有异。观其脉症，路氏认为患者胸腹胀满，呼吸急促，面目俱赤，口浊浊气熏人，大便十余日未行，舌苔黄厚腻，脉沉有力，显为阳明痰热内结，腑气不通之候；眩晕、头痛、时有恶心呕吐，乃浊热上蒸清窍之征。《素问·至真要大论》中说："诸风掉眩，皆属于肝。"此例患者眩晕为浊热上扰，引动肝风之象，故治以小承气汤合小陷胸汤清热通腑，导痰浊邪热从大肠而出，加天麻、钩藤、蔓荆子以平肝息风。药后腑气通，湿热除，诸症随之而愈。可见路氏诊治疾病细致而入微，用药胆大而果断，纵顽疾重症，亦随手而效。

三、沈敏南治疗高血压病案

导读：高血压病眩晕自觉症状多不重，但隐匿之病机较顽固，宜采用辨病辨证相结合的方法分层次、分期治疗，证属肝肾阴亏、风火上扰者，首当滋补肝肾之阴，平息上越之风火。

案体：王某，男，58 岁，1994 年 9 月 3 日诊治。患者患高血压病已 4 年，间断服中西药治疗效果不显。现患者眩晕耳鸣，稍动面热，易怒，头两侧时抽掣疼痛，两腿无力，形体虚胖，胃纳尚可，口干口苦，大便易秘，小便色黄，查舌质偏紫中花剥，脉弦细，测血压 173/113mmHg，查血脂总胆固醇5.82mmol/L，三酰甘油 2.40mmol/L，高密度脂蛋白胆固醇0.95mmol/L，低密度脂蛋白胆固醇 3.22mmol/L，血液流变显示血黏度增高，眼底动脉硬化 II 度，尿常规正常。病属高血压病，证属肝肾阴亏，风火上扰，治以滋补肝肾之阴，平息上越之风火。处方：龟甲（先煎 20 分钟）20g，鳖甲（先煎 20 分钟）20g，石决明（先煎 20 分钟）20g，钩藤（后下）15g，生地 15g，枸杞子 12g，白芍 12g，怀牛膝 12g，栀子 10g，黄连 5g，羚羊角片（另煎代茶）4g。并嘱患者心情愉快、忽怒，忌辛辣发热食物。9 月 18 日再诊，患者自述服上药半月，面热、头两侧抽掣、口干口苦已除，大便每日 1 次，眩晕耳鸣、两腿无力、舌中花剥好转，唯血压不降，仍 173/113mmHg，此乃风火上扰大减，肝肾阴亏亦好转，尚有水停血瘀，治以利尿祛瘀、滋阴息风。处方：龟甲（先煎 20 分钟）20g，鳖甲（先煎 20 分钟）20g，丹参 20g，钩藤（后下）15g，生地 15g，赤芍 15g，枸杞子 12g，白芍 12g，丹皮 12g，怀牛膝 12g，广地龙 10g，益母草 30g，泽泻 30g，茯苓 30g。生活上在保持心情愉快、忽怒，忌辛辣发热食物的同时，嘱低盐饮食。9 月 25日又诊，上方服后小便增多，眩晕耳鸣、两腿无力消失，舌中花剥已无，血压降至 135/83mmHg，其他症状亦有好转，前方泽泻、茯苓、益母草减至 15g，加制女贞子 12g，桑寄生 15g，继续服用。守上方加减服用 3 个月后，测血压为 128/83mmHg，血脂及血黏度好转，嘱适时服西药降压药，每年冬季用上述中药调理 2 个月，随访至今身体健康。

〔沈敏南，赵亦工，潘锋.17 常见疑难病治验思路解析.北京：人民卫生出版社，2006.〕

评析：本例患者显性症状是面热易怒，眩晕耳鸣，头两侧抽掣疼痛，为风火上扰所致，两腿无力为肝肾阴亏之征，隐匿之病机为水停血瘀，可从形体虚伴、舌质偏紫、血脂偏高、血粘度高得知，其血压增高与此两种病机有关。在治疗时，第一阶段以清泄风火，滋补真阴。方用石决明、钩藤、羚羊角片潜阳息风，凉肝清热；黄连、栀子清肝热，泻肝火；龟甲、生地、怀牛膝补肾阴，降血压；鳖甲、白芍、枸杞子补肝阴，柔肝养血。用上方加减服用半月，显性症状明显减轻，但血压仍不下降。进入第二阶段，重点在于利尿祛瘀，滋阴息风。即前方中加泽泻、茯苓、益母草各 30g，有祛湿利尿降压的作用，加赤芍、丹参、丹皮、广地龙祛瘀通络，疏通血管痉挛，达到降压的目的。因服药后肝热风火渐息，而减去石决明、栀子、黄连、羚羊角片，但真阴亏损，非短期能恢复，特别是加重祛湿利尿药，要刻护真阴衰竭，故仍用龟甲、鳖甲、枸杞子、白芍、生地、怀牛膝滋补肝肾真阴，用钩藤以平息残留之风火。此方加减服 7 天，小便量增多，血压亦降至正常值。进入第三阶段，巩固疗效。祛湿利尿药泽泻、茯苓、益母草减至常用量，防其水湿再次潴留，加制女贞子、桑寄生以增滋补肝肾阴亏之力。再服药 3 月，嘱每年冬季以此思路服药 2 个月，身体健康。

四、裘沛然治疗高血压病案

导读：高血压病眩晕肝阳上亢证居多，然并非都属肝阳上亢证，临证当四诊合参，仔细分析，详加辨证，对肾阳衰微，阳不化气，少阴病水气上凌之眩晕，可用真武术汤加味治疗。

案体：王某，男，58 岁，1981 年 12 月 11 日初诊。患者素有高血压病，血压常在（180～190）/（100～110）mmHg 之间波动，屡服凉血、平肝、潜阳之剂，迄无效验。自述头脑眩晕已历时 3 年，两目视物昏糊，时有耳鸣，有时夜寐不宁，心中常有悸动，查舌质淡而胖，苔白腻，脉沉细。此属少阴病水气上凌为患，治拟真武汤加味。处方：熟附子 12g，生白术 15g，生白芍 15g，茯苓 15g，煅磁石 30g，牡蛎 30g，桂枝 9g，车前子（包煎）9g，生姜 6g。取 3 剂，每日 1 剂，水煎服。12 月 14 日二诊，患者药后眩晕已减，心悸未除，夜寐不宁，原方桂枝改为 15g，加酸枣仁 12g，制半夏 12g，再取 2 剂。三诊时血压降至 160/80mmHg，诸症均好转，仍以前方续服 5 剂而愈。

〔王庆其．裘沛然辨治少阴病的经验．中国医药学报，1992，7（3）：35.〕

评析：真武汤原为治疗少阴病阳虚水停而设，临床上并可治疗慢性肠炎、肾炎、心源性水肿、耳源性眩晕等属脾肾阳虚、水湿内停的各种内伤杂病，但以此方用来治疗高血压眩晕症，临床上很少注意。本例患者虽有眩晕等类似肝阳上亢之症，但脉见沉细、心悸、舌质淡胖等，乃是肾阳衰微，阳不化气，水气不凌之症，故用真武汤温阳利水，加牡蛎以泄水气，磁石以养肾、明目聪耳，两药相配，并有安神镇静作用。二诊、三诊时以心悸动、夜寐不安为重点，故加重桂枝剂量以加强温通心阳的作用，并加酸枣仁养心安神，半夏燥湿降逆。由于辨证准确，治法用药得当，所以药后疗效满意，本例患者的治疗说明，不能一见高血压病眩晕就认为是肝阳上亢证，高血压病眩晕并非都属肝阳上亢证，肾阳衰微，阳不化气，少阴病水气上凌之眩晕，可用真武汤加味治疗之。

五、方和谦治疗高血压病案

导读：《素问·至真要大论》谓"诸风掉眩，皆属于肝"。风眩（高血压病）从肝论治，以平肝潜阳，兼滋补肝肾之阴为治法，方拟天麻钩藤饮加减，对肝阳上亢之患者确有良效。

案体：杨某，男，35岁，2005年10月13日初诊。患者1个月来因劳累出现头昏脑涨，到友谊医院就诊，确诊为高血压病，给予卡托普利，每次半片，每日2次口服，疗效不佳。现头晕项强，心烦口干，眠差易醒，纳可，二便调，查舌质红，苔白，脉平缓，测血压140/105mmHg。诊断高血压病，属肝阳上亢之风眩证，治以平肝潜阳为法，方拟天麻钩藤饮加减。处方：生石决明15g，钩藤10g，怀牛膝6g，天麻6g，生杜仲10g，夜交藤12g，石斛10g，茯苓10g，泽泻10g，丹皮10g，玉竹 12g，薄荷 5g，白菊花 10g。取 7 剂，日 1 剂，水煎服。复诊时患者头晕减轻，但自觉心悸，腰痛，二便调，测血压 110/75mmHg，药已见效，效不更方，以上方加桑叶 10g，取 14 剂，日 1 剂，水煎服。三诊时患者自述药后头晕减轻，时有头痛，已停用卡托普利，查舌质红，苔白，脉弦平，测血压 105/70mmHg，用药改为下方。处方：怀牛膝 6g，天麻 6g，生杜仲 10g，夜交藤 12g，石斛 10g，茯苓 10g，泽泻 10g，丹皮 10g，玉竹 12g，薄荷 5g，白菊花 10g，桑叶 10g，炒谷芽 15g，焦神曲 6g。再取 14 剂，日 1 剂，水煎服。

〔贺兴东，翁维良，姚乃礼．当代名老中医典型医案集·内科分册．北京：人民卫生出版社，2009.〕

评析：肝为风木之脏，体阴而用阳，主升主动，患者因劳累过度，引动肝阳而上亢，上扰于清窍，故发头晕项强；肝阳上亢，扰乱心神，心火上炎，则见心烦口干、眠差易醒等。《素问·至真要大论》谓"诸风掉眩，皆属于肝"，《素问玄机原病式》中云"风火皆属阳，多为兼化，阳主乎动，两动相搏，则为之旋转"。眩晕的发生，不外风、火、痰、虚，本例患者头昏脑涨因劳累引起，说明其素体阴虚，肝阳偏亢，因此治疗应平肝潜阳，兼滋补肝肾之阴。方中用天麻息风止痉，清热平肝，以化肝风；石决明既平肝潜阳，又泻肝火；牛膝活血通经，引血下行，盖"治风先治血，血行风自灭"之意；菊花、桑叶、薄荷清肝明目，丹皮清热除烦。上述配伍，使肝风得息，肝火得清，血虚得养，则无头晕眼花昏厥之症。用杜仲补肝肾，强筋骨；茯苓、泽泻健脾利水；夜交藤养心安神，因为神安则寐，寐则阳得入阴，阴阳相交，以抑孤阳之偏亢；石斛、玉竹养阴柔肝。如此用药，肝肾得补，相火得清，阴阳得以调和。

六、周次清治疗高血压病案

导读：高血压病并非都属肝阳上亢证，瘀血阻络、痰浊上蒙、阴阳两虚等也可见到，临证当仔细分析，对证属瘀血阻络、心肝火旺者，当以活血通络，清心泻肝，佐以安神为治法。

案体：蒋某，女，58 岁，1997 年 5 月 6 日就诊。患者血压升高 15 年，曾服多种降压西药及中药，均乏效，也有服降压药头痛更甚（血压降的太多），停药后又反跳升高。平时夜寐差，不易入睡，寐则梦多惊险，常烦躁不宁，其每日测试记录，血压最高者是晨起活动时，中午稍低，晚上将卧时血压又复升高，诊时查其舌质两边红赤，苔薄黄腻，舌下静脉怒张，脉弦涩，测血压 175/105 mmHg。临床诊断为高血压病，辨证属瘀血阻络，心肝火旺，治以活血通络，清心泻肝，佐以安神为法。处方：川牛膝 20g，丹参 15g，益母草 20g，法半夏 10g，夏枯草 10g，丹皮 10g，柏子仁 10g，炒酸枣仁 20g，淡竹叶 10g，青龙齿（先煎）20g，制香附 10g，夜交藤 20g。取 7 剂，日 1 剂，水煎服。5 月 13 日二诊时，患者自述药后睡眠改善，梦境少且无惊险，血压明显下降，自服至 3 剂后，其每日 3 次测试收缩压已稳定在 130～138 mmHg，头晕亦除，原方去青龙齿，加炒谷芽 15g，炒麦芽 15g，嘱继服半月。6 月 1 日三诊，患者血压近段一直稳定在正常范围，舌边红赤转淡，舌苔黄腻已化，舌下静脉怒张近于消失，心肝之火渐平，瘀血渐化，再以原方加减。处方：川牛膝 20g，丹皮 10g，丹参 15g，甘菊花 12g，柏子仁 10g，炒酸枣仁 15g，法半夏 10g，陈皮 6g，益母草 15g，生山楂 15g，泽泻 12g。嘱上方隔日服用 1 剂，以巩固疗效，平时忌食辛辣、肥腻、酸冷之食物。

〔单书健．古今名医临证金鉴．北京：中国中医药出版社，

1999.〕

评析：瘀血阻滞经络引发的血压升高在临床中也常可见到，对于此类患者活血通络为治本之策。瘀血易于阻络，络阻则血行失常，导致血压升高，故活血通络为此种证型高血压病的治本之策。然瘀阻之因非一，有气虚血瘀，则宜补气活血；有气滞血瘀者，宜理气活血；也有血寒致瘀者，宜温运祛瘀；亦有血热致瘀者，宜清热活血。本例患者之瘀，属于血热所致，其热来自心肝火旺，故用丹皮、甘菊、夏枯草、淡竹叶等以清心肝之火，再配合以活血化瘀之品，使热清火除，瘀祛络通，其病自除。

七、王占玺治疗高血压病案

导读：高血压病的治疗可分两个阶段，先标本兼治，以缓解症状、稳定血压，之后再调理病本，以长期巩固。对中医辨证属脾肾两虚，痰湿中阻者，治疗首当健脾益肾，渗湿化浊。

案体：李某，男，52 岁，1979 年 11 月 16 日就诊。患者发现血压高 15 年，现头痛，头晕，胸闷气短，四肢无力，五更泄泻，腹胀，腰酸而痛，胃纳不佳，测血压 170/114mmHg，查舌质淡，苔白而滑腻，脉寸浮关弦尺弱，右脉为甚。辨证为脾肾两虚，痰湿中阻，治以健脾益肾，渗湿化浊。处方：生白芍 15g，生山药 20g，生山茱萸 12g，生龙骨 15g，生牡蛎 15g，熟地 15g，炒杜仲 10g，云茯苓 15g，泽泻 15g，莱菔子 9g，淫羊藿 9g，白扁豆 12g，夏枯草 12g，菟丝子 9g，仙茅 9g。每日 1 剂，水煎服。11 月 21 日二诊，患者自述服后头痛头晕减轻，胸中自觉豁亮，纳食增加，泄泻好转，查舌苔由白腻变为薄白，测血压为 150/90mmHg，继服前方。又服 3 剂，血压下降到 130/80mmHg，五更泄泻虽好转但未痊愈，方药改为滋生丸加味。处方：党参 80g，茯苓 100g，陈皮 70g，白扁豆 100g，山药 100g，甘草 70g，莲肉 100g，砂仁 70g，薏苡仁 100g，桔梗 70g，焦山楂 80g，焦神曲 80g，白芍 70g，芡实 70g，钩藤 100g，马尾连 70g。将上药共为细末，炼蜜为丸，每丸重 10g，每次 1 丸，每日 3 次，口服。此丸药服至 100 丸后，血压稳定在 130/80mmHg，五更泄泻已明显好转，饮食、睡眠均恢复正常。

〔王占玺. 临床验集. 北京：科学技术文献出版社，1981.〕

评析：高血压病的治疗应达到缓解症状、稳定血压、长期巩固、预防减少并发症发生的目的，通常可分两个阶段，先标本兼治，以缓解症状、稳定血压，再调理病本，以长期巩固。本例高血压病患者，在治疗中分为两个阶段，首次用药时，其辨证为"肝肾两虚，痰湿中阻"，应用"健脾益肾，渗湿化浊"法，以期标本兼治。服用 8 剂后，诸症状好转，血压降至正常，但五更泄泻尚未痊愈，又改用滋生丸，以气阴两调，缓治其脾虚之本而收功。

八、高辉远治疗高血压病案

导读：辨证准确，治法用药得当，方能取得好的疗效，本例患者实属痰饮内阻，浊阴不降，前医误以为阴虚，给予六味地黄汤加味，显然治疗失当，致使服药 40 余剂，效果不佳。

案体：田某，女，69 岁，1991 年 7 月 1 日初诊。患者发作性眩晕 10 余年，近两月来反复发作，伴乏力、消瘦，曾在某医院门诊服六味地黄汤加味之中药 40 余剂，效果不佳，经人介绍来中医科住院治疗。现症见面色少华，眩晕仍发作不减，伴恶心呕吐，头痛，胸脘痞闷，乏力足冷，多汗。西医诊断为高血压病 II 期，椎－基底动脉供血不足，颈椎病。观其舌质略淡，苔白中腻，诊其脉沉细滑。辨证属痰饮内阻，浊阴不降，治宜健脾和胃，燥湿化痰，升清降浊。处方：生黄芪

12g，太子参 10g，法半夏 10g，枳实 10g，竹茹 10g，荷叶
10g，蒺藜 10g，白术 10g，陈皮 10g，炙枇叶 10g，赤芍 15g，
炙甘草 5g，大枣 5 枚。服上方 6 剂，眩晕发作减轻，精神好
转，呕吐消失，能进食，仍恶心、乏力。守上方又取 18 剂服
后，眩晕一直未再发作，精神恢复正常，食欲大增，面色渐红
润，体重增加 4kg，血压平稳，诸症皆除。

〔王发渭．高辉远临证验案精选．北京：学苑出版社，
2003．〕

评析：患者眩晕，胸脘痞闷，伴恶心呕吐，乏力足冷，舌
质淡，苔白腻，脉沉细滑，实属痰饮内阻，浊降为降所致，前
医未详加审察，仅据乏力、消瘦，误将痰饮辨为阴虚，而投以
滋腻之补阴药，更使脾胃阳气不足，运化功能减弱，升降失
常，形成清阳不升，浊降不降的病理变化，实属虚实辨误。之
后高氏以健脾和胃，燥湿化痰，升清降浊之法，可谓恰中病
机，故而药到病除。

九、郭子光治疗高血压病案

导读：当今的高血压病常常是与高血脂、高血糖等相伴而
发，互为因果，坚持整体调节，综合治疗，方能取得较好疗
效。本例患者"五高"齐备，采取综合性治疗措施，疗效满
意。

案体：吴某，男，54 岁，2001 年 10 月 18 日初诊。患者
素喜肥甘，好烟酒，其形体肥胖，腹部尤甚，面色红光。1 月
前查出高血压、高血糖、高血脂、高血黏、高体重之"五高"
齐备，同时头昏，口苦品干，心烦易怒，睡眠差。此乃肝阳上
亢夹痰浊瘀滞之证，拟定以下综合治疗方案：①戒烟酒，远肥
甘，清淡饮食；②坚持每天进行力所能及的体育锻炼，放松情
绪；③以滋养肝阴，清泻肝火，除痰化瘀法治之，方以三黄石

膏汤加味。处方：黄连 10g，黄芩 20g，黄柏 15g，石膏 40g，丹参 20g，葛根 30g，地龙 15g，决明子 15g，泽泻 15g，法半夏 10g，川牛膝 15g。每日 1 剂，水煎服，同时配合服用中成药杞菊地黄丸。患者坚持上述方案治疗 3 个月后复诊，查血糖、血脂、血液流变学等各项指标均恢复正常，自测血压一直正常，体重由 85 千克减至 71 千克，但精力充沛。患者感谢有加，谓已服药 100 多剂矣，嘱停服中药汤剂，保持方案其余内容。又 2 个月复查，指标均正常。

〔刘杨. 郭子光辨治心血管疾病的临证思想与经验. 四川中医，2006，24（6）：1.〕

评析：郭氏认为，高血压以肝肾阴虚、肝阳上亢者居多，但风痰瘀也常常十分突出，尤其是本病之年轻化趋势，使治疗不仅需调养肝肾，更要以泻标实为重。同时本病为多因素引起、多层次受累的复杂病机，坚持整体调节，往往能使其某些病机不治而愈，犹兵家不战而屈人之兵一样高妙。本例患者属"五高"，采取综合性治疗措施，取得了满意的疗效。

十、周仲瑛治疗高血压病案

导读：注重气机的升降出入，通过升降相伍，使气机趋于正常，是治疗疾病应当重视的一个方面。本案属风火夹痰上扰，治以息风化痰，方中用大黄合川芎，升降相伍，疗效满意。

案体：某患者，患顽固性高血压 20 余年，眩晕经年不愈，严重时视物旋转，恶心呕吐，头昏重胀，耳如蝉鸣，肢体麻木，大便偏干，1～2 日 1 行，查舌苔薄黄腻，脉细滑。前医以平肝潜阳无效，辨证属风火夹痰上扰，治以息风化痰。处方：天麻 10g，法半夏 10g，茯苓 10g，川芎 10g，苦丁茶 10g，生大黄（后下）5g，泽泻 15g。每日 1 剂，水煎服。服 7 剂而眩晕除。

〔霍介格，朱佳．周仲瑛教授治疗疑难杂病用药经验．新中医，2007，39（3）：72．〕

评析：人体机能维持正常，有赖于气机调畅，如肺气宣降、肝疏泄条达、肾水上升及心火下潜以及脾升胃降等。正是气机的运动，使得各脏腑之间相互影响、相互协调，形成一个有机、统一的整体。升降太过或不及或失常，均可致气机紊乱，影响本脏及相关脏腑的功能。故周氏临证时非常注重气机的升降出入，通过升降相伍，使气机趋于正常，则诸症状自能消除，使疾病向愈。本例患者用大黄合川芎，升降相伍治疗高血压之头痛、眩晕，仿升降散之意，取得了满意的疗效。

十一、沈敏南治疗高血压病案

导读：谨守病机，恰当用药，方可取得好的疗效，高血压病以头痛、眩晕为主要表现，中医辨证属肝阳上亢，风火上炎，气郁不和者，治以清热潜阳，理气降压为法，疗效满意。

案体：魏某，女，60岁，1997年7月5日就诊。患者头痛、眩晕半年，多次测血压158/105mmHg，间断服用降血压药，疗效欠佳。1月前因家庭琐事争吵生气后，头痛时抽掣，头胀，夜寐少，梦多，面部烘热，口干且苦，胃纳不佳，脘闷嗳气，大便易秘，小便黄少，查舌质红，苔薄黄，脉弦数，测血压158/105mmHg，心电图、尿常规、肾功能均正常。病属高血压病，证属肝阳上亢，风火上炎，气郁不和，治以清热潜阳，理气降压。处方：石决明20g，牡蛎20g，炒麦芽20g，制香附10g，山栀子10g，白蒺藜10g，钩藤（后下）10g，枳壳10g，夏枯草10g，黄连6g，青皮6g。并嘱患者勿生怒，心情愉快，忌发热食物。服用半个月后，胃纳已增，脘闷嗳气已无，其余症状均有减轻，守上方减麦芽、制香附、枳壳、青皮，加天麻 10g，苦丁茶 10g，白芍 12g，丹参 20g，继续服用。上方服 1 个月后，测血压 135/83mmHg，已无不适之感觉，嘱再服用杞菊地黄丸 1 年调理之，随访至今，血压正常未复发。

〔沈敏南，赵亦工，潘锋．17 常见疑难病治验思路解析．北京：人民卫生出版社，2006.〕

评析：本例患者属阴虚体质，因争吵生怒气郁后而导致高血压。细析其病机有三：一为肝阳上亢、风火上炎是初诊时主证，二为气郁不和是其兼证，三为肝阴不足是其体质。方用石决明、牡蛎息风潜阳；山栀子、黄连清肝泻火；白蒺藜、钩藤、夏枯草清头目降血压，息肝风；青皮、麦芽疏肝解郁；制香附、枳壳调和气机。诸药相合，切中病机。服药半月后，气郁不和兼证已除，肝阳上亢、风火上炎之主证有所好转，减疏肝理气药，加天麻、苦丁茶凉肝息风，定眩降压，白芍、丹参滋肝阴养肝血。服药 1 个月后，血压正常，症状消失。后用杞菊地黄丸调理善后，改善体质、抗衰老，随访至今，未复发高血压。

十二、路志正治疗高血压病案

导读：高血压以眩晕为突出表现，中医辨证属木郁乘土，浊气上逆所致者，治疗当以疏肝解郁，和胃降逆为法，方仿小柴胡与温胆汤化裁，并注意随病情变化灵活变通，疗效较好。

案体：李某，女，27 岁，1975 年 6 月 6 日初诊。患者患高血压已 8 月余，服多种中西药物，疗效不著。经常头晕目眩，抑郁寡欢，性情急躁，夜寐不安，两胁作痛，经前乳房发胀，恶心欲呕，厌食油腻，纳谷不馨，时有心悸，腰痛，足跟时痛，查舌体胖质红，苔薄白润，脉虚弱无力。此属木郁乘土，浊气上逆所致，法当疏肝解郁，和胃降逆，仿小柴胡与温胆汤化裁。处方：柴胡 6g，黄芩 9g，清半夏 9g，竹茹 12g，香橼皮 9g，云茯苓 12g，薏苡仁 18g，谷芽 12g，麦芽 12g，地肤子 9g，通草 3g。取 6 剂，每日 1 剂，水煎服。6 月 12 日二诊，患者服药后头晕减轻，纳谷稍增，诸症有所改善，测血压 140/88mmHg，舌脉同前，上方去通草，加娑罗子，以疏肝理气，调畅气机。6 月 18 日三诊，患者自述进药 12 剂后头晕大减，夜寐得安，精神见振，饮食增加，余症亦见轻缓，唯足跟仍痛，时而泛酸，测血压 130/80mmHg，舌胖质红苔少，脉来弦细，此为肝郁得疏，气机调畅之佳兆，然肝气郁久，郁而化热伤阴，且腰痛、足跟时痛，为子病及母之候，肝肾同源，益肾而助肝，故拟养血柔肝，理脾益肾之法为治。处方用逍遥散加谷芽 12g、麦芽 12g、香橼皮 9g、桑寄生 15g、菟丝子 9g，每日 1 剂，水煎服。6 月 30 日四诊，患者药后头晕未作，血压基本正常，足跟痛等症消失，心情愉快，嘱再服加味逍遥丸 5 袋，以资巩固。

〔路志正．眩晕的辨证施治．黑龙江中医药，1988，（1）：10.〕

评析：肝主疏泄，气机条达，人即安和。若肝郁不舒，浊气上逆，可发眩晕。《内经·六元正纪大论》中说："木郁之发，甚则耳鸣眩转，目不识人，善暴僵仆。"说明肝气郁滞，横逆犯胃，致使胃失和降，浊气上犯，亦可令人眩晕。本例患者西医诊断为高血压，属中医眩晕之范畴，病发肝郁气滞，郁久化火伤阴，子病而盗母气，故肾阴亦虚，而腰痛、足跟痛等症作矣。脉虚弦无力，为肝肾不足所致。在治疗时，首以疏肝解郁，和胃降逆，继以逍遥散养血柔肝理脾，加桑寄生、菟丝子益肾，得收全功，始终不离疏肝柔肝，实为治本之图。

第八章　急性脑血管病

急性脑血管病又称脑卒中、中风，因其发病突然，也称之为脑血管意外，是一组以急性起病、局灶性或弥漫性脑功能缺失为共同特征的脑血管疾病。急性脑血管病的根源是高血压、脑动脉硬化，由于脑血管的粥样硬化，致使血管腔变狭窄或形成夹层动脉瘤，在各种诱因如情绪激动、精神紧张、用力过猛、血压升等的影响下，造成血管破裂或堵塞，使脑血液循环障碍，形成部分脑组织缺血、水肿等病理改变，导致神经功能障碍，从而出现一系列症状。根据急性脑血管病发生的原因、病理以及不同的表现，通常将急性脑血管病分为两大类，一类为出血性脑血管病，也称出血性中风，包括脑出血及蛛网膜下腔出血；另一类为缺血性急性脑血管病，也称缺血性中风，包括腔隙性脑梗死、短暂性脑缺血发作、脑血栓、脑栓塞等。急性脑血管病是严重危害人类健康和生命的常见多发病，流行病学调查显示，我国每年新发急性脑血管病病人约 150～200 万，每年死于急性脑血管病的人数超过 120 万，而生存下来的患者约 3/4 留有不同程度的后遗症，给社会和家庭带来沉重的负担。

急性脑血管病属中医学"中风"、"偏枯"等的范畴，是以猝然昏倒，不省人事，伴发口眼㖞斜，语言不利，半身不遂，或无昏倒而突然出现半身不遂为主要症状的一类疾病。中医认为多由平素气血亏虚，与心、肝、肾三脏阴阳失调，加之忧思恼怒，或饮酒饱食，或房室劳累，或外邪侵袭等诱因，以致气血运行受阻，肌肤筋脉失养，或阴亏于下，肝阳暴涨，阳化风动，血随气逆，夹痰夹火，横窜经络，蒙蔽清窍而成。中医将中风分为中经络和中脏腑两大类，有急性期、恢复期、后遗症期三个阶段，临证时应细访病史，注意其瞍兆，辨明其病性与病情的轻重，注意病势的顺逆和所处的发病阶段。对于中风中脏腑之急症，应辨其属闭、属脱，闭证者还需明辨是阳闭还是阴闭。

目前确有不少行之有效的治疗中风的方药，但离人们的要求还有很大差距。中医有药物治疗、针灸治疗、按摩治疗以及饮食调养、情志调节、起居调摄等众多的治疗调养康复方法，它们各有不同的特点优势，针对中风急性期、恢复期以及后遗症期的不同情况，诸法并施，最大限度地发挥综合治疗的效能，是中医治疗中风的主要手段。需要说明的是，对于中风之危重症患者，单用中医的方法治疗显得力量单薄，宜采用中西医结合的方法治疗。中西医结合是我国的优势，大量临床实践表明，采用中西医结合的方法治疗中风，其疗效明显优于单纯中医或单纯西医治疗的疗效，我们应充分发挥中西医结合治疗的优势，最大限度地求得中风患者的顺利康复。

第一节　中医名家辨治经验

一、王永炎辨治急性脑血管病经验

王永炎倡导采用化痰通腑法辨证治疗急性期中风病，经规范的临床研究（包括前瞻、随机和对照）及多年临床应用验证，显示应用化痰通腑法治疗中风急性期痰热腑实证，对于改善病人意识状态、缓解病情加重的趋势和减轻偏瘫的病损程度具有较好的效果，现将其具体运用经验简介如下。

第八章　急性脑血管病

（一）中风病急性期痰热腑实证的证候学特征

中风病起病急骤，病情重，变化快，急性期以标实证为主，少部分病人表现为气虚血瘀、阴虚风动。标实为主的证候中，风、火、痰、瘀互见。风邪作为中风病发病的最重要动因，在发病过程中是病机的核心问题，但在脑脉痹阻或血溢脉外已经发生之后，风邪之象渐减，而痰、热、瘀之象渐显。痰热重者，阻在中焦，浊邪不降，腑气不通。临床研究提示，约有40%～50%的病人表现出痰热腑实证，痰热阻滞，腑气不通成为此时病机的主要矛盾。痰热腑实证的临床症状表现为腑气不通和痰热证两方面。最主要的症状是大便不通或大便干燥，病人发病后1天或数天无大便，或虽有便意而大便干结难解。部分病人还可见到腹胀、腹满、口气臭秽，或恶心纳差。痰热证的主要征象是舌象，舌苔黄腻，有本虚之象，但此时急在标实，标实为痰热。脉象弦滑或数，亦为痰热内阻之征。由此可见，便秘便干、舌苔黄腻、脉弦滑构成中风病急性期痰热腑实证的基本症状特征。应注意鉴别的是，病人述数日未解大便，但舌苔不黄不厚，而舌质淡或舌体胖大，细问病人平素即大便数日1行，解时大便干，甚或稀溏，但排便无力，此属气虚，推动无力，治当健脾益气以助运化。再有便干便秘者，少苔或无苔，舌质嫩红，口渴喜饮，此属津亏液少，无水助行，治当增液行舟。又有便干便秘，舌苔厚腻，或白或黄者，但舌苔虚浮、颗粒粗糙，扪之不实，甚可拂去，此时应充分考虑虚的因素，或为气虚、推动无力、痰饮中阻，或为肾虚、气化不足、湿浊不化，或厚腻苔迅速脱落，至光剥无苔，见精亏液损之象。

（二）中风病急性期痰热腑实证的病机及转归

中风病发病，内风旋动，夹痰瘀阻滞脑窍。病人或素食肥甘厚味，形体肥胖，或体弱久病，脾胃虚弱。有本气之虚，再发中风病，邪盛正虚，虚实夹杂，痰浊阻于中焦，郁而化热。痰热中阻，枢机不利，清阳不升，气血不能上承，脑窍失养。胃气不降，传化失常，浊邪不降，痰热不去，转而上逆，上扰脑窍，浊毒损及脑脉、脑络，神机失用，病人或烦躁或嗜睡，或言语謇涩，半身不遂。痰热腑实证基本出现在中风病急性期，以证类划分多归中经证，若痰热壅盛，风动不止，救治不及时，痰热化风，风痰上扰，由中经证向中腑证转化。若痰热渐去，腑气转通，或转为风痰瘀血痹阻脉络证，或渐显气虚之象，浊邪渐去，本虚之象已显，病情趋于平稳。部分亦可见于中腑证，若风象渐息，仅见痰热内阻，腑气不通，则病情不再加重。若中腑证风动不止，痰热化火，风火相煽，风火扰窍，证类由中腑向中脏转化，病势凶险，病情危重。

（三）化痰通腑法的功用与主治

痰热腑实证是中风病病重阶段出现的重要证候。在中风病急性期，只要出现痰热腑实证，治疗要点即应重在通腑化痰。痰热渐化，腑气得通，浊邪下行，无上逆扰闭清窍之虑。胃气得降，脾气得升，中焦转输顺畅，气机运化有度，有助于中风病人脏腑功能、经脉气血运行的恢复，使诸症得减。化痰通腑法基本方为化痰通腑汤，主治中风病急性期痰热腑实证，药物组成为全瓜蒌、胆南星、生大黄、芒硝，方中全瓜蒌清热化痰，理气散结；胆南星息风化痰清热，配全瓜蒌功专清热化痰，去中焦之浊邪；生大黄煎时后下，峻下热结，荡涤肠胃，通腑化浊；芒硝软坚散结，配生大黄通降腑气。四药相配，化痰热、通腑气，势宏力专，能改善中风病急性期诸症。化痰通腑汤可辨证加减：大便通而黄腻苔不退者，少阳枢机不利，气郁痰阻，配大柴胡汤化裁；风动不已，躁动不安，加镇肝息风之品，羚羊角、石决明、磁石之类；瘀血重者，加丹参、桃仁、红花以活血化瘀；黄腻苔呈斑块样剥脱，已见伤阴之势，减胆南星、全瓜蒌、芒硝、生大黄量，加麦冬、玄参、女贞子、旱莲草等，育阴生津，有增液承气之意。化痰通腑汤有较为明确的适应证，详辨细审，把握分寸，对症下药，用之无虞。

（四）化痰通腑法的适用范围

中风病分期诊断有急性期、恢复期和后遗症期，证类诊断分为中经络、中脏腑。化痰通腑汤主要适用于中风病急性期中经、中腑证。中风病病人出现轻度意识障碍，证类属中腑，表现为烦躁不安，或思睡嗜睡，呼之能醒，可回答问题，但移时又睡，大便不通，舌苔黄腻，脉弦滑，当化痰通腑。药后病人大便量多、臭秽，其神志状态可有明显的好转。若发病后1～2天无大便，而舌苔薄黄，或白腻者，腑气不通而燥结未成，有渐成痰热腑实之势，亦可化痰通腑，阻其于未成。中风病人无意识障碍，偏瘫明显，甚或逐渐加重，证类归属中经，见典型痰热腑实证者，用化痰通腑汤。若虽有大便，但大便干而难解，纳差腹胀，细观舌象，舌苔色黄，苔不厚，苔腻而颗粒细腻致密，仍为痰热内阻、腑气不通之征，当化痰通腑，腑气得通，食纳转香，则全身情况好转。化痰通腑法多在中风病急性期应用，急则治标，药猛力专，但中风病基本病机为本虚标实，以肝肾不足为本，化痰通腑法只在迅速去除浊邪，不宜久用。应用时注意掌握时机，一般大便通下后，保持大便略稀，每日2～3次，应用2～3天，黄厚腻苔即可渐去，就不再使用化痰通腑法治疗。中风病急性期，虚证表现明显者，亦不宜使用化痰通腑法。

中风病病变在脑，化痰通腑法治在胃肠，上病下治，综合调理。此经验源于临床实践，并在总结、归纳之后长期应用于临床，充分体现了中医学的整体观念和辩证思维的特点。化痰通腑法治疗急性期中风病可以取得良好的治疗效果，为中医治疗脑血管病的深化研究提供了宝贵经验。

〔邹忆怀．王永炎教授应用化痰通腑法治疗急性期中风病的经验探讨．北京中医药大学学报，1999，22（4）：68.〕

二、孙连金辨治急性脑血管病经验

孙连金对中风病的治疗积累有丰富的临床经验，他重视早期防治，主张用"三期四型"辨治中风，其临床疗效较好，现将其临床辨治用药特点介绍如下。

（一）重视早期防治

中风多有先兆症状，如头晕目眩、耳鸣，突然一侧手足麻木阵作，一侧拇指无故阵阵蠕动，持物坠落或一侧手足无知觉等。古人谓之"薄厥"、"风痱"。孙氏认为先兆症状一旦显现，表明患者体内的中风病潜在因素——风、火、痰、瘀、浊已经形成。造成发病的气血逆乱、阴阳失调之病机亦显现苗头，其病位首先在肝肾，次在心脾，病因以风火第一，痰瘀第二，以气瘀为先，血瘀次之，另有寒湿存在。因此应重视审察先兆症状，及早防治。药物的选择应结合病位、病因、病性而定，主要采用益气化瘀法，张仲景开创了先例，方选《金匮要略·血痹虚劳篇》之黄芪桂枝五物汤，可佐以温经散寒、祛湿通络之品。

（二）辨证掌握三期四型

中风病的主要症状是以猝然昏倒、不省人事，或突然发生口眼㖞斜、语言不利、半身不遂，或不经昏仆而仅有㖞僻不遂、半身麻木。由于病位有深浅之异，病邪有盛衰之别，病势有轻重缓解之差异，根据临床症状的不同，孙氏辨证中医病强调要掌握三期四型，以区别病位深浅，病势必顺逆。

1. 三期定位察病势 孙氏将中风病分为发病初期、发病期和恢复期三期，以便分析观察其病势。

（1）发病初期：是邪中经络的轻浅阶段。发病 1～3 天，以肌肤不仁，口眼㖞斜，半身不遂，筋骨不用为主要表现，无意识障碍，可伴头晕目眩等。此阶段症状轻微，风邪引动痰湿，流窜经络，脑脉瘀阻不畅，由于病邪轻浅，易被忽视，因此正确判断是治疗和截断病势发展的关键，亦是治疗本病的最佳时期。

（2）发病期：是病邪由支别络脉渐及正经，脑脉被气血瘀阻，病邪直入脏腑的中风危重阶段。以突然昏仆，神志恍惚或神昏不语，半身不遂，口角流涎，二便失禁，项强头痛为特征。如《素问·调经论》中说："血之与气，并走于上，则为大厥，厥则暴死。"《金匮翼·中风统论》中也说："卒中昏厥，语言错乱，脏病也，其邪为尤深矣，……唇缓失音，耳聋目暗，遗尿声鼾等症则为中脏病之最深者也。"此阶段一般发病在 14 天之内，病至中期，邪日益深入，脑脉被气血瘀阻，或经脉阻滞，血液妄行，正随之衰退，正虚邪实，宜且通且补，双管齐下。

（3）恢复期：中风经救治或轻者，证势缓解后，以神志转清，瘫痪肢体及语言开始恢复为主要特征。一般在 3 周以后，如《医宗必读·真中风》形象地指出了该证病机"譬如树木，或有一边津液不荫注而枝叶偏枯，故知偏枯一证皆由气血不周"。病至恢复期，本虚标实，心肝肾三脏阴阳失调，气阴两虚，筋脉肌肉失养，必以益气化瘀为先务，然后针对不同病因分而治之。

2. 四型审因度通补　孙氏根据中风病临床表现和发病机制之不同，将其分为气血阻滞型、痰血瘀阻型、正气虚脱型以及气虚血瘀型四种证型，审证求因，选用恰当治法和方药。

（1）气血阻滞型：症见头晕目眩，头痛，手足麻木沉重或半身不遂，口眼㖞斜，语言不利，舌质红，苔黄，脉弦滑或细数。治当祛风通络，活血通脉，方以牵正散加蜈蚣等。药用天麻、当归、川芎、钩藤、防风、僵蚕等。如头痛头胀、目眩较重，属阳亢过盛，可加石决明、夏枯草、菊花、石菖蒲、远志；失眠多梦、心中烦热者，加栀子、黄芩、珍珠母、夜交藤等。

（2）痰血瘀阻型：症见突然昏仆，不省人事，肢体强痉，半身不遂，舌謇不语，牙关紧闭，小便不通，大便秘结，面色潮红，烦躁不宁，气粗口臭，手足温热，舌质暗红，舌苔黄腻，脉弦滑数。此为中风中脏腑之阳闭，治当辛凉开窍，清肝息风，以至宝丹或安宫牛黄丸，并用羚羊角汤加减清肝息风、滋阴清热。若抽搐加全蝎、蜈蚣、僵蚕息风解痉；痰涎壅盛宜加胆南星、天竺黄清热豁痰；便秘者酌加大黄、芒硝以通腑泻热。此外除闭证共有症状外，兼见静而不烦，面白唇紫，四肢不温，痰涎壅盛，舌质黯，苔白腻，脉沉滑者，属阴闭，治当辛温开窍，豁痰息风，先灌服苏合香丸，继服涤痰汤加天麻、钩藤、僵蚕。

（3）正气虚脱型：症见突然昏仆，不省人事，目合口开，手撒鼻鼾，肢冷汗多，二便失禁，四肢不收，舌体痿软，脉微欲绝。此乃脱证，阴阳不相维系，生命垂绝之危证。治当益气回阳，扶正固脱，急用大剂量参附汤合生脉散加龙骨、牡蛎、山萸肉。回阳之后症见面赤足冷，虚烦不安，脉浮大无根为真阴亏损，下元虚衰，阴不恋阳，虚阳无依上浮，当改用地黄饮子峻补真阴，温肾扶阳，药用熟地、山萸肉、石斛、麦冬、五味子、肉苁蓉、巴戟天、附子、肉桂、石菖蒲、远志，待阳回脱固之后，再详加辨证，谨慎用药。

（4）气虚血瘀型：中风病经过急救，证势缓解后，多留有不同程度的后遗症，如半身不遂，患肢痿软无力，舌体强硬或痿软，活动不灵活等症状。治当益气化痰，以补阳还五汤加石菖蒲、远志。上肢偏废者加桑枝、桂枝；下肢软弱无力甚者加川续断、桑寄生、川牛膝；若偏瘫日久，虽加重活血药而效果不显著者，在扶正的基础上可加水蛭、虻虫、地鳖虫、乌梢蛇等。

（三）用药注意事项

1. 化痰勿过燥　痰浊壅盛者，在用化痰药物时不宜过用温燥，否则非但痰浊不祛，反伤真阴，进而形成燥痰胶固，变生他证。

2. 活血勿伤血　本病在发病初期和恢复期，活血化瘀为其常用治法，鉴于本病属本虚标实，故活血化瘀当与益气养血相结合，方能标本兼顾。

3. 用药宜适时　中风病初期因肝风内动才可用羚羊角，若是痰盛切不可用，用之亦无效，相反有害，宣窍以石菖蒲、远志为佳。

4. 见肿勿利尿　本病恢复期有一部分病人出现患侧肢体肿胀，对肢体功能恢复不利，这是由于气虚湿阻，血行不畅，此时不宜滥用利尿药，以免伤及正气，当予补气活血，若图一时之效，见肿便利尿，则遗患无穷。

5. 通腑勿伤正　本病中期，有部分患者表现为痰热腑实之征象，需要通腑泻热，但应以腑气通畅为度，此时虽有舌质红、苔腻，亦不能过施通泻，否则极易损伤正气。

〔王桂琴，张秀芝．孙连金老中医治中风经验介绍．新中医，1994，26（9）：5.〕

三、夏永潮辨治急性脑血管病经验

夏永潮认为中风病之病机多属虚中夹实，治疗中风病强调辨病与辨证结合，治法以化瘀通络为主，主张进行分型治疗，同时临证注意权变，创立佛手汤系列，善于应用岷当归，颇多心得，现简介如下。

（一）病因病机，虚中夹实

中风病是一种常见病、多发病，病势急，变化快，病死率高，后遗症重。夏氏认为中风病主症，即昏仆不遂，口㖞语謇，皆与脑脉瘀血，经络阻滞有关。《素问·生气通天论》云："阳气者，大怒则形气绝，而血菀于上，使人薄厥。"楼英在《医学纲目·风证辨异》中云："中风皆因脉道不利，气血闭塞也。"中风之发生，病理虽较复杂，但可用虚（阴虚、气虚）、火（肝火、心火）、风（肝风、外风）、痰（风痰、湿痰）、气（气逆）、血（血瘀）六端概之，而其中又以肝肾阴虚为其根本。本病多因情志不遂、忧思恼怒，或饮食不节，或劳思房伤，或外邪侵袭等因素，导致阴阳失调，脏腑偏盛偏衰，气血错乱而发。但无论何因素占主导，其基本的病理转归都将导致瘀血形成，闭阻脑脉，而出现中风诸症。缺血性中风为血阻脉络而瘀塞，出血性中风则为血溢脉外，滞留成瘀。中风属本虚标实之证，在本为肝肾不足，气血衰少，在标为风火相煽，痰湿壅盛，气血郁阻。中风临床表现往往标本同病，虚实并见，多呈本虚标实、上盛下虚之候，标实者谓风、火、瘀、痰，本虚者多属气虚、阴虚。中脏腑诸证初期，以风痰火（热）为主；恢复期或中经络，以风痰、血瘀为主。

（二）辨病与辨证论治结合，化瘀通络为主

夏氏认为辨证论治应当从初始证开始，辨病与辨证相结合，采用四诊合参，舍从得当，辨清证类，确定治法方药。近年来随着对中风病病因病机的深入研究，瘀血机制在发病中的作用更得到进一步的认识和肯定，活血化瘀法治疗在临床中得到进一步广泛应用。夏氏根据中医"治风先治血，血行风自灭"的理论，在准确辨证论治的基础上突出重用岷当归，取其养血活血化瘀、疏通经络之性。岷当归为甘肃特产，又为地

264

道之药材，故而重用为主药，在正虚邪不太实证类中，均可用量为 60～90g；在邪实证类中，需以驱邪为先，用量应相应减少。佛手散（当归、川芎）又名芎归散，见于《太平圣惠方》中，用来治疗难产死胎。本方在《普济方》中用于安胎，主治血上冲心、产前产后体热败血腹痛；《医宗金鉴》谓用此方治胎前产后诸病，其效如"佛手"之神妙；《血证论》谓其治经络脏腑诸瘀。夏氏在临床中以佛手散为基础，自拟"佛手系列"用来治疗中风病，有独特的疗效。

临床上常将中风分为中经络和中脏腑两大类。夏氏认为风中经络和中脏腑的区别在于神志之清浊，闭证与脱证在于证情之高亢与低衰，阴闭与阳闭之异在于痰与热，脉象缺血性疾病以沉、涩、细为主，出血性疾病以弦、滑、数为主。在治疗上夏氏认为在扶正祛邪两个方面，当着重于扶正，"以扶正为主，以祛邪为标"，并根据自己的临床经验，形成突出重用岷当归的用药特点，屡获奇效。

（三）分型治疗，临证权变

夏氏认为本病应辨病与辨证相结合，整体辨证与局部辨证相结合，只有这样才能使辨证论治更加准确。由于本病病程较长，治疗用药必须要有恒心和毅力，患者应积极配合。根据中风病的发病特点，常将其分为 5 个证型进行治疗。

1. 气虚血瘀型　症见半身不遂，偏身麻木，口眼㖞斜，语言謇涩，口流涎，自汗出，气短乏力，心悸便溏，手足肿胀，舌质暗，舌苔薄白或白腻，脉沉细或弦细。治当益气活血，方用自拟佛手益气活血汤，药用岷当归 30～90g，川芎 7～15g，黄芪 15～30g，丹参 12g，赤芍 9g，水蛭 9g，甘草 5g。若出汗多者加煅龙骨、煅牡蛎各 15g，或浮小麦 30g；便溏者加山药 30g。

2. 阴虚风动型　症见半身不遂，偏身麻木，口眼㖞斜，语言謇涩，烦躁失眠，眩晕耳鸣，手足心热，舌质红绛或暗红，少苔或无苔，脉细弦或细弦数。治当育阴息风，方用自拟佛手育阴汤，药用岷当归30g，川芎7～9g，熟地12g，白芍9～15g，麦冬12～15g，玄参12～15g，菊花9g，钩藤9g，麻仁15g，甘草5g。大便干或秘结者可加郁李仁30g；心烦失眠者加黄连7g。

3. 风痰瘀血，痹阻脉络型　症见半身不遂，偏身麻木，口眼㖞斜，语言謇涩，头晕脑胀，舌质暗淡，舌苔薄白或白腻，脉弦滑。治当平肝息风，化痰通络，方用自拟佛手二陈汤，药用岷当归30g，川芎7～9g，半夏7～12g，茯苓9g，陈皮9g，南花9g，钩藤9g，红花9g，甘草5g。若语言不清者加菖蒲15g；头晕重且颈僵者加葛根12g。

4. 痰热腑实，风痰上扰型　症见半身不遂，偏身麻木，口眼㖞斜，语言謇涩，头晕脑胀，便干便秘，咯痰较多，舌质暗红或暗紫，苔黄或黄腻，脉弦滑或弦滑而大。治当通腑化痰，方用自拟佛手通腑化痰汤，药用岷当归30g，川芎7～9g，半夏9～12g，茯苓9g，陈皮9g，竹沥30g（调服），大黄5g，芒硝6g，桃仁6～9g，甘草5g。若头晕目胀者加茺蔚子10g；身热舌苔黄褐者加黄芩9g。

5. 风火上扰清窍型　症见平素多有眩晕麻木之症，情志相激，病势突变，神志障碍多是朦胧嗜睡，偏瘫肢体强痉拘急，便干便秘，舌质红绛，舌苔黄腻而干，脉弦滑大数。治当平肝息风，方用自拟佛手息风汤，药用岷当归15g，川芎9g，羚羊角5g（冲服），菊花9g，白芍12g，怀牛膝20～30g，代赭石20～30g，生地15g，钩藤9g，连翘9～12g，菖蒲9g，桑叶9g，生石决明15g，甘草5g。痰浊盛者加竹沥30g（调服）；肝火引动心火、心烦舌糜烂者加黄连9g，连翘9g。通过临床治疗对照，对气虚血瘀型中风证，用王清任之补阳还五汤益气活血，通络化瘀，采用黄芪为主，取其"气为血之帅，气行则血行"之意，其效果较自拟佛手益气活血汤（采用岷当归为主，取其活血化瘀，疏通经络之意）疗效要差一些。对于出血者禁用，对于血压高压高于160mmHg者，则宜用降压药将血压降至160mmHg以下。

〔李文福．夏永潮主任医师辨治中风病的临床经验．四川中医，2001，19（6）：4．〕

四、蔡启全辨治急性脑血管病经验

蔡启全潜心于中风病之研究，认为中风病缘于气血虚弱，脏腑亏损，尤以肝肾精亏为著，而于七情内伤及外邪影响下较易发病。治疗上当遵中医之大法，按中络、中经、阳闭、阴闭及脱证分型立法。辨证上以精、气、血为本，风、痰（湿）、火、瘀为标，有表疏表，有痰化痰，清热祛湿，活血通络，治闭防脱，切中病机，随拨随应。其治中风疏表、化痰、祛瘀、补虚皆有独到之处，现将其经验简介如下。

（一）治中风不可忽视疏风解表

对于中风之病因，中医之认识向有外风、内风两说。金元以降，内风之说渐成主流，到近现代，外风之说几已无人再提。蔡氏对外风之说却不废弃，认为中风患者微微发热，微汗出，肢体抬举不利且酸痛，或头痛、脉浮虚、苔薄白者，是兼表证也，乃风邪乘虚外袭而中经络，急需疏风解表，以使表解里和，气血通畅，经脉得疏，此为轻可去实之举。故其治中经络证时，在主方中加入葛根、防风、蝉蜕、升麻等药祛风解表；治闭证时，投加减人参败毒散；甚至治脱证时，症见发热者亦以麻黄附子细辛汤温经发表，常获得出人意料之效果。

（二）治中风必须重视治痰

古人去百病皆因痰作祟，此言中风病诚为不移之论，故中风治疗须不忘祛痰。蔡氏在治中络证时用加味牵正散（制白附子、僵蚕、全蝎、刺蒺藜、蝉蜕、升麻、防风、石菖蒲、法半夏、竹沥），化热者去法半夏、石菖蒲，加黄芩、天竺黄等以祛风化痰通络；治中经证用钩藤地龙汤（钩藤、地龙、白芍、僵蚕、怀牛膝、桑寄生、独活、秦艽、石菖蒲、茯苓、防己、薏苡仁）以祛湿化痰，平肝通络；治阳闭证用自拟钩藤天麻汤（钩藤、天麻、龟甲、石决明、丹皮、白芍、菊花、龙胆草、牛膝、僵蚕、胆南星、川贝母）以平肝息风，清热化痰，并合至宝丹、牛黄清心丸清心豁痰开窍；治阴闭证用加味导痰汤（茯苓、法半夏、陈皮、枳实、石菖蒲、天麻、僵蚕、郁金、钩藤、制南星、甘草）以温化痰湿，并合小活络丹行气活血，通阳开窍。至于脱证亦常见"喉间痰声辘辘"，在回阳救脱的同时，或者吸痰，或者灌服鲜竹沥，再服参附汤加川贝母、天竺黄等。以上可见，治中风处处不失化痰之机。尤值得一提者，其治阴闭，但见神昏不语、四肢欠温、脉沉滑缓，兼有痰涎者，即用小活络丹或小活络丹方化裁，该方融破阴回阳开窍与行气活瘀化痰于一炉，且治在机先，能预防阴闭所致之后遗症，实为治阴闭之圣药。据蔡氏经验，运用小活络丹后，神窍已开，虽见舌红苔净，但四肢仍然欠温、面唇青紫、脉涩者，是阴邪未尽之故，仍可继续服用此药。

（三）治中风不忘祛邪

"瘀"有瘀血与血瘀之别，血瘀是指血行不畅，瘀血则是血留脉外。中风病这两种因素都存在。譬如中经络乃是由于气血不足，血运不利，或血运为风、寒、湿（热）遏阻于经脉而血瘀所致，即《金匮要略》中所说之"脉络空虚，贼邪不泻"。中脏腑证，乃是瘀血留积于脑腑之中所致，但亦不可胶着，如瘀血也可致中经络证。于是，蔡氏指出："中风必夹瘀，治中风不忘祛瘀。"其祛瘀法有二，一是祛邪活血法，包括祛风除湿活血法及清热化痰活血法，即在祛除风湿、痰热的主方中加入活血行瘀的药物。例如治中络证在加味牵正散中加入当归、赤芍、丹参等；在治中经证之钩藤地龙汤中加当归、桃仁、红花之类。上述的小活络丹治阴闭证也是化痰祛瘀的例证。二是益气活血祛瘀法，即是在益气养血的基础上加入祛瘀药，王清任的补阳还五汤就是益气活血祛瘀的名方，蔡氏亦喜用此法此方，但他常加入补益肝肾的药物，不但补气血，亦补精血。对于久病必加虫类药通经活络，以助祛瘀行血之力。同时，他还提出治瘀宜早，可预防瘀热证或者因瘀而致的"虚劳"证之发生。用药上则提倡应用既能祛瘀又能止血的药物，如止血去恶血的良药花蕊石、田七等。据其临床体会，中风闭证，用化痰开窍、泄腑通下，或疏风解表诸法后仍难复苏者，必是脑络有瘀，当以活血祛瘀开窍法治之。

（四）虚则补之，慎用滋腻

《内经》云："邪之所凑，其气必虚。"中风病亦是本虚标实之证，其病机正如喻嘉言所说："要皆阳气虚馁，不能充灌所致。"中风之正虚包括气血虚弱、肝血肾精亏损两个方面。在补益气血方面，蔡氏辄用党参、黄芪、白术、制何首乌、当归、白芍、炙甘草等，治脱证时用大剂独参汤、参附汤，或加味生脉散（红参、麦冬、五味子、山茱萸、远志、石斛、附片、茯苓、制何首乌）；在补益肝肾方面，常用黄精、怀牛膝、川牛膝、杜仲、肉苁蓉、锁阳、石斛、桑寄生、女贞子、续断，久病者酌加龟胶、鹿茸等血肉有情之品。在临床上，他不习惯用滋腻之品，认为滋腻之品不利于痰湿之清化、血液的运行，有碍病情之转机。另外，张锡纯评说原镇肝熄风汤加熟地、山茱萸以补肾敛肾，"间有初次将药服下转觉气血上攻而病加剧者"，提示用滋腻药有时反会出现肝阳上亢之症状。蔡氏于众多滋阴补肾药中独钟情黄精，认为黄精上能润肺阴，中能养胃阴，下能滋肾阴，正如《本草推陈》中所说："功同地黄而不腻，效如参芪而不热，味甘性平，配合补益诸识文断字最理想的俊品。"无论是内科或妇科方面用药，无论是汤剂或散（丸）剂，滋阴补肾总是首推黄精，并因此得"黄精先生"之美称。

〔李纯学．蔡启全辨治中风经验．江西中医药，1997，28（5）：5.〕

五、张学文辨治急性脑血管病经验

张学文认为中风发病规律是因虚致瘀，瘀阻脑络。而责其虚又是因肝肾之虚，精、气、血受损。单纯的虚一般不能导致中风，只有因虚致瘀且又发展到了一定程度，影响了气血的正常运行，造成瘀血阻塞脑络，内有所瘀，外有所激，才能卒中。中风之虚多由增龄而影响了精、气、血之生化运行所致。人体增龄之虚，是始于肾，终及肝肾。肾之虚，必然影响气血之生化运行而致瘀，肾精不足，精不化血则血少，血脉不充，血行迟缓为瘀。肝与肾精血同源，肾之虚必及于肝，而致肝肾同虚，肝气不用，失其条达疏泄之职，亦致气滞或气虚而致血瘀，就有导致中风的可能。由于肝肾与脑在生理方面的密切关系，因此病理上当肝肾因虚致瘀时，必然会影响于脑，使脑之脉络瘀阻，清气难入，浊气难出。脑络瘀阻之轻者，头乏清阳之助，津液之濡，脑神失用而为缺血性中风；甚者络破血溢，离经之血便是瘀血，又加重瘀血之形成，压迫脑髓，神明失主，运觉失司而为出血性中风。

张氏认为因虚致瘀，瘀阻脑络至中风发生，实质是瘀血这一主要矛盾由量变到质变的过程。无论是脑血管痉挛、脑血栓形成、脑栓塞，还是脑出血，其病理改变都符合中医血瘀的概念。张氏根据自己的临床经验，总结了中风整个病变过程的发展规律，将其概括为六大证型（肝热血瘀、气虚血瘀、痰瘀阻窍、瘀热腑实、颅脑水瘀、肾虚血瘀）及三大阶段（先兆期、急性发作期、恢复期）。现将其六大证型分别介绍如下。

（一）肝热血瘀型

肝热血瘀系指肝经郁热或肝肾阴虚，水不涵木，肝阳上亢，化热灼津为瘀；或肾精亏乏，肝血不足，血涩为瘀所致的一种中风早期证候。表现为头痛眩晕或目胀而赤、肢体麻木，或短暂性语言謇涩，或一过性肢体瘫无力，大便秘结，或排便不爽，舌质紫黯、舌下散布瘀丝或瘀点，脉象弦滑或细涩或弦硬等。张氏认为肝热血瘀是中风早期的基本病理之一，其治疗以清肝化瘀为大法，常用自拟清脑通络汤加减。常用药物：菊花、葛根、草决明、川芎、地龙、赤芍、胆南星、山楂、磁石、鸡血藤、丹参、川牛膝等。

（二）气虚血瘀型

气虚血瘀是指因气虚无力行血而致血行缓慢为瘀的一种证候。其症见半身不遂，肢体麻木，神疲乏力，语言不利，面色萎黄，舌质淡紫，舌苔白或白腻，脉细涩等。可见于中风初期或恢复期，缺血性中风多见。张氏认为气滞可以形成瘀血，而气虚无力推动血液，血液不能畅行于脉道，同样可以致血凝成瘀，阻滞脉络，筋脉失养而发病，这便是因虚致瘀的因果，也是本证的主要病现。治当益气活血为要，用自拟通脉舒络液治疗。常用药物：黄芪、丹参、川芎、赤芍等。

（三）痰瘀闭窍型

痰瘀闭窍系指因瘀滞脉络，脉络不利，气不行津，津聚为痰，或宿有痰疾，痰瘀互结，内闭神窍，外滞经络的一类证候。其症见突然昏仆，神志不清，肢体偏瘫，喉中痰鸣，语言不利或失语，脉弦滑或弦硬，舌体胖大或偏歪，舌质黯或有瘀

271

丝瘀点。常见于中风急性期或康复初期。张氏认为津聚成痰，治宜涤痰开窍，活血化瘀，用自拟蒲金丹治疗。常用药物：郁金、菖蒲、丹参等。

（四）瘀热腑实型

瘀热腑实证系指因精亏血瘀，胃肠液乏，传导失司，而致肺气不通，上闭下实之证。其临床表现为神志昏蒙，半身不遂，舌强语謇，口眼㖞斜，呕恶便闭，舌质红或黯红，苔黄腻，脉弦滑数等，常见于中风急性期。张氏治疗此证常用通腑化瘀，釜底抽薪之法。药用生大黄、枳实、玄明粉、丹参、川牛膝、桃仁、菖蒲、胆南星等，使瘀浊去，腑气通利。此方妙用大黄、牛膝活血化瘀，引血引热下行；菖蒲、胆南星开窍化浊，上下通利，则肠腑之积荡然无存，使神苏津复。

（五）颅脑水瘀型

颅脑水瘀证系指瘀血与水湿痰浊互阻于脑窍，致神明失主，肢体失用，七窍失司为主要表现的一类证候。临床症状表现为神志障碍，半身不遂，语言謇涩，偏盲等。本证急则可因瘀血水浊之病理产物压迫脑筋而致病危，缓则可致脑髓失养而痿缩（相当于脑血管性痴呆）。常见于中风急性期或恢复期及其他脑病中。张氏认为颅脑水瘀为诸多脑病之病机关键所在，为血不利则为水之所因。治以通窍活血利水为大法，用自拟脑窍通口服液治疗。常用药物：丹参、赤芍、红花、茯苓、水蛭、麝香等。

（六）肾虚血瘀型

肾虚血瘀证系指因肾精不足，血亏液乏，血脉不充为瘀，液少不能上承清窍的一类中风后遗症。症见音暗失语，心悸，腰膝酸软，半身不遂，舌质红或黯红，脉细涩等。张氏认为肝肾同源，精血相生，久病及肾，久病及络，精亏血必瘀，瘀阻则清窍失濡，肢体不用。治宜补肾益精，活血化瘀，常用桃红四物汤加鹿角胶、鹿衔草、桑寄生、川牛膝、大云、丹参，少佐黄芪以益气生精。

〔申锦林．张学文教授治疗中风病的思路与方法．陕西中医学院学报，1994，17（3）：6.〕

六、张琪辨治急性脑血管病经验

张琪从事中医临床、教学、科研工作数十年，对于中风的治疗具有真知灼见，他认为病有内风、外风，治当区别对待，临床注重病证合参，化瘀应用得当，强调补肾化痰，中医急救建功重在通腑泻热，以其临床疗效显著闻名于杏林，现将其经验简要介绍如下。

（一）病有内风外风，治当内外有别

中风是以突然昏仆，口眼㖞斜，语言不利，半身不遂为主要临床表现的疾病，现代医学的中各种脑血管病以及部分其他神经内科疾患大多属于此类范畴，中医在对中风的防治上具有独到优势。

对于本病病机的认识，历代医家众说纷纭，归纳起来不外乎两类，一是从外风立论，即所谓"真中风"，二是以"内风"立论，即认为中风是由于人体内在的因素所致，因此称之为"类中风"。张氏认为这两种观点各有偏颇，"以内风为主，兼有外风"立论更为妥当。本病的发生，主要由于情志失调、饮食不节、劳逸失度等因素导致脏腑阴阳失调、气机逆乱而发病，但是并不能排除"正虚邪中"、"风邪外袭"等致病因素。因为从临床所见，如属外中风邪，这些患者中风后多有六经证，用祛外风药治疗后可取得良好疗效。因此张氏认为中风以内风为主，类中风居多，兼有外风者也属多见。

关于内风，大多属肝肾阴亏，肝阳偏亢，肝风内动者为

273

多。中风其病在脑，其制在肝，肝肾阴亏则宜补，风阳上越则宜潜。张氏滋阴喜用生地、玄参、麦冬、天冬之类；潜阳常用代赭石、怀牛膝、生龙骨、生牡蛎、磁石、珍珠母等。张氏认为潜阳药具有震慑躁动之阳的作用，如与全蝎、蜈蚣、僵蚕等祛风药并用，则更是相得益彰。滋阴药还常与清肝泻火药配伍，原因在于阴虚往往与肝火并存，故在滋阴的同时，多配伍生栀子、夏枯草、黄芩、白蒺藜等清肝泻火药。若热重伤胃，或有腑实，则加大黄、生石膏之类。此外，肝火往往与心火并存，故在治肝的同时多兼顾治心，滋阴潜阳的同时配伍养心清心安神之品，临床实践证明效果满意。

对于外风，张氏认为患者发病首先要有外感风邪的病史，其次要有六经病症，如恶寒、发热、恶风、自汗、肢体拘急、关节酸痛，或头痛、肢麻、舌边尖红、苔薄白、脉浮弦等（不必悉具）。对于外风的治疗，强调要注意根据患者的气血、虚实、寒热、脏腑气机状态等分别施治。辨证为血虚内热、外受风寒者，一般选用大秦艽汤；辨证为血脉痹阻、风热外袭者，选用疏风活络饮；属于气机壅塞，外为风邪所袭者，用乌药顺气汤。三者的区别在于，前者祛风与养血合用，补中有散，补而不滞；中者祛风与活血并用，活血以祛风，血行而风自灭；后者祛风与调气相伍，重在调气，气顺则风邪自除。

（二）临床病证合参，化瘀应用得当

张氏为全国著名中医专家，还善于采纳现代医学的研究成果，主张病证合参，衷中参西。张氏强调，对于中风急危重症，应辨病与辨证相结合。张氏发现，中风患者有一部分瘀血症状明显，但是还有一部分患者瘀血征象并不明显，依据辨证施治的原则，似乎不必要应用活血化瘀药，但是辨病施治，无论缺血性中风还是出血性中风，脉络痹阻为其共同的病理变化，因此活血化瘀就必然成为其共同的治疗原则。所以在辨证论治的基础上，大多加用活血化瘀药物，具体药物的应用比例当视瘀血程度而定，常用的药物有桃仁、红花、丹参、赤芍、葛根、地龙、水蛭、三七、土鳖虫等。

值得注意和研究的是，在治疗急性出血性中风时，须适当及时选用活血祛瘀药，如水蛭、三七、桃仁等，大量临床实践证明，不仅不会因其再出血，而且具有活血、止血、祛瘀的作用。张氏认为颅内出血难有出路排出，出血即为瘀血，瘀血留内必然为患，或瘀停血阻破坏临近组织，或瘀停水蓄导致脑水肿的发生，或瘀血不去阻断新血不得归经从而引起再出血。因此，虽然是急性出血，仍然有必要采取活血化瘀之法。

中风多发于中老年人，人到中年之后，正气渐衰，其临床特点是瘀血往往与气虚并存。其中气虚为本，血瘀为标。单用活血化瘀法，效果并不理想，张氏善用补阳还五汤，以益气化瘀，标本兼治，认为益气化瘀非黄芪莫属，而且用量宜大，一般用量为 50～100g，最多曾经用到 200g。黄芪为温性药物，大量长期服用难免有伤津动火之弊，在临床用黄芪时大多加用滋阴润燥之品，如沙参、石斛、玉竹等，以防患于未然。再者黄芪为益气升提之品，久服多见胸脘痞闷、纳呆等副作用，张氏在临证时一般加用陈皮、枳壳等理气健脾之品。另外现代药理研究证明，黄芪具有升高血压的作用，对此张氏认为在临证上对待具体问题应该具体分析，对于中医辨证为肝肾阴虚、肝阳上亢者，无论血压高低当然要慎用或忌用黄芪，相反对于中医辨证为气血两虚或气虚血瘀的高血压患者，用黄芪不仅不会升高血压，相反还有降压作用。

（三）后期辨治要点，强调补肾化痰

张氏认为肾虚与中风密切相关。肾气能助胃腐熟水谷，助脾化气行水，助膀胱蒸腾化气。肾虚则水谷精微不能正常运化，反而酿为痰浊，阻滞于内，因此肾虚与痰浊并见是中风病的又一特点。在急性期过后的恢复阶段和后遗症期，这一特点表现得尤为明显。张氏在治疗本病的恢复期和后遗症期，常用地黄饮子加减化裁，补肾与化痰并用，特点在于阴阳平补，用附子、肉桂于补阴药之中，温补肾阳，引火归元，使虚阳纳于肾中，但用量不宜过大，量大则有劫阴之弊。另外，瘀血往往与痰浊交互为患，故临证时常加少许活血药以化瘀通络。

（四）中医急救建功，重在通腑泻热

经过长期大量临床实践，张氏发现中风虽有阳闭、阴闭之分，但是临床还是以阳闭较为多见。阳闭辨证大多为实热郁结、气血上逆，在治疗上应以泻其实热为主；阴闭者辨证多为痰浊闭塞清窍，治疗应以豁痰开窍为主。阳闭者以大便闭结不通为主要表现，甚至大便7～8日1行，患者此时神志不清为腑实不通，邪热内扰，导致心神昏蒙所致，治疗当以通腑泻浊、化痰清热为主。张氏喜用大黄泻下攻积，清热泻火解毒，同时配以化痰之品。大黄用量可根据病情而定，一般15～25g为宜，腑实严重者，可加芒硝软坚散结，以增强泻下之功，腑实得通，患者即可转危为安。临床观察，阳闭者往往为现代医学之脑出血，其病机多因邪热迫血妄行，导致血溢脉外而引起，正所谓"热伤血络"。大黄除有清热作用之外，还具有止血化瘀的作用，大黄既能泻下攻积，通腑泻热，又能化瘀止血，故大多收效满意。有学者将肠道称之为"创伤后多器官衰竭的起源"，因此对于急性危重患者要及早尽快恢复肠道的正常功能，这不仅可以有效改善其营养状态，而且对于截断其病势必发展、防止病情恶化、避免多脏器衰弱、改善患者的预后都具有重要意义。张氏用通腑泻热法抢救大量急性脑出血患者，均获良效。如果患者病情严重，则不必拘泥于每日服药1剂的常规，可以每日两剂，分4～6次鼻饲或灌肠，实践证明疗效满意。

对于脑出血的中医辨证依据问题，本病为临床急性危重病，病势凶险，病情错综复杂，患者往往经过插管、透析、引流等一系列抢救措施，症状变得并不典型，加之本病病情危重，变证百出，大多表现为几组证候交织在一起。张氏认为这时候一定要认清中医药的优势所在，时刻注意与西医辨病相结合，在具体的辨证上，要注意舌诊脉象，尤其是以舌诊为主要依据，对于其他个别具体症状应有所取舍，灵活掌握。

由于脑出血、蛛网膜下腔出血、脑梗死等常引起患者的体温调节中枢功能失常，患者常有中枢性高热，临床表现为体温持续在39℃以上，体表无汗，这时常规物理降温以及一般解热药和糖皮质激素类药大多无效，冬眠疗效又有诸多副作用。张氏认为此时应用大剂量生石膏、生大黄以清热解毒、通腑泻热，不仅可以有效退热，而且能够充分减少并发症，提高患者生存质量，有效改善预后，经过大时临床实践证明，疗效肯定。

〔孙元莹，赵德喜，姜德友．张琪治疗中风病的经验．上海中医药杂志，2005，39（11）：12.〕

第二节　经典验案点评分析

一、任继学治疗急性脑血管病案

导读："潜阳之法，莫如介类为第一良药"。本例脑出血患者，中医诊断为风头眩、中风，任氏治以平肝潜阳，开窍醒神，方中用玳瑁、珍珠母平肝潜阳、清热息风，取得了较好疗效。

案体：戴某，男，57岁，1994年11月7日初诊。患者既往有高血压病15年，3小时前正在做饭，突然剧烈头痛，头晕，呕吐，呕吐物为胃内容物，继之右侧肢体欠灵活，约半小时后出现嗜睡、鼾声，立即送至我院诊治。症见嗜睡、鼾声，但呼之能应，面色潮红，形体丰盛，左侧鼻唇沟变浅，左侧肢体轻瘫，舌质红，苔薄黄，脉弦滑有力，左巴宾斯基征阳性，测血压210/130mmHg，头颅CT检查提示为脑出血。临床诊断为风头眩、中风，治以平肝潜阳，开窍醒神。处方：羚羊角（单煎）5g，玳瑁15g，炒水蛭5g，虻虫3g，豨莶草30g，白薇15g，石菖蒲15g，川芎10g，地龙10g，胆南星5g，珍珠母50g。每日1剂，水煎服，另予清开灵注射液40ml，加入5%葡萄糖注射液500ml中，静脉滴注，每日2次，同时口服醒脑健神丹（每次4粒，每日3次）。患者药后病情明显好转，后又以填精滋肾养肝、调理脾胃、化痰通络法治疗1个月，诸症消失，复查CT显示脑出血完全吸收。

〔任喜尧，任喜洁．任继学教授治疗急症验案四则．中国中医急症，2005，14（10）：979.〕

评析：本例患者素体肝肾阴虚，肝阳失敛，阳动生热，热盛化风，肝风内动，引动内在之痰火，正邪相争，致使经络不利，脉络受伤，络破血溢，而为出血性中风，故任氏拟平肝潜阳，开窍醒神为治疗大法。《中风诠》中说："潜阳之法，莫如介类为第一良药。"方中玳瑁、珍珠母平肝潜阳、清热息风，羚羊角"平肝舒筋，定风安魂，散血下气"（《本草纲目》），地龙性寒下行、清热平肝息风，此四药合用，则阳定风息热消；水蛭、虻虫专入血分，不走气分，破瘀血而不伤新血，为活血通络之佳品；川芎乃血中气药，"其特长在能引人身清轻之气上至于脑"（《医学衷中参西录》）；豨莶草祛风平肝降压；白薇清热凉血，《神农本草经》谓其"主暴中风，身热肢满，忽忽不知人"，《神农本划经疏》指出"凡治似中风证，除热药中亦宜加而用之良"；石菖蒲豁痰开窍；胆南星清火化痰，息风定惊。诸药配合，潜阳息风，祛瘀化痰，切中其发病机制，故而药后疗效满意。

二、邓铁涛治疗急性脑血管病案

导读：以气虚血瘀为主要病机的中风临床中最为多见，其治宜补气活血，祛瘀通络，并注意重用黄芪，每能获得奇效。不过临证应注意常有兼夹，如本例患者就有肝肾阴虚之象。

案体：林某，女，64 岁，1978 年 1 月就诊。患者 3 个月前因患脑血栓形成，左侧上下肢完全瘫痪，经西医治疗 3 个月稍效，要求服中药治疗。诊见左上肢全瘫，左下肢稍能抬高 20～30cm，需人扶持方能坐稳，生活无法自理，面色潮红，烦躁易激动，口咽干燥，消瘦，大便结，查舌质嫩红，少苔，脉浮弦，左上肢肌力Ⅰ级，左下肢肌力Ⅰ级，左上下肢张力增强，腱反射亢进，血压基本正常。临床诊断为中风，以气虚血瘀为主要病机，治宜补气祛瘀，佐以养肝肾。处方：黄芪 60g，川芎 6g，桃仁 10g，红花 4.5g，当归 12g，地龙 12g，赤芍 15g，豨莶草 15g，牛膝 15g，桑寄生 30g。每日 1 剂，水煎服。并嘱其家人每日按摩及被动活动四肢 3 次，每次 20～30 分钟。一方到底，仅黄芪用量逐步增加至 150g，治疗 75 天后，已不需扶持，自行站立，借助手杖能在户外步行 20 分钟左右，左上肢功能有所恢复。继续服用上方治疗，2 个月后来信，告知下肢功能基本恢复，上肢功能亦大有好转，但欠灵活，尤其是手指，走路已不用扶杖，煮饭、洗衣等一些日常家务基本能自理，去信嘱其黄芪用量减半，隔日服用 1 剂中药，再服 1 个月，以巩固疗效。

〔邓铁涛．邓铁涛医集．北京：人民卫生出版社，2000.〕

评析：气虚血瘀是脑血栓恢复期的主要病机，不过常兼有他症，益气活血化瘀是常用的治法，临证还需注意与其他治法相配合，常用方宜选补阳还五汤加减。脑血栓恢复期以气虚血瘀为主要病机，但常兼有他症，本例患者有口咽干燥，消瘦，大便结，舌质嫩红，少苔等，乃肝肾阴虚之象，故治以补阳还五汤加牛膝、桑寄生养肝肾。在临床中，治疗脑血栓黄芪宜重用，方有奇效。

三、张学文治疗急性脑血管病案

导读：中医治疗处于恢复期的中风（脑出血），较西医有明显的优势。中风在本为肝肾阴虚，气血衰少，肝热血瘀之中风，治宜清肝活血，滋补肝肾，张氏常选用脑清通汤加减。

案体：李某，男，38岁，2005年10月11日就诊。患者9月2日晚间看电视时突发眩晕，伴间断性左手麻木，恶心呕吐，当时血压165/110mmHg，神志清，不伴抽搐，急送某医院，头颅CT检查显示为脑干出血，住院治疗20天，好转出院。出院后仍自觉眩晕，颜面及后枕部麻木，左手麻木伴有左下肢乏力，纳食、夜眠差，查舌质暗，苔白，脉沉弦，神经系统检查左侧上下肢浅感觉减退，左下肢肌力Ⅴ级，左霍夫曼征（＋），左掌－颌反射（±）。张氏诊断为肝热血瘀型中风，治以清肝活血，滋补肝肾，方选脑清通汤加减。处方：天麻12g，钩藤（后下）12g，菊花12g，川芎10g，地龙10g，全蝎6g，三七粉（冲）3g，黄连6g，豨莶草12g，生地12g，生杜仲12g，川牛膝30g，山栀子10g。每日1剂，水煎服。服药20剂后，头晕、左手麻木及左下肢乏力较前明显减轻，仍颜面及后枕部麻木，舌暗红，边有齿痕，苔薄白，脉沉弦，在上方基础上加用僵蚕10g，石决明30g，生龙骨（先煎）30g，生牡蛎（先煎）30g。继服30剂，其症若失。

〔张华丽，黄芙莉．张学文教授清肝活血法治疗中风的经验介绍．现代中医药，2007，27（1）：23．〕

评析：患者适逢而立之年，工作生活压力较大，肝火素旺，肝经郁热，且嗜食肥甘，渐致脾失健运，聚湿生痰，血脉不利，痰浊血瘀日久互结，精血难以充养，肝肾阴精渐亏，水不涵木，致肝阳上亢，阳动生风则作眩、肢麻，化热化火则阴阳气血失调，直冲犯脑，血溢脉外。张氏紧扣其肝热血瘀的病机，以清肝活血，滋补肝肾为法，治法得当，用药合理，故而药到病除。

四、刘祖贻治疗急性脑血管病案

导读：中风的发病机制重在风、火、痰、瘀、虚，不过早期、后期各有侧重，治疗应根据病期不同灵活掌握，方能取得好的疗效。辨证属风阳阻络证者，治宜平肝息风，活血通络。

案体：李某，男，54 岁，因右侧肢体活动不利 21 天，于 1992 年 3 月 2 日就诊。患者 21 天前晚上上厕所时突然昏仆不省人事，在当地医院抢救苏醒后送来长沙某医院住院，头颅 CT 检查诊断为脑出血（内囊），因偏瘫未能康复，要求服中药治疗。现患者右侧偏瘫，言謇，烦躁，大便干结，夜尿多，查舌质淡暗，苔白，脉细弦，右侧上、下肢肌力 0 级，肌张力高，踝阵挛（＋），无病理反射。临床诊断为中风，辨证为风阳阻络证，治宜平肝息风，活血通络。处方：钩藤 15g，草决明 15g，丹参 15g，石决明 30g，珍珠母 30g，天麻 10g，地龙 10g，僵蚕 10g，鸡内金 10g，佛手 10g，枸杞子 10g，山茱萸 10g，三七粉 1.5g，山楂 12g。服药 5 天，右下肢有时能平动，大便转溏，每日 1 次。上方去草决明、三七粉，加全蝎 5g，生黄芪 30g，再进 7 剂，即能下床扶行，言语已流畅，睡眠及大便正常。守方继服 7 剂，患者可自行下楼，但右手精细动作仍差，余无不适，右上肢肌力Ⅳ，右下肢肌力Ⅴ级。守方去山楂、鸡内金，加石菖蒲 10g，远志 6g，带药 14 剂以其善后。1

个半月后家属代诉，患者可以独自上下楼，生活能自理，但右手指的精细动作仍差。

〔陈纪藩．疑难病证治验精华．广州：广东科技出版社，2002.〕

评析：中风的发病机制重在风、火、痰、瘀、虚，早期主要表现为风、瘀、痰、火，后期则为虚、瘀之证，本例患者属中风之风阳阻络证，其标为内风象、瘀象（离经之血为瘀），其本为正虚（肝肾阴虚）之象，故治疗以天麻、钩藤、石决明、珍珠母、僵蚕息其内风，以地龙、三七粉、丹参化其瘀血，以枸杞子、山茱萸补其正虚，标本兼顾，其疗效较好。

五、谢海洲治疗急性脑血管病案

导读：中风"复中"很常见，每复发 1 次，机体的损害就加重 1 次，采取适当的措施预防很重要。复中患者仍应辨证论治，并随证情变化及时调整用药，此乃取得好的疗效的关键。

案体：王某，女，51 岁，1985 年 1 月 6 日就诊。患者1980 年 2 月突然出现右侧肢体活动不利，说话含糊不清，神疲乏力，诊断为脑血栓形成，经当地医院治疗，逐渐好转。1985 年 1 月，患者再次出现右侧肢体活动障碍，伴有失语，症状较上 1 次发病时严重，当即送往医院诊治。诊时患者右侧肢体不能活动，以下肢为重，右上肢虽然可迟迟抬举，但抬高不过肩，手指的细微动作不能，语言表达不能，伸舌左偏，口角时流痰涎，大便 7 天未行，小便黄，舌质红，苔黄厚滑，脉弦。此为中风之痰热腑实、阳亢风动证，治宜通腑涤痰，平肝潜阳。处方：大黄 6g，天麻 6g，黄芩 9g，厚朴 9g，天竺黄9g，生石决明 20g，桑寄生 20g，白芍 15g，钩藤 12g。取 7 剂，水煎服。1 月 15 日二诊，患者自述服药 7 日后大便得通，口角流涎稍减，右侧肢体活动变化不大，语言表达能力尚差，查舌质红，苔薄稍黄，脉沉，用药适当调整。处方：桑寄生20g，黄芪20g，狗脊9g，石菖蒲9g，远志6g，地龙30g，女贞子15g，天麻15g。取14剂，水煎服。2月1日三诊时，患者右侧肢体活动较前明显好转，已能行走，不需别人搀扶，说话已能作简单的表述。守方继续调治，1个月后出院，出院时生活能基本自理。

〔谢海洲．谢海洲临床经验辑要．北京：中国医药科技出版社，2001．〕

评析：本例患者为中风"复中"，初诊时以痰热腑实、阳亢风动为主，故急以通腑涤痰，平肝潜阳息风之法治之。但虑及肝为刚脏，体阴而用阳，不可一味伐肝镇肝，所以用天麻、钩藤、石决明、白芍合用，养肝柔肝。复诊时以肢体功能障碍为主，痰热腑实之象已不明显，所以改用补肾固本，通络开窍法调治。本案据病情辨证论治，谨守病机，随证情的变化及时调整用药，做到了法随证变，灵活用药，所以获得了较好疗效。

六、王永炎治疗急性脑血管病案

导读：中风中脏腑病属痰热蒙闭清窍者，治宜化痰通腑，清心开窍，可获较好疗效。中脏腑者病情急重，单纯采用中医方法显得力量单薄，应中西医结合，多途径用药，积极救治。

案体：关某，女，65岁，以突然昏仆、右半身不遂、失语3天入院。入院时患者昏迷，测体温38.5℃，血压150/90mmHg，右侧偏瘫为完全性弛缓性瘫痪，右侧肌张力低，腱反射低，并可引出病理反射，腰穿脑脊液为血性，压力为270mmHg。西医诊断为脑出血，合并有肺部感染。其起病急骤，发热，昏迷，右半身不遂，失语，口唇干，查舌痿，苔薄黄腻，脉滑数有力，中医辨证当属中风中脏腑之闭证，以阳闭为主，责之于痰热蒙闭清窍，治宜先化痰通腑，清心开窍。处方：全瓜蒌30g，芒硝（分冲）6g，胆南星10g，天竺黄10g，生大黄10g，石菖蒲10g，郁金10g。在服用中药汤剂的同时，给予清开灵注射液40ml，加入10％葡萄糖注射液500ml中，静脉滴注，并配合应用抗生素控制感染等措施。中药服用7剂，患者仍昏迷，颈项强直，牙关紧，但身热已退，大便已通，查舌质红，苔薄黄干腻，脉细弦滑数，改用育阴息风化痰之剂。处方：生地12g，玄参12g，生牡蛎（先煎）30g，钩藤30g，夏枯草15g，胆南星10g，菊花10g，天竺黄6g。上方又连服2剂，并结合鼻饲牛黄清心丸（每次1丸，每日2次），于昏迷12天后神志转清。以后又用育阴益气、活血通络之剂调治1个月，遗留有右侧轻度偏瘫，可以扶杖步行，言语不清而出院。

〔董建华．中国现代名中医医案精华．北京：北京出版社，2002．〕

评析：中风为本虚标实之证，在本为肝肾亏损，气血不足，在标为痰瘀内阻，风火相煽。此例患者病情为中风极期，以标实为主，中焦被痰热湿邪阻滞，不能升清降浊，影响气血运行布达，对半身不遂的康复大为不利。考前人治中风用三化汤（厚朴、枳实、大黄、羌活）通腑泻热，除滞降痰，此例用化痰通腑饮加减化裁，遏制鸱张之病势，使病情逐渐身愈而安。临证及时通腑泻热，一可使腑气通畅，气血得以输布，通痹达络，能促进半身不遂的好转。胃肠的痰热积滞得以降除，又可克服气血逆乱以防内闭。

七、颜德馨治疗急性脑血管病案

导读：中风重证其病情变化快，宜采用多种措施进行综合治疗，可中药汤剂、中成药一起用，必要时应中西医结合积极救治，并应做到药随证转，随病情的变化及时调整治法用药。

案体：徐某，女，64岁。患者有脑梗死病史，经治后肢体活动恢复。近月来常感肢体麻木，未予重视，1小时前家属发现病者卧床，右侧肢体不能活动，伴失语，小便失禁，即来院，检查头颅CT显示右侧顶枕叶脑梗死（大面积），左侧额叶梗死（新发），其意识模糊，查体不合作，混合性失语，右侧肢体偏瘫，肌力0级。患者因大面积脑梗死入院，平素操持家务，多有烦神，经云："阳气者，烦劳则张。"虚阳易于上越可知也。刻下神志昏昧，体丰失语，小便自遗，大便3日未行，右侧肢体痿废不用，脉弦滑而数，舌红苔薄。证属风阳上扰，热结胃腑，神明受制，痰瘀阻于廉泉。证势非轻，殊防正不胜邪，亟拟清心醒脑，化瘀通络，泻下泄热治之。处方：①安宫牛黄丸1粒，菖蒲30g、薄荷9g煎汤化丸，分次送下。②水蛭3g，大黄（后下）9g，川芎6g，通天草9g，生蒲黄30g，海藻9g，菖蒲9g，天竺黄9g，僵蚕9g，威灵仙9g，莪术9g。取4剂，玳瑁、紫贝齿、生石决明各30g，同入先煎1小时。二诊时，患者经投开窍化瘀、祛痰通腑之剂，腑气初通，神色时清时昧，牙关紧闭较前为松，失语，饮食不能吞咽，右侧肢体不用，脉弦滑而数，舌红少津，此属气阴不足，痰瘀交困，神明受制，固不当轻忽，故以神仙解语丹图之。处方：水蛭3g，生蒲黄15g，通天草9g，菖蒲9g，僵蚕9g，天麻4.5g，白蒺藜15g，远志9g，茯苓9g，茯神9g，白附子6g，生紫菀9g，稀莶草15g，天竺黄9g，郁金（矾水炒）9g。浓煎100ml，取2剂，每日1剂，水煎服。三诊时患者神色渐次开朗，对答切题，唯手足躁动不安，右侧肢体仍不用，脉弦数，舌红苔薄，痰瘀虽有化机，心肝之火上扰，继以清心热、平肝息风。处方：①羚羊角粉0.6g吞服，每日2次，连用2天；牛黄清心片 2 片口服，每日 2 次。②水蛭 3g，通天草 9g，益母草 30g，黄连 3g，连翘心 30g，莲子心 9g，黄芩 10g，茯苓 9g，茯神 9g，明天麻 4.5g，珍珠母 30g，煅龙骨 30g，煅牡蛎 30g，双钩藤 15g，芦根 30g，茅根 30g，知母 9g，黄柏 9g。取 2 剂，每日 1 剂，水煎服。2 剂后去牛黄清心片，羚羊角粉改为 0.3g。再服 2 周，药后神志已清，口噤除，肢体活动较前为利，尚余烦躁，手足偶见蠕动。出院门诊随访。

〔魏铁力．颜德馨治疗中风的经验．黑龙江中医药，1996，（4）：1.〕

评析：《内经》云："风中于经，举重不胜；风中于府，即不识人。"患者入院时神志时清时昧，小便自遗，且伴肢体偏瘫，显属经府并中之重证，再观口噤失语，大便不通，脉弦舌红。此乃风火内盛，痰热腑实所致之阳闭。故颜氏首诊即重用活血化瘀，方用抵当汤化裁，融豁痰开窍，通腑泄热，清心化瘀于一炉，且用川芎、通天草引经，汤丸并施，初战告捷。三诊症情渐趋稳定，因烦躁未解，寝食亦不安受，重用连翘心、莲子心清心肝之火，且予羚羊角粉平肝，牛黄清心片泄热，以上均乃药随证转，灵活变更之法。综观全案，辨证精确，用药丝丝入扣，故收效明显，非高手莫克臻此。

八、高辉远治疗急性脑血管病案

导读：中风（脑出血）辨证属气虚血瘀，风痰上扰之证者，治拟益气通络，祛风化痰为法。待病情稳定好转后，还应注意中风之本肝肾阴虚、气血衰少，以滋养肝肾调理善其后。

案体：周某，男，49 岁，1992 年 1 月 8 日就诊。患者平素体健，4 天前因赴外地出差过度劳累，忽感言语不利，说话费力，右半身沉重，右侧肢体无力，站立不稳，偶有饮食呛咳，当时神识清楚，测血压不高故未作处理，即由随员急护返京，在解放军某医院行颅脑 CT 检查，显示为基底节区内囊前角小灶性出血，遂收入病房。入院后诊断为"脑出血"、"多发性脑梗死"，曾用芦丁、甘露醇、酚磺乙胺、曲克芦丁等药物治疗，无明显好转，特邀高氏诊治。症见头晕头昏，右侧肢体软弱，行动不便，神疲乏力，言语不清，喉间痰鸣，伸舌偏右，舌质暗红，苔白中厚，脉沉弦。辨为气虚血瘀，风痰上扰之证，治拟益气通络，祛风化痰为法。处方：生黄芪 15g，赤芍 10g，防风 10g，石菖蒲 10g，远志 10g，丹参 10g，胆南星 8g，羌活 8g，川牛膝 10g，白薇 10g，荷叶 10g，炙甘草 5g，大枣 5 枚。1 周后症状日渐改善，依上方为基础稍加出入治疗 1 个月，言语清楚如常，肢体活动明显好转，舌偏右纠正，复查颅脑 CT 与老片比较出血灶有明显吸收，仍残余断续环形及点状钙化。共住院 40 余天，病情稳定出院。嗣以滋养肝肾，活血通络之剂，调治月余，头脑清爽，言语流利，肢体功能恢复，已正常下班，至今无反复。

〔于有山．中国百年百名中医临床家丛书·高辉远．北京：中国中医药出版社，2004．〕

评析：脑出血属中医学"中风"、"卒中"之范畴。《医门法律》中谓："中风一证，动关生死安危，病之大而且重，莫过于此者。"本例患者兼有言语不利的见症，究其所由，病者曾素体健实，然出差奔波过劳，情绪激动，风痰内动，经络瘀阻，以致真气不能周循于身，遂成此舌转失灵，半身不遂之证。高氏针对病机证候，拟益气通络，祛风化痰为主治之。取黄芪补气益血；赤芍、丹参活血和营；防风、羌活祛风通络；石菖蒲、远志、胆南星开窍化痰，息风安神；白薇清热凉血；荷叶升清降浊；川牛膝引血下行；甘草、大枣补中益气，调和诸药。诸药配合，药证相符，所以病情逐渐好转稳定。继以滋养肝肾善后，如此终使痰化瘀消，则真气渐复，脑络畅通，因而舌转灵活，半身不遂得瘥。

九、刘祖贻治疗急性脑血管病案

导读：中风属顽症之一，尤其在后遗症期，病程日久，虚实错杂，缠绵难愈，应仔细分析，谨慎治疗。中医辨证属气阴两虚，痰瘀阻络者，当以滋阴益气，活血化痰通络为治法。

案体：刘某，男，60岁，2005年3月18日就诊。患者1年前突发右半身不遂，语言謇涩，经湘雅医院检查CT，诊断为脑梗死，虽多方治疗，仍留有半身不遂等。现患者右手指活动不灵活，语言欠流利，记忆力减退，计算力减退，心烦，入睡困难，查其舌质暗红，苔厚腻，脉沉细。临床诊断为中风，属气阴两虚，痰瘀阻络型，治以滋阴益气，活血化痰通络为法。处方：黄芪30g，枸杞子50g，制首乌30g，巴戟天10g，合欢皮15g，炒枣仁30g，葛根30g，丹参30g，川芎15g，水蛭7g，赤灵芝15g，龙齿30g，山楂30g，全蝎6g，白芍30g，钩藤15g。取7剂，日1剂，水煎服，并嘱患者畅情志，慎饮食，适寒温。2005年3月25日二诊，患者右手活动较前灵活，言语较清楚，记忆力、计算力好转，心烦减轻，查舌质淡，苔白腻，脉细，中药改为下方继续服用。处方：黄芪60g，枸杞子50g，制首乌30g，巴戟天10g，炒枣仁60g，合欢皮15g，葛根30g，丹参30g，赤芍15g，川芎15g，水蛭10g，全蝎6g，钩藤15g，桑寄生30g，石决明30g，山楂30g。取7剂，日1剂，水煎服。随访1个月，诸症好转。

〔贺兴东，翁维良，姚乃礼．当代名老中医典型医案集·内科分册．北京：人民卫生出版社，2009.〕

评析：中风后遗症的病因病机复杂多样，但辨证不外气虚、阴亏、肝风、痰阻、血瘀诸端，仍以脏腑功能失调，气血逆乱为基本病机，治以滋阴益气、活血化瘀通络为法，可获良效。中风属顽症之一，尤其在后遗症期，病程日久，虚实错杂，缠绵难愈，不过其病因病机虽然复杂，但不外气虚、阴亏、肝风、痰阻、血瘀，致使脏腑功能失调，气血逆乱。本例患者右半身不遂1年余，属中风后遗症，辨证为气阴两虚，痰瘀阻络，治疗上以黄芪益气，枸杞子、制首乌、白芍补肝肾养阴血，丹参、川芎、水蛭、全蝎、山楂、葛根活血通络，钩藤、石决明化痰息风，赤灵芝、龙齿、合欢皮、炒枣仁养心安神，全方共奏滋阴益气，活血化痰通络之效。用药切中病机，故而效果良好。

十、陈瑞春治疗急性脑血管病案

导读：辨证论治是中医的特色，风痰阻络之中风（脑梗死），治宜清热化痰，通络息风。中风（脑梗死）的治疗不能只考虑活血化瘀或益气活血化瘀，而应注重从祛痰通络进行论治。

案体：宋某，男，60岁，因语言不利、双手震颤1个月，于2005年8月15日就诊。患者既往有高血压病史，上月中旬突然出现语言不利，断续不连贯，口唇㖞斜，手指麻木，双手震颤，入某医院诊治，7月20日检查CT显示左侧基底节区脑梗死，给予尼莫地平等药治疗，病情有所好转。现语言不利，断续不连贯，口唇㖞斜不明显，有时咀嚼咬舌，手指麻木，双手震颤，书写不利，记忆力减退，口干苦而粘，大便干结，查舌质红，苔黄腻，脉弦缓。此乃饮食不节，痰浊内生，情志不遂，肝郁化火，热极生风，肝风夹痰浊上扰清空，阻滞经络所致，遂见语言不利，手指麻木，双手震颤等。临床诊断为风痰阻络之中风中经络（脑梗死），治以清热化痰，通络息风，方拟温胆汤加减。处方：陈皮10g，茯苓15g，法半夏10g，炙甘草6g，枳壳6g，竹茹10g，黄连5g，天麻10g，牛膝10g，地龙 10g，僵蚕 10g，刺蒺藜 10g，钩藤（后下）10g。每日 1 剂，水煎服。2005 年 8 月 29 日二诊，患者自述服药 14 剂后语言较前明显流利，书写基本正常，饮食睡眠均可，口稍干粘不苦，二便调，查其舌质淡红，苔薄白，脉缓。守法守方共服 50 余剂，2006 年 3 月 7 日电话追访，恢复正常，在外上班。

[贺兴东，翁维良，姚乃礼. 当代名老中医典型医案集·内科分册. 北京：人民卫生出版社，2009.]

评析：脑梗死的治疗不能只考虑活血化瘀或益气活血化瘀，而应注重从祛痰通络论治。中风分为中经络和中脏腑，中经者即风中经络，未及脏腑，症状较轻，表现为语言謇涩，半侧手麻震抖，行步不利等，此时应祛痰通络，首选温胆汤加减，不宜过早用补阳还五汤等益气活血之品，尤其是若重用黄芪补气，易致壅滞，反生内热，助气生痰。本病用温胆汤加减可长达 3 个月或半年之久，待痰涎壅滞、经络痹阻之症缓解后，再予补气活血通络，或在上述方药中加黄芪、桂枝、桃仁即可，千万不能在人事方醒即投大剂黄芪，于化痰通络非常不利，切记。

十一、任继学治疗急性脑血管病案

导读："仆击偏枯，肥贵人，则膏粱之疾也"。胖人常嗜食肥甘，多湿多痰，其发中风多因痰浊为患，治从痰瘀入手。风痰瘀血阻滞经络之中风（脑梗死），宜活血化瘀，化痰通络。

案体：郑某，男，47 岁，1994 年 11 月 29 日初诊。患者 3 天前酒后夜寐中出现右侧肢体麻木，未治疗，2 天后逐渐加重至右侧肢体活动不遂，语言謇涩，头颅 CT 检查证实为右侧基底节区多发性脑梗死，故来我院治疗。患者形体丰盛，颜面红赤，神志清，大便秘结，小便黄赤，舌质红，苔薄白，右侧肢体全瘫，测血压 120/80mmHg。诊断为缺血性中风（风痰瘀血，闭阻脉络），治以活血化瘀，化痰通络。处方：炒水蛭5g，虻虫5g，地龙5g，豨莶草30g，赤芍15g，胆南星5g，法半夏15g，瓜蒌30g，丹参15g，白薇15g，酒大黄5g。每日1剂，水煎服，同时予清开灵注射液40ml，加入5%葡萄糖注射液 500ml 中，静脉滴注，每日2次。经治疗23天，痊愈出院。又巩固治疗1个月，追访至今未犯。

〔任喜尧，任喜洁．任继学教授治疗急症验案四则．中国中医急症，2005，14（10）：979.〕

评析：《素问·通评虚实论》中说："仆击偏枯，肥贵人，则膏粱之疾也。"本例患者平素嗜酒肥甘太过，致使形体丰盛，腠理致密，肥膏堆积于内，为瘀为滞，久则转化为脂液，渗透于营血，附着于脉络，气血难以通利，积损为病；又因嗜酒肥甘，滋生湿热，蓄积为痰，热亦煎津为痰，痰热瘀互结，循经上犯于脑，窍络失利，脑脉绌急，而发本病。治以活血化瘀，化痰通络。方中水蛭、虻虫活血破瘀生新，"藉虫蚁血中搜逐，以攻通邪结"（《临证指南医案》）；地龙清热平肝息风；豨莶草祛风平肝降压；赤芍凉血活血；丹参"达脏腑而化瘀滞"（《本草正义》）；胆南星、制半夏、瓜蒌、酒大黄四者配伍，清热化痰，润肠通便；白薇清热凉血，中风热证用之效佳。俾瘀血祛，热痰消，脏实通而病愈。本例患者治疗及时亦是取效的关键所在。中风病急性病程为26天，此期以破血化瘀、泄热醒神、豁痰开窍治疗，效果良好。若进入恢复期才予以治疗，则肢体功能不易恢复。诚如《中风诠》指出："活血通络以疗瘫痪，亦仅可施之于旬月之间，或有效力。若其不遂已久，则机械固已锈蚀，虽有神丹，亦难强起矣！"

十二、张学文治疗急性脑血管病案

导读：肝热火旺、血脉瘀阻在中风发病中占有重要地位，清肝活血是治疗中风常用的方法。本例脑梗死辨证属肝热血瘀型中风，治用清肝活血法，方选脑清通汤化裁，疗效满意。

案体：刘某，男，47岁，2005年11月3日初诊。患者两月来无明显诱因出现左下肢无力，后又逐渐出现左上肢无力，并伴有麻木感，测血压正常，头颅CT检查提示脑梗死。诊时患者左侧肢体无力，左上肢麻木，舌质暗红，苔白腻，脉沉细略弦，神经系统检查左侧上下肢浅感觉减退，左下肢肌力Ⅳ级，双跟腱反射减弱，左霍夫曼征（＋），左巴宾斯基征（±）。临床诊断为中风（肝热血瘀型），治拟清肝活血为法，方选脑清通汤化裁。处方：天麻10g，决明子15g，菊花12g，川芎10g，地龙10g，桂枝6g，豨莶草15g，桑寄生15g，赤芍10g，路路通15g，生山楂15g，红花6g，伸筋草15g。每日1剂，水煎服。服药10剂后，左下肢无力较前明显好转，行走有力，唯站立较久后左膝发软，偶于颠簸时觉头痛，查舌质暗红，苔薄白水滑，脉沉细，药已获效，治法不变，在前方的基础上加黄芪30g，僵蚕10g，继续服用。再服10剂，诸症消失。

〔张华丽，黄芙莉．张学文教授清肝活血法治疗中风的经验介绍．现代中医药，2007，27（1）：23．〕

评析：本例患者年过四旬，阴气日衰，肾精不足，故肝血乏源，脉道失充，血缓为瘀。同时阴虚生燥热，"血受热则煎熬成块"，血行不利为瘀，终致肢体失用。又肝肾阴亏日甚，水不涵木，渐致肝阳化热冲脑，炼血成瘀阻络而肢麻无力。据此诊断为肝热血瘀型中风，张氏治以清肝活血，佐以滋阴，方用脑清通汤化裁，应手取效。

第九章　神经衰弱

　　人的大脑具有兴奋和抑制两种基本功能，它的兴奋和抑制能力都有一定限度，如果超过了限度，会造成大脑工作能力下降，导致大脑兴奋和抑制功能的失调，从而产生易兴奋或易疲乏、情绪不稳定等以心理和生理症状为特点的神经性障碍，此即神经衰弱。神经衰弱是神经精神科的一种常见、多发病，据统计，神经衰弱约占内科门诊人数的10%，占神经精神科门诊人数的40%。近年来，随着人们生活节奏的加快，各种竞争的日趋激烈，神经衰弱的发病率有不断上升的趋势。神经衰弱的发病与个体素质、精神刺激、身体因素等密切相关，过度紧张、生活无规律、精神创伤、工作单调、内心矛盾冲突、疾病困扰以及长期处于嘈杂的环境中、长期接触刺眼的亮光和刺鼻的气味等，均可引起神经衰弱。

　　神经衰弱的临床表现复杂多样，除失眠外，还常出现头昏头痛、心情抑郁、情绪不宁、心悸健忘、悲伤易哭等，属中医学"不寐"、"郁证"、"惊悸"、"健忘"、"头痛"等的范畴。中医学认为主要由于素体虚弱、情志失调、思虑劳倦、饮食不节等，致使气血不足，阴阳失调，脏腑功能紊乱而成。神经衰弱的病位主在心，可涉及肝、脾、肾，病理属性有虚有实，其中以虚证为多见，临证时当以辨脏腑、辨虚实为要点，辨清虚实及其主次，找出邪实和正虚之性质、涉及的脏腑等。

　　"治病必求于本"，阴阳失调、脏腑功能紊乱是神经衰弱发病的基础，所以补虚泻实，调和气血，调整阴阳，安神镇静

293

是中医治疗神经衰弱的基本原则。虚者补其不足，宜益气养血、补益心脾、滋养肝肾等；实者泻其有余，宜清火化痰、理气活血、消导和中等。神经衰弱不同于其他躯体疾病，如果单靠药物治疗效果难以令人满意，还应注意与饮食调理、情志调节、运动锻炼、起居调摄等调养方法相互配合，以提高临床疗效。

第一节　中医名家辨治经验

一、李振华辨治神经衰弱经验

李振华认为神经衰弱的形成与心、肾、肝、脾诸脏器功能失调有关，其病理主要为阴虚阳亢、心脾亏虚、痰火内盛和肾阳虚弱。据此，李氏辨证治疗神经衰弱，其疗效颇佳。

（一）阴虚阳亢型

此类患者系肾阴亏虚，肝失所养，肝阳上亢，阴虚内热，相火引动君火，水火不济，心肾不交。主要症状为头晕头痛，失眠多梦，心急烦躁，耳鸣目眩，心悸气短，咽干口燥，五心烦热，腰膝酸软，舌质红，苔薄白，脉弦细数。治宜滋肾养肝，交通心肾，方用益阴安神汤。处方：党参15g，玄参12g，麦冬15g，五味子9g，枸杞子12g，山萸肉15g，山药30g，茯神15g，远志9g，枣仁15g，节菖蒲9g，细辛4g，菊花12g，甘草3g。

（二）心脾亏虚型

此类患者心脾亏虚，脾虚则气血生化之源不足，血虚则心神失养，神智不宁。主要症状为心悸气短，失眠多梦，记忆力减退，头晕头痛，体倦神疲，面黄少华，四肢无力，食少便溏，或有轻度浮肿，舌质淡体胖，苔薄白，脉细弱。治宜益气健脾，养血安神，方用加减归脾丸。处方：黄芪30g，党参15g，白术9g，茯苓15g，当归9g，白芍15g，远志9g，枣仁15g，节菖蒲9g，广木香6g，合欢花9g，琥珀3g（冲服），菊花9g，炙甘草9g。

（三）痰火内盛型

此类患者系脾虚肝旺引发，多因情志不遂，肝气郁滞，肝失条达，横逆于脾，脾虚失运，湿阻气机，化火成痰，痰火内盛，内扰心神。主要症状为头晕头沉，胸闷气短，噩梦，有时严重失眠，烦躁易怒，急躁时常想哭泣，甚至哭笑无常，心惊恐惧，体倦乏力，食欲欠佳，肢体窜痛，舌质红，苔腻或黄腻，脉弦。治宜健脾豁痰，清心透窍，方用清心豁痰汤。处方：白术9g，茯苓15g，橘红9g，半夏9g，胆南星9g，香附9g，郁金9g，节菖蒲9g，栀子9g，莲子心5g，龙骨15g，琥珀3g（冲服），甘草3g。

（四）肾阳虚弱型

此类患者肾阴亏虚，阴虚及阳，肾脏亏损，心肾不交。主要症状为精神萎靡，面色㿠白，形寒畏冷，四肢欠温，少寐易醒，梦多，健忘，夜间尿多，男子早泄、遗精或滑精、阳痿，舌质淡，苔薄白，脉沉细无力。治宜温阳补肾，安神宁志，方用加味右归丸。处方：熟地15g，山萸肉15g，枸杞子15g，山药30g，附子9g，肉桂6g，茯神15g，枣仁15g，龙骨15g，牡蛎15g，五味子9g，炙甘草9g。

〔李振华．常见病辨证治疗．郑州：河南人民出版社，1979．〕

二、刘惠民辨治神经衰弱经验

刘惠民认为神经衰弱的发生多缘于肝肾心脾的功能失调。心气虚，心阳不能下交于肾，肾阴不能上济于心，或思虑过度，劳伤心脾，或水不涵木，肝阳上亢等，均可导致神经衰弱的发病。刘氏治疗神经衰弱多从调理心肝脾肾的机能方面着手，临证重视滋补肝肾，注重脾胃功能，善于运用酸枣仁，取得了较好的疗效。

（一）重视滋补肝肾

刘氏治疗神经衰弱，处方用药重视滋补，尤其是滋补肝肾。肝肾的机能状况与体质的盛衰与高级神经功能活动有密切关系。早在《内经》中即有"肾者……受五脏六腑之精而藏之"、"肾者，作强之官，技巧出焉"的论述。其后《难经》中有"所谓生气之原者，十二经脉之根本也，谓肾间动气也，此五脏六腑之本，十二经脉之根，呼吸之门，三焦之源"张仲景更有"命门为精血之海……为元气之根，五脏之阴气非此不能滋，五脏之阳气非此不能发"的进一步论述。可见肾脏对人体的重要性，故有"肾为先天之本"之说。此外，前人并有"乙（肝）癸（肾）同源"之说，且滋肾药物多兼有养肝作用。神经衰弱的发病机制，不外阴虚阳盛或阴阳两虚，前者乃肝肾阴虚，肝阴虚则肝阳偏亢，肾阴虚，肾水不能上济于心，心火独盛，后者则为肾脏之阴阳两虚。

（二）注重脾胃功能

刘氏非常重视脾胃，强调脾胃乃后天之本。"五脏六腑皆禀气于胃"，脾胃在人体生理及病理中具有极为重要的意义。调理脾胃不仅对脾胃本身疾病有较好疗效，而且治疗任何疾病也只有脾胃机能健全，受纳输布机能正常，才能将药力输布至病所，更好地发挥药物的效能。因此，刘氏在神经衰弱的治疗中，也十分强调调理脾胃，多喜用白术、砂仁等药，至于伴有脾胃功能失调症状者，更是必用之品。

（三）善于用酸枣仁

酸枣仁能镇静安眠，早为历代医家所重视，张仲景即有酸枣仁汤治疗"虚烦不得眠"，后世医家对酸枣仁的作用也屡有阐述，认为本药有养心宁神的作用，故多用于治疗不寐症。近代许多药理学者经过实验证实，酸枣仁有较好的镇静安神作用。然而综观此前医者用量鲜有超过15g者。晚近更有人提出本药如1次用量超过50粒，即发生昏睡，丧失知觉，使人中毒。刘氏根据《名医别录》酸枣仁能"补中、益肝气、坚筋骨、助阴气，能令人肥健"的记载，并结合自己的临床经验，认为该药不仅是治疗失眠不寐之要药，且具有滋补强壮作用，久服能养心健脑、安五脏、强精神。并认为"酸枣仁用至50粒即有中毒"的说法不足为凭。刘氏治疗神经衰弱，酸枣仁几为必用之品，其用量除根据体质强弱、病情轻重而酌定外，一般成人每次剂量多在30g以上，甚至多达75～90g，用量五、六倍于他人，从而完全突破古今本草方书对本药用量的记载。另外，在酸枣仁的用法上，刘氏喜欢生熟并用。《本草纲目》有"熟用疗胆虚不得眠……生用疗胆热好眠"的记载，酸枣仁生熟之差，有兴奋或抑制的不同作用，临证当详思细辨。

〔汪运富，陈向东．刘惠民治疗神经衰弱的经验．辽宁中医杂志，1997，24（4）：155.〕

三、过伟峰辨治神经衰弱经验

过伟峰认为神经衰弱的辨证首先是抓着其主症，结合兼症，审证求因，其次是分清虚实，神经衰弱的治疗应以补虚泻实、调和气血、调整阴阳、安神镇静为原则。过氏根据神经衰弱发病机制和临床表现的不同，将其分为阴虚火旺型、心脾两虚型、心虚神怯型、血虚肝热型、肝阳上亢型、肝郁化火型、心肾不交型、肝胃不和型、脾肾阳虚型以及气滞血瘀型10种证型进行辨证治疗，其疗效满意。

中医名家心脑病辨治实录

（一）阴虚火旺型

症见虚烦不寐，躁扰不安，焦虑紧张，头目眩晕，心悸健忘，耳鸣，腰酸膝软，男子梦遗，口燥咽干，潮热盗汗，颧红唇赤，舌红少津，脉细数。治宜滋阴降火，清心安神，方选黄连阿胶汤、天王补心丹加减。处方：黄连4g，黄芩10g，白芍12g，阿胶10g，生地12g，当归10g，天冬10g，麦冬10g，五味子6g，柏子仁10g，酸枣仁12g，丹参12g，远志10g。

（二）心脾两虚型

症见心悸不安，夜难入寐，多梦易醒，头昏，健忘，多思善虑，面色萎黄，神疲乏力，口淡少味，纳食不馨，腹胀便溏，舌质淡，苔薄，脉细弱。治宜补益心脾，养心安神，方用归脾汤加减。处方：党参10g，炙黄芪12g，白术10g，茯苓10g，当归10g，龙眼肉10g，酸枣仁10g，木香5g，炙甘草5g，炙远志6g，生姜6g，大枣3枚。

（三）心虚神怯型

症见心悸心慌，胆怯易惊，坐卧不安，多疑善恐，失眠多梦，易于惊醒，神疲气短，健忘，舌质淡，脉弱。治宜益气镇惊，安神定志，方用安神定志丸加减。处方：党参15g，茯苓15g，茯神15g，炙远志6g，石菖蒲10g，龙齿25g，琥珀1.5g（另冲），酸枣仁12g。

（四）血虚肝热型

症见精神抑郁，情绪不宁，或见胁胀作痛，头晕眼花，失眠多梦，甚则通宵不眠，梦扰纷纭，多疑多虑，注意力不集中，面色欠华，舌质淡，脉细数。治宜养血疏肝，安神定魄，方用酸枣仁汤加减。处方：酸枣仁15g，知母10g，茯神15g，白芍12g，制香附10g，川芎6g，绿梅花6g，甘草3g。

（五）肝阳上亢型

症见头晕，头胀而痛，耳鸣，目眩，心烦急躁，失眠，面部烘热，口苦咽干，舌质红，少苔，脉弦细数。治宜平肝潜阳，方用天麻钩藤饮加减。处方：天麻10g，钩藤10g，生石决明25g，黄芩10g，川牛膝12g，杜仲10g，桑寄生15g，夜交藤15g，茯神12g，菊花10g，白蒺藜10g。

（六）肝郁化火型

症见头痛眩晕，失眠多梦，烦躁易怒，目赤口苦，胸胁胀痛，便秘，尿黄，肌肉紧张，麻木震颤，舌质红，苔黄，脉弦数。治宜疏肝解郁，清热泻火，方用丹栀逍遥散加减。处方：丹皮10g，栀子10g，醋柴胡6g，制香附10g，当归10g，白芍10g，茯苓12g，白术10g，炙甘草3g。

（七）心肾不交型

症见头晕耳鸣，心烦失眠，烦热盗汗，神疲肢倦，头脑空痛，健忘，腰膝酸软，男子遗精，女子月经不调、梦交，舌质红，少苔，脉细数。治宜清心安神，滋肾固精，方用交泰丸、水陆二仙丹加减。处方：黄连4g，黄柏10g，知母10g，肉桂3g，龟甲胶10g，柏子仁10g，茯神12g，枸杞子10g，芡实10g，金樱子10g，桑螵蛸10g。

（八）肝胃不和型

症见胸胁胀满，心情郁闷，急躁，胃脘疼痛，堵闷不适，呃逆，恶心呕吐，嗳气吞酸，不思饮食，心烦失眠，舌苔白或白腻，脉弦滑。治宜舒肝解郁，降逆和胃，方用旋覆代赭汤、柴胡疏肝散加减。处方：醋柴胡6g，川楝子10g，制香附10g，郁金10g，旋覆花10g，太子参10g，代赭石12g，法半夏10g，竹茹6g，甘草3g。

（九）脾肾阳虚型

症见精神萎靡，倦怠乏力，多卧少眠，易醒健忘，形寒畏冷，纳呆腹泻，性欲减退，男子阳痿，女子月经不调，舌质淡，体胖大，苔水滑，脉沉尺弱。治宜补肾壮阳，温中扶脾，方用附桂理中丸加减。处方：制附子6g，肉桂3g，党参12g，干姜4g，补骨脂10g，山药12g，菟丝子10g，白术10g，远志10g，炙甘草3g。

（十）气滞血瘀型

症见顽固性失眠，固定性头痛，持续性健忘，反复波动性情绪，烦躁不安，眼眶暗黑，舌质紫或有斑点，脉弦涩。治宜活血祛瘀，养血安神，方用血府逐瘀汤加减。处方：桃仁12g，红花10g，当归10g，生地10g，川芎10g，赤芍10g，牛膝12g，桔梗5g，柴胡3g，枳壳10g，甘草3g。

〔过伟峰. 神经衰弱中医治疗. 南京：江苏科学技术出版社，2001.〕

四、陈荣焜辨治神经衰弱经验

陈荣焜认为神经衰弱当属中医"百合病"、"不寐"、"郁证"、"脏躁"等情志病的范畴，其病机寒热虚实错杂，变化多端。在治疗上陈氏强调以抑肝扶脾养心为治疗总则，同时注意神经衰弱证情多变，当标本同治，他以此为指导治疗神经衰弱，取得了满意的疗效。

（一）抑肝扶脾养心为治疗总则

根据《金匮要略·百合病》中所述"百合病者，百脉一宗，悉致其病也。意欲食，复不能食，常默然，欲卧不能卧，欲行不能行，饮食或有美时，或有不欲闻食臭时，如寒无寒，如热无热，口苦，小便赤，诸药不能施治，得药则剧吐、利，如有神灵者，身形如和，其脉微细，悉取其病，则无之非病矣"。郁证，古有"六郁"之说，即气郁、血郁、痰郁、湿郁、热郁、食郁，揆其发病之由，皆因于肝，源于脾，导于心。因于肝者，肝主藏血，主疏泄，主藏魂，其发病总由肝气郁结、肝血虚，致脏腑不和而发斯症。源于脾者，脾为后天之本，气血生化之源，脾气亏虚，气血生化之源不足，血不养心，血不受藏于肝而致。导于心者，心主血脉，主藏神，心血不足，元神失养而致。

神经衰弱之证候表现，虚证者居多。《丹溪心法·六郁》中说："气血冲和，万病不生，一有所拂郁，诸病生焉，故人身诸病，多生于郁。"气郁日久，常累及气血，因此，培养后天之本，调理肝木，养心安神，为治疗神经衰弱的根本大法。虽然病情轻者，只需畅情志、调饮食即可向愈，然亦未出抑肝扶脾养心之大法。疏方遣药，亦必遵此总则。

凡夜寐难安、心烦、手足心热者，应以清心安神、养阴清热为主，方用百合地黄汤加味。处方：百合 30g，生地 20g，女贞子 20g，麦冬 15g，生龙齿 15g，合欢皮 15g，夜交藤 15g。

凡夜寐不安、心神不宁、梦多者，用百合鸡子黄汤。处方：百合 30g，鸡子黄 1 枚。

凡精神恍惚，心神不宁，悲伤欲哭，舌质淡、苔薄白、脉弦细。应以养心安神为主，佐以扶脾抑肝，方用甘麦大枣汤加减。处方：小麦 30g，炙甘草 10g，大枣 10 枚，生白芍 24g，合欢皮 15g，酸枣仁 15g，夜交藤 15g。

凡多思善虑，面色不华，食欲不振，头晕神疲，舌质淡，苔薄白，脉细弱。宜以健脾养心，益气补虚为主，方用归脾汤。处方：党参 18g，黄芪 18g，白术 15g，茯苓 15g，当归 10g，酸枣仁 10g，龙眼肉 10g，远志 10g，生龙齿 20g，木香 6g，生姜 3 片，大枣 5 枚。

（二）证情多变，标本同治

《临证指南医案·郁证》中说："郁症全在病者能移情易性。"《灵枢·口问》中说："悲哀愁忧则心动，心动则五脏六腑皆摇。"《金匮要略·脏躁》中说："妇人脏躁，喜悲伤欲哭，象如神灵所作。"《温病条辨·下焦篇》按："不寐之因甚多，有阴虚不受阳纳者，有阳不入于阴者，有胆热者，有肝用不足者，有心气虚者，有心液虚者，有跷脉不和者，有痰热扰心者。"说明百合病、郁证、不寐、脏躁病证情复杂，变化多端，应当随病情发展不同阶段而各异其治法。

概其要者，常需留意以下几点：若兼见口渴，则合用瓜蒌牡蛎散；若兼见呃逆、发热、小利不利者，则合用滑石代赭汤；若失眠多梦，急躁易怒，胸闷痰多，舌质红，苔黄腻，脉滑数，此为痰火内扰心神，方用黄连温胆汤；若难以入寐，甚则彻夜难寐眠，五心烦热，健忘多梦，舌红少苔，脉细数，此为心肾不交，方用交泰丸合黄连阿胶汤；若睡卧不宁，多梦易醒，胸胁胀满，口苦目赤，舌质红，苔黄，脉弦数，此为肝火上扰心神，方用龙胆泻肝汤；若坐卧不安，难于入寐，虚烦不宁，胸膈窒闷，舌质红，苔薄黄，脉细数，此为余热上扰胸膈，方用竹叶石膏汤合栀子豉汤。

神经衰弱患者经治疗后，失眠、健忘、头晕头痛、多梦等标象已除，应常服百合地黄汤或甘麦大枣汤或归脾汤作善后治疗，此为固本之法。若证情平衡，坚持服药，常可取得满意效果。若证情反复，时有他变，即应"观其脉证，知犯何逆，随证治之"，也常可取得满意效果。另外，在神经衰弱治疗中，调畅情志，减轻精神负担，也是不容忽视的，应自始至终地贯穿于整个治疗过程中。同时百合病、郁证、不寐、脏躁虽分虚实，但虚多实少，气血亏虚、阴液不足往往贯穿于疾病过程中，辨证时需予以重视。

总之，在神经衰弱的治疗中，根据《金匮要略·百合病》及《金匮要略·脏躁》中的百合地黄汤、甘麦大枣汤为基础方，并随证情的变化灵活加减，常能取得满意的疗效。

〔陈荣焜．神经衰弱辨治心法．四川中医，1996，14（7）：12.〕

五、王小峰辨治神经衰弱经验

王小峰认为七情内伤，肝腑阴阳失调，气血虚损或兼痰、火、湿、瘀等内扰神明，是神经衰弱的主要发病机制，中医药治疗本病，对于改善症状、减轻病人痛苦，促进疾病痊愈都有良好的作用。王氏将神经衰弱分为肝气郁结、阴虚阳亢、心脾两虚、痰热内扰以肾阳不足五种证型进行辨证施治，取得好满意的疗效。

（一）肝气郁结型

主要表现为精神抑郁，忧思多疑，头昏胀痛，夜眠不安，耳鸣眼花，胸胁不舒或有走窜疼痛，舌苔薄白，脉弦。治以疏肝解郁，方用逍遥散加减。处方：柴胡 10g，远志 10g，当归 10g，白芍 15g，茯神 15g，郁金 10g，佛手 10g，酸枣仁 15g，炙甘草 5g。兼心烦易怒，口苦咽干，舌红、脉弦数者，加丹皮、山栀子；兼头痛、目赤者，加菊花、钩藤；兼口苦嗳气、吞酸者，加黄连、吴茱萸；兼咽中如有异物梗阻者，加半夏、厚朴、紫苏。

（二）阴虚阳亢型

主要表现为头痛头昏，急躁易怒，失眠多梦，耳鸣，健忘，腰酸肢软，咽干口苦，舌红少苔，脉细数。治宜滋阴潜阳，安神定志，方用杞菊地黄汤加减。处方：枸杞子 20g，生地 15g，菊花 10g，酸枣仁 10g，山茱萸 15g，茯神 15g，麦冬 15g，丹皮 10g，丹参 20g，制何首乌 15g，龟板 15g。亦可兼服天王补心丹。遗精者加服大补阴丸；心烦者加服朱砂安神丸。

（三）心脾两虚型

主要表现为心悸健忘，失眠多梦，头晕目眩，多思善疑，肢倦神疲，饮食无味，面色少华，舌淡苔薄，脉细数弱。治宜补益心脾，调养气血，方用归脾汤加减。处方：党参15g，熟地10g，黄芪30g，白术15g，茯神15g，当归15g，酸枣仁15g，炙甘草10g，远志10g，木香5g，龙眼肉15g，五味子10g。兼心胸郁闷，精神不舒者，加郁金、佛手；遇事易惊，夜多噩梦者，加龙齿、生牡蛎、琥珀粉；兼脘闷纳呆，舌苔滑腻者，加半夏、陈皮、茯苓、厚朴；悲伤欲哭者，加浮小麦、大枣。

（四）痰热内扰型

主要表现为失眠多梦，易醒，心烦易怒，头重脑胀，痰多胸闷，口苦目眩，恶心，嗳气，舌质红，苔黄腻，脉滑数。治宜化痰清热，和中安神，方用温胆汤加减。处方：半夏10g，陈皮10g，竹茹10g，枳实10g，山栀子15g，茯苓10g，黄连5g，生甘草5g。兼心悸易惊者加秫米、神曲、山楂、莱菔子。

（五）肾阳不足型

主要表现为头昏耳鸣，神疲乏力，健忘，腰膝酸软，性欲减退，滑精，阳痿，早泄，畏寒肢冷，舌淡苔白，脉沉细。治宜温阳补肾填精，方用右归饮加减。处方：制附子（先煎）10g，肉桂粉（冲服）3g，山茱萸15g，山药20g，制何首乌15g，女贞子15g，煅龙骨20g，仙灵脾15g，巴戟天15g，柏子仁15g，五味子10g。阳痿明显者加服五子衍宗丸。

〔王小峰，徐虎军．分型辨治神经衰弱初探．实用中医内科杂志，2011，25（10）：38．〕

六、吕凤英辨治神经衰弱经验

吕凤英临床经验丰富，她将神经衰弱分为肝肾阴虚型、心肾不交型、心脾两虚型、阴虚阳亢型、肝气郁结型、肾阴虚型、肾阳虚型7种证型进行辨证治疗，取得了满意的疗效。

（一）肝肾阴虚型

症见头晕目眩，失眠多梦，心悸，耳鸣，心烦易怒，腰酸腿软，男子遗精，尿频，精神萎靡，手足心热，女子月经不调，舌质红，苔薄少，脉弦细。治宜滋补肝肾，养心安神，方选六味地黄汤或杞菊地黄汤加减。药选熟地、山药、山萸肉、丹皮、茯苓、泽泻、枸杞子等。遗精加金樱子、锁阳；失眠加夜交藤、枣仁、远志；便秘将熟地改为生地，加玄参、麦冬、肉苁蓉、火麻仁。

（二）心肾不交型

症见头昏失眠，心悸怔忡，健忘耳鸣，烦热盗汗，腰酸腿软，男子遗精阳痿，女子月经不调，心烦咽干，舌尖红少苔，脉细数。治宜交通心肾，滋阴安神，方用补心丹、交泰丸或酸枣仁汤加减。药选酸枣仁、川芎、知母、茯苓、甘草等。

（三）心脾两虚型

症见失眠多梦，心悸怔忡，口淡无味，腹胀不适，食少便溏，倦怠乏力，面色无华，舌质淡红，苔薄白，脉细弱。治宜健脾养心，补血益气，方用归脾汤加减。药选白术，茯神，黄芪，龙眼肉、酸枣仁、党参、木香、当归、远志、甘草等。

（四）阴虚阳亢型

症见头痛眩晕，心烦耳鸣，急躁多怒，男子乱梦遗精，五心烦热，夜寐不安，口燥咽干，健忘胁痛，大便燥结，小便短黄，舌质红少苔，脉细数。治宜滋阴清热，平肝潜阳，方用杞菊地黄汤合朱砂安神丸加减。药选熟地、山药、山萸肉、丹皮、茯苓、泽泻、枸杞子、菊花、黄连、当归、甘草、石决明、生牡蛎等。头昏眩晕加女贞子、天麻、钩藤；失眠加夜交藤、远志、枣仁。

（五）肝气郁结型

症见情志不畅，郁思内伤，情绪不稳，闷闷不乐，头昏目眩，叹息食少，舌苔白腻或白滑，脉弦滑。治宜调肝舒郁，方用逍遥散加减。药选当归、白芍、柴胡、茯苓、白术、干姜、栀子、薄荷等。失眠加夜交藤、远志、枣仁；月经不调加丹参。

（六）肾阴虚型

症见精神萎靡，少寐易醒，注意力不集中，记忆力减退，男子阳痿早泄，神疲乏力，舌淡苔白，脉沉细弱。治宜滋补肾阴，方用六味地黄汤或左归饮加减。药选熟地、山药、山萸肉、枸杞子、杜仲、菟丝子、当归、鹿角胶等。

（七）肾阳虚型

症见面色㿠白，声音低弱，精神萎靡，少寐易醒，腰酸腿软，四肢不温，头晕目眩，自汗腰冷，男子阳痿早泄，小便频数，舌淡少苔，脉细无力。治宜补肾扶阳，方用桂附八味丸合右归丸加减。药选肉桂、附片、熟地、山药、山萸肉、丹皮、茯苓、泽泻、枸杞子、杜仲、补骨脂、肉苁蓉，巴戟天、党参、甘草等。

〔吕凤英，王银阁．神经衰弱．郑州：河南科学技术出版社，2001．〕

第二节 经典验案点评分析

一、曹振爱治疗神经衰弱案

导读：失眠（神经衰弱）中医辨证属气血两虚者，治疗当以健脾养心安神为法，方用芪杞汤加减，同时要配合适当的心理疗法，注意劳逸结合，避免过度用脑，注重运用饮食调理。

案体：刘某，女，21 岁，因头昏、失眠半年，加重 1 月，于 2004 年 4 月 3 日就诊。患者起早贪黑过度用功，日久导致精神不振，头昏失眠，起初每晚能睡 1~2 小时，发展到现在彻夜不眠，而且越着急越不能入眠。现患者面色萎黄，自述整天无精打采，精神不振，情绪紧张，容易兴奋，注意力不集中，记忆力减退，心悸，纳差，测血压正常，心率 90 次/分。临床诊断为神经衰弱，中医辨证属气血两虚型，治以健脾养心安神为法，方用自拟芪杞汤加减。处方：黄芪 50g，枸杞子 20g，党参 15g，酸枣仁 15g，柏子仁 10g，石菖蒲 10g，琥珀 10g，灵芝 10g，龙眼肉 10g，陈皮 10g，焦三仙各 10g。取 5 剂，水煎服。二诊时患者食欲增加，睡眠改善（已能入睡 2~3 小时），其他症状均有所好转，守方继续治疗。再进 5 剂，患者诸症状均已明显好转，唯睡眠不踏实，易醒多梦，原方加炙甘草 20g，磁石 10g，继续服用。又服 5 剂，患者已能正常入睡，为巩固疗效，嘱其今后一定要注意劳逸结合，看书时间不要太长，看书中应适当休息，并注意饮食调理，注重营养，万不能一味追求学习名次，结果适得其反。随访 1 月未复发，后来当年参加高考，如愿考入大学。

〔曹振爱. 芪杞汤治疗神经衰弱 60 例. 陕西中医, 2005,

26（7）：671.〕

评析：神经衰弱是西医之病名，系大脑功能长期持续过度紧张引起的，临床以精神活动易兴奋和脑力、体力易疲劳为特征，以失眠为主要表现者，属中医学失眠、不寐之范畴。从中医角度来看，此类患者多属气血不足，心脾两虚，其治疗宜以补养气血，健脾养心安神为法则，方用自拟芪杞汤加减。方中黄芪补气，枸杞子补血为主药；辅以党参补气，酸枣仁、柏子仁、石菖蒲、琥珀、灵芝、龙眼肉安神；焦三仙、陈皮健脾。诸药配合，共奏补养气血、健脾养心安神之功效。需要说明的是，对于失眠（神经衰弱）患者，心理疗法亦相当重要，要给患者讲清楚失眠（神经衰弱）是能够治愈的，要求患者一定要劳逸结合，配合治疗，方不复发。

二、于己百治疗神经衰弱案

导读：失眠的辨证重在分清属虚、属实或虚实夹杂。失眠属于心阴虚者，治宜养心安神定志，清热滋阴养血，方用百合知母汤合酸枣仁汤加减，并重用化痰药半夏，其效果显著。

案体：毛某，男，53岁，2006年6月17日初诊。患者失眠健忘、心慌心悸1年，于外院就诊，经检查诊断为神经官能症，给予谷维素、维生素类等药治疗，效果不佳，故来我院要求服中药治疗。诊时患者失眠，每日只能睡2~3个小时，伴心慌心悸，头晕健忘，急躁易怒，善太息，口干口苦，纳差，二便可，查舌质红，舌苔白，脉沉细。中医诊断为不寐（心阴虚证），西医诊断为神经官能症，治以养心安神定志，清热滋阴养血为法，方用百合知母汤合酸枣仁汤加减。处方：百合12g，知母20g，茯神15g，川芎10g，炙甘草10g，炒枣仁30g，首乌藤30g，半夏30g，远志12g。取6剂，日1剂，水煎取汁，分2次温服，并嘱患者调情志。复诊时，患者自述药后睡眠好转，每日能睡5~6个小时。又按上方配药继续服用半月，睡眠改善，心慌心悸诸症状消失。

〔贺兴东，翁维良，姚乃礼.当代名老中医典型医案集·内科分册.北京：人民卫生出版社，2009.〕

评析：《素问·阴阳应象大论》中说："阴静阳躁"，凡因各种原因造成阳动过盛或阴静不足，均可导致失眠，失眠的产生主要是由于人体阴阳失调所致。本例患者是因思虑劳倦，伤及心脾，心伤则阴血不足，阴不敛阳；脾伤则无以化生精微，血虚难复，不能养心，以致心神不安而失眠。从口苦、纳差以及舌象，可知还兼夹有湿热之象。所以其治疗宜以养心安神定志，清热滋阴养血，兼以化痰湿，方用百合知母汤合酸枣仁汤加减治之。方中酸枣仁养心补肝，宁心安神，是为主药；百合、首乌藤养血安神，远志、茯神宁心安神，知母滋阴清热，川芎调畅气机、疏达肝气，半夏配远志化痰开窍以宁心，同时可制诸润药之滋腻碍胃，甘草调和诸药。全方共奏补血养肝，宁心安神，清热除烦之功，故可用于阴血不足、虚热内扰之虚烦失眠的治疗。

三、刘惠民治疗神经衰弱案

导读：神经衰弱中医辨证属心肾阴虚，肝阳偏盛，脾胃不和者，其治疗当以补肾养心，清热平肝，佐以健脾和胃为法，方药选用磁朱丸合栀子豉汤方意化裁，可取得较好的疗效。

案体：程某，男，19岁，1973年7月17日初诊。患者自1971年开始头痛、头晕、失眠、多梦、梦呓，伴有心慌、胸闷、乏力、精神疲惫、烦躁、易于激动、两眼干涩、视物模糊等症状，食欲不振，大便时稀，面色㿠白、少华，舌质淡红，苔白厚，脉弦细。证属心肾阴虚，肝阳偏盛，脾胃不和，治拟补肾养心，清热平肝，佐以健脾和胃。处方：炒枣仁48g，山药 30g，何首乌 15g，山栀子 12g，磁石 18g，淡豆豉 12g，生牡蛎 24g，生珍珠母 36g，延胡索 12g，全瓜蒌 15g，桑寄生 15g，夏枯草 15g，牛膝 15g，菊花 12g，炒白术 15g，煨草果 9g。每日 1 剂，水煎 2 次，分 2 次温服。同时用琥珀 1.8g、朱砂 0.6g、天竺黄 2.1g，共研细粉，分 2 次温服。共服药 10 余剂，睡眠基本正常，诸症状随之而消。

〔汪运富，陈向东．刘惠民治疗神经衰弱的经验．辽宁中医杂志，1997，24（4）：155．〕

评析：本例患者之神经衰弱系由心肾阴亏，肝阳上亢，脾胃失健所致，故治以磁朱丸合栀子豉汤方意化裁。方中重用炒枣仁养心安神；以何首乌、桑寄生、牛膝滋补肝肾；以生牡蛎、琥珀、朱砂重镇安神；以山栀子、淡豆豉、天竺黄、全瓜蒌清热化痰；以夏枯草、菊花、珍珠母、磁石平肝潜阳；以延胡索行气止痛；以煨草果温脾化湿除胀；以山药、炒白术益气健脾化湿。诸药配合，滋补心肾，清热平肝并用，佐以健脾和胃，方证相符，故效如桴鼓。

四、周金良治疗神经衰弱案

导读：神经衰弱以失眠、精神恍惚、时欲叹息、郁郁不欢为主要表现，中医辨证属气血虚损，心脑失养所致者，治疗以滋养精血，宁心安神为法，方用首乌枣仁汤加减，疗效满意。

案体：张某，女，19 岁，学生，1990 年 11 月 5 日初诊。患者初考入某大学，因学习紧张，思虑过度，以致严重失眠 2 月，休学回家，前来诊治。诊时患者失眠，精神恍惚，时欲叹息，郁郁不欢，甚则心悸胸闷，纳少形瘦，月经后期，量少色淡，面色少华，查舌质淡，苔薄白，脉弦细，测血压 125/88mmHg，心电图、胸部 X 线透视以及 B 超检查肝、胆、子宫、附件均未见异常。临床诊断为神经衰弱，乃气血虚损，心脑失养所致，治拟滋养精血，宁心安神，方用首乌枣仁汤加减。处方：制首乌 20g，酸枣仁 15g，枸杞子 12g，菟丝子 12g，当归 12g，白芍 12g，山药 12g，茯苓 12g，郁金 12g，制香附 12g，石决明（先煎）30g，合欢皮 30g，天竺黄 9g，琥珀粉（冲兑）1g。每日 1 剂，水煎 2 次，兑匀后分 2 次服用，同时嘱患者怡悦情志，安心静养。服药 2 周，夜寐好转，情绪安定，精神略振，心悸、胸闷亦瘥。守原方治疗 1 月，调养 2 月而愈。

〔周金良．首乌枣仁汤治疗神经衰弱 86 例．浙江中医杂志，1997，32（9）：425.〕

评析：神经衰弱责之于气血虚损，心脑失养，以滋养精血，宁心安神之法治之可获良效。中医认为由于七情内伤，使精血暗耗，或病久气血虚损，心脑失养而发为神经衰弱。根据"脑为髓之海"、"脑为元神之府"的理论，以滋养精血、宁心安神为治法，采用自拟首乌枣仁汤治疗。方中制首乌填补精血，配枸杞子、菟丝子益肝肾以养脑髓，当归、白芍补血敛阴，山药、茯苓益气健脾安神，酸枣仁、合欢皮养心安神，郁金、香附理气解郁，石决明、琥珀镇惊宁心，天竺黄化痰定惊。诸药合用，切中神经衰弱的发病机制，故而疗效较好。

五、周仲瑛治疗神经衰弱案

导读：肝郁气滞引起的神经功能紊乱临床中并不少见，此类患者有时可以心悸为突出表现，其治疗宜以疏肝理气、调和营卫为法，方选逍遥散、四七汤、桂枝汤加减，可获佳效。

案体：刘某，女，57 岁，2005 年 5 月 18 日初诊。患者心慌夜间发作 4 月余，查无心脏疾病，当属神经功能紊乱之症。今年 1 月开始夜寐至 2 点多，心中不舒，胸膈有闷塞感，出汗，吸气频多，心电图检查正常。查其舌苔淡黄薄腻，脉细。

诊断为肝郁气滞之心悸（神经功能紊乱），治以疏肝理气，调和营卫，方拟逍遥散、四七汤、桂枝汤加减。处方：柴胡 6g，炙桂枝 10g，炒白芍 10g，炙甘草 3g，制香附 10g，高良姜 5g，法半夏 10g，厚朴花 6g，苏梗 10g，佛手 5g，丹参 12g，砂仁（后下）3g。取 21 剂，每日 1 剂，水煎服。2005 年 6 月 8 日二诊，患者心慌能平，夜寐好转，吹风觉凉，腿软，下肢酸胀，舌苔淡黄，脉细，治以 5 月 18 日方加鸡血藤 15g、桑寄生 15g、路路通 10g，继续服用。2005 年 7 月 8 日三诊，患者受惊后心慌又发，胸闷，夜寐怕冷，口干，二便调，舌苔黄质红，脉弦，属肝郁伤神，心神失养。处方：炙桂枝 9g，甘草 5g，煅龙骨（先煎）20g，煅牡蛎（先煎）25g，麦冬 10g，五味子 3g，川百合 12g，丹参 12g，砂仁（后下）3g，半夏 10g，苏啰子 10g，鸡血藤 12g。2005 年 7 月 27 日四诊，患者心慌已平，怕冷减轻，早晨恶心，不吐，口干，舌苔黄腻质暗，脉细滑，原法巩固治疗。处方：炙桂枝 10g，炙甘草 5g，煅龙骨（先煎）20g，煅牡蛎（先煎）25g，太子参 10g，麦冬 10g，丹参 15g，桑寄生 15g，法半夏 10g，苏啰子 10g。

〔贺兴东，翁维良，姚乃礼．当代名老中医典型医案集·内科分册．北京：人民卫生出版社，2009.〕

评析：肝郁气滞所致心悸，治从调理气机入手。本例患者心悸，查无心脏疾病，当属神经功能紊乱之症，且年逾五旬，肝肾已亏，中医辨证从肝郁论之，故首诊以逍遥散、四七汤加减，疏肝解郁；出汗证属营卫失和，故用桂枝汤和之。后因受惊而发病，惊则气乱，故改以桂枝甘草龙骨牡蛎汤镇惊安神，合入丹参饮、生脉散加减，心慌得平，佐以鸡血藤与路路通以解气血之郁，病情渐好。

六、徐心鹄治疗神经衰弱案

导读：辨证论治是中医之特色和优势，疏于辨证，见病套药，容易出现失误。本案实属痰火内扰之神经衰弱，前医不加辨证，一见神经衰弱即给予健脾养心安神之剂，疗效欠佳。

案体：范某，女，37 岁，1999 年 12 月 9 日初诊。患者患神经衰弱已 5 年，时常失眠多梦、心悸心烦，经常服刺五加片、谷维素片等以改善睡眠，缓解心悸心烦等症状。20 天前因单位效益不佳，被分流下岗，失眠、心悸心烦又重，并伴发痰多胸闷、嗳气纳差等，虽自服谷维素、养血安神片多日，症状不减。之后到某院诊治，前医给予多塞平、归脾丸、天王补心丹再服，1 周后睡眠稍有改善，但又出现腹胀脘痞、口苦口粘等。诊时患者失眠多梦，心悸心烦，头重头晕，痰多胸闷，时有叹息嗳气，吞酸恶心，腹胀脘痞，纳差，口苦口粘，查舌质红，苔黄腻，脉滑数。中医辨证属痰火内扰型神经衰弱，治以清化痰热、和中安神，方用黄连温胆汤加减。处方：半夏12g，陈皮 12g，竹茹 9g，茯苓 12g，枳实 9g，黄连 6g，栀子12g，白术 12g，远志 9g，菖蒲 10g，建曲 12g，川芎 12g，甘草 6g。每日 1 剂，水煎服。1 周后腹胀脘痞、口苦口粘消失，纳食增加，已无叹息嗳气、吞酸恶心，继续守方加减调治 3 周，自觉症状完全消失。

〔尹国有.中医辨治常见病典型案例评析.北京：人民卫生出版社，2009.〕

评析：神经衰弱在临床中以心脾两虚型最为多见，然而不能一见神经衰弱就认为是心脾两虚，前医不加辨证，见是神经衰弱，即给予健脾养心安神之中成药归脾丸和天王补心丹，误将痰火内扰当心脾两虚治疗，故而不能取效。之后徐氏根据其失眠多梦，心悸心烦，头重头晕，痰多胸闷，时有叹息嗳气，吞酸恶心，腹胀脘痞，纳差，口苦口粘，查舌质红，苔黄腻，脉滑数等，辨为痰火内扰型神经衰弱，治用清化痰热、和中安神之法，方用黄连温胆汤加减，辨证准确，药证相符，药后疗效满意。这也提示我们选用中成药也需辨证，若丢掉了中医辨证论治的特色，质量再好的中成药也难以取得满意的疗效。

七、仇锦珠治疗神经衰弱案

导读：神经衰弱的发生每与情志不畅、思虑过度等情志心理因素有关，究发病机制主要在于心脾两虚，采用补益心脾，养血安神之法治之，方选归脾汤加减，可取得较好的疗效。

案体：于某，女，18 岁，学生，因头晕头痛、失眠 1 年就诊。患者自述进入高中三年级以来，自觉学习压力加大，经常头晕头痛、失眠，近两周来头晕头痛、失眠加重，精神困倦，自觉躯体易疲劳，学习感到吃力，记忆力减退，勉强记忆则引起头痛，服健力宝等保健品效果不显，月经延期，量多色淡，查舌质淡，脉弦细。临床诊断为神经衰弱，证属思虑过度，心脾两虚，治宜补益心脾，养血安神。处方：党参 15g，黄芪 20g，白术 10g，茯神 15g，酸枣仁 15g，远志 10g，当归 10g，木香 10g，炙甘草 10g，生姜 2 片，大枣 10 枚，桂圆 6 个。每日 1 剂，水煎取汁，分 2 次温服。连服 7 天后，头晕头痛、睡眠均有好转，再服 2 个疗程（14 天），病告痊愈。

〔仇锦珠．归脾汤加减治疗神经衰弱 60 例疗效观察．中国校医，2007，21（6）：643.〕

评析：中医认为喜、怒、忧、思、悲、恐、惊七情等不良情绪是诱发神经衰弱的主要因素，就临床所见以心脾两虚为主，患者多因劳心过度或为学生日夜苦读，伤心耗血，导致气血不足，血不足则无以养心，心神失养则心悸、失眠、健忘等。方用党参、黄芪、白术、甘草补脾益气以生血；当归、桂圆甘温补血养心；茯神、酸枣仁、远志宁心安神；木香理气醒脾，与大量益气健脾药配伍，既复脾运又合补而不滞；生姜、大枣调和脾胃，以资化源。全方共奏益气补血，健脾养心之功，对心脾两虚、气血不足所致之神经衰弱，疗效较好。

八、李振华治疗神经衰弱案

导读：脏躁（神经官能症）因烦心思虑太过，伤及心脾，精神受挫，以致脾虚生痰，肝郁化火，痰火扰心者，当心、肝、脾三脏并治，方用自拟清心豁痰汤加减，可取得满意疗效。

案体：赵某，女，33 岁，2005 年 5 月 21 日初诊。患者 2004 年 3 月份，因纠纷心绪烦乱渐致失眠，经市中医院检查无异常发现，诊断为神经官能症，服安神补脑液及镇静养心安神汤剂 20 剂，效果不显，需借助西药方可入眠。3 月前因情绪波动心烦失眠加重，现每日服谷维素，每晚服艾司唑仑 3 片，方可入睡 4 小时左右，且多梦，易于惊醒，白天脑中纷纭，不能自控，心烦急躁，易怒，常有悲伤欲哭之感，记忆力明显减退，心慌惊悸，四肢无力，头晕，胸闷气短，全身不定时游走性疼痛。望其精神疲惫，面色萎黄，呈慢性病容，查其舌质淡红，舌体胖大，舌苔薄腻，脉弦滑。诊断为脏躁（神经官能症），证属心脾两虚，肝气郁结，痰火扰心，治宜健脾养心，解郁安神，清化痰火，方拟清心豁痰汤加减。处方：白术 10g，茯苓 15g，远志 10g，柏子仁 15g，橘红 9g，半夏 9g，香附 10g，西茴 9g，胆南星 9g，节菖蒲 9g，栀子 9g，莲子心 6g，龙骨 15g，淡竹叶 10g，琥珀粉（冲服）3g，甘草 3g。每日 1 剂，水煎服。服药 15 剂，心烦心悸、胸闷气短、急躁、欲哭感及头晕等症状大减，现已停服谷维素，每晚服艾司唑仑 2 片，可睡 6 小时左右，夜梦减少，唯胃部有时隐痛，由于心脾得补，肝气得疏，痰火已降，故诸症好转，胃部有时隐痛为药剂偏凉之故，为防伤胃，去淡竹叶，加砂仁、木香理气止痛。又服 25 剂，已停服艾司唑仑，夜晚可安稳睡眠 7 小时左右，精神、饮食及面色均恢复正常，唯走路时感觉心慌，余无不适，此乃经用健脾疏肝，清化痰热之剂，调其虚实，使阴阳平衡，脏腑气血得以调整，功能得以复常，故诸症基本消失，行走较快感觉心慌为病后正气未复之象，拟健脾安神，疏肝清火之剂善后。2005 年 12 月 21 日电话随访，告知已正常驾驶出租车 3 月，现每晚 10 时左右即睡，早晨 6 时许走床，身体一切正常，无任何不适感。

〔贺兴东，翁维良，姚乃礼.当代名老中医典型医案集·内科分册.北京：人民卫生出版社，2009.〕

评析：本例患者因肝郁脾虚致痰火扰及心神而现诸多症状，当此心、肝、脾三脏俱病，虚实夹杂之时，必以补益心脾、疏肝解郁、清化痰热并施，方为妥当。李氏用自拟清心豁痰汤加减治之，药以白术、茯苓、柏子仁健脾益气、养心安神，节菖蒲、远志、琥珀粉、龙骨开窍平肝、定惊安神，橘红、半夏、胆南星、香附、西茴清化痰热、疏肝理气，栀子、莲子心、淡竹叶清心火而除烦。诸药配合，聚健脾益气，清心除烦，养心安神，开窍平肝，定惊安神，清化痰热，疏肝理气之药于一炉，心、肝、脾三脏并治，并随着病机转归不断调整，药证相符，故而获效良好。

九、祝谌予治疗神经衰弱案

导读：清·王清任云："不眠……用安神养血药治之不效者，此方《血府逐瘀汤》若神。"失眠中医辨证属于瘀血阻滞，肝脾失调，心神受扰者，治疗宜用理气活血，健脾除湿之法。

案体：张某，女，45 岁，因失眠 10 余年，加重 1 个月，于 1994 年 5 月 6 日初诊。患者 10 年前因工作紧张，经常发生入睡困难，或早醒后不易再入睡，睡眠时好时坏，严重时每晚仅睡 3～4 个小时，需服大量安眠药。近 1 个月来因心情不畅而失眠加重。现每晚辗转反侧难以入睡，并感左侧咽痛，左侧肢体麻木汗出，咽燥不欲饮水，平素常腰酸腰痛，肠鸣便溏，进食生冷加剧，月经少而不畅，观其面颧有较深的黄褐斑，经来腹痛，舌紫黯，边伴数块瘀斑，脉弦。辨证属瘀血阻滞，肝脾失调，心神受扰，治宜理气活血，健脾除湿。处方：当归10g，赤芍 10g，川芎 10g，生地 10g，桃仁 10g，红花 10g，柴胡 10g，桔梗 10g，枳壳 10g，丹参 30g，鸡血藤 30g，紫苏梗10g，藿香梗 10g，白芷 10g，生薏苡仁 30g。每日 1 剂，水煎服。服药 7 剂，入睡明显好转，停服安眠药，咽痛、肢麻、汗出均消失，唯大便仍溏，舌边瘀斑减少，脉弦，效不更方，守方去丹参、鸡血藤，加苍术、白术各 10g，益母草 30g，继续服用。5 月 27 日再诊，患者自述药后入睡极佳，月经时至且经量较前增多，大便已成形，又于原方加川续断 15g，桑寄生20g，鸡血藤 30g。服 14 剂而病愈。

〔王道瑞，薛钜夫，祝肇刚．祝谌予临证用方选粹．北京：人民卫生出版社，2008．〕

评析：本案患者神经衰弱，患失眠 10 余年，可谓病苦难言。祝氏依四诊，审证求因，认为系瘀血内阻所致。女子以肝为先天，肝藏血，主疏泄，血舍魂，为心之母脏。今病者血脉瘀滞，疏泄失职，气机不畅，神魂岂安？肝木不达，脾失健运，湿聚于内，故而肠鸣便溏；左阴右阳，左血右气，血瘀不畅，故左侧肢体麻木汗出；腰为肾之府，冲任系于肾而主于肝，肝郁血瘀，冲任不畅，故月经量少，腰酸腰痛生焉。是以祝氏择王氏血府逐瘀汤为主方治之，取桃仁、红花、当归、川芎、生地、赤芍加丹参、鸡血藤活血祛瘀治病本；柴胡、枳实、桔梗理气治其肝，使肝气条达，气行血畅；又佐薏苡仁、苍术、白术、紫苏梗、藿香梗、白芷等健脾除湿，理其化源；

川续断、桑寄生助肾元以固根。诸药配合，使瘀血祛，气机畅，脾运健，化源充，而神得安矣。不治神而神自安，堪称"治病求本"之佳案。

十、裘沛然治疗神经衰弱案

导读：神经衰弱常以失眠为主要表现，中医治疗应辨证论治，切不可单纯镇静安神。本案乃肾精亏损，精血不足，脉络失和，神失所养所致，治用补肾益精，养血安神，疗效满意。

案体：陆某，男，45岁，2005年1月9日初诊。患者常因杂事烦乱、情绪紧张导致夜间睡眠不酣，迄今已有10余年，每晚均需服安眠药1~2片，若有心事则彻夜不寐。近两年来失眠有加重趋势，每晚仅睡2~3小时，睡眠易醒，醒后不易再次入睡，睡后乱梦纷扰，并伴畏寒肢冷，口苦烦躁，神疲乏力，盗汗耳鸣，眼前时有飞虫感，夜尿频多，纳可便调，查舌苔薄，脉细。裘氏先进以归脾汤原方7剂，服后精神较前好转，他症如前。后继服黄连温胆汤7剂，药后盗汗、口苦有所减轻，但夜寐仅睡3~4小时，乱梦仍多，夜间小便频数，耳鸣明显，四肢关节酸痛，查舌苔薄白，脉沉细。病由肾精亏损，精血不足，脉络失和，神失所养所致，治宜补肾益精，养血安神。处方：鹿角片（先煎）12g，炙龟板20g，仙茅12g，仙灵脾15g，枸杞子15g，大熟地30g，全当归18g，金樱子15g，覆盆子15g，羌活15g，独活15g，生甘草9g，煅磁石30g，酸枣仁15g，大红枣5枚。每日1剂，水煎服。服上药7剂后，患者夜梦明显减少，停服西药安眠药也能安睡6小时，夜尿显著减少，有时仅1次，小便后能再次入睡，关节酸痛消失，耳鸣不明显。继服上药14剂以资巩固。患者未再复诊，后经其友人相告，失眠之症已经痊愈。

〔贺兴东，翁维良，姚乃礼. 当代名老中医典型医案集·

内科分册．北京：人民卫生出版社，2009.］

评析：神经衰弱又称神经症，系指一组由心理社会因素、个体特点为基础而引起的较轻的精神障碍。本病多发于青壮年，女性高于男性，患者首先感到筋疲力尽，脑力迟钝，记忆力下降，难以坚持工作或学习，常以睡眠障碍、躯体不适而苦恼，现代医学主要选用镇静、催眠药，中医治疗以调整五脏阴阳气血为主，填五脏之精、养五脏之神为本，有内生之邪则当先祛邪，祛邪法当中病即止。本例患者以失眠为主要表现，主要由于脏腑阴阳失调，气血不和所致，裘氏先用补益心脾、益气和血、安神定志之归脾汤，使气血不足稍得改善，故精神稍振，但失眠多梦、口苦烦躁、盗汗耳鸣等症状仍见。裘氏再予黄连温胆汤以清热除烦、化痰安神，药后口苦烦躁、盗汗等症虽除，但夜寐仍感不酣、多梦。究患者失眠已有 10 余载，肾气当亏，故重用龟鹿二仙、熟地、当归补肾填精，养阴和血以治其本，而夜尿频数、关节酸痛、耳鸣不休均是影响睡眠的因素，因此裘氏在处方中加羌活、独活等以治关节酸痛，加金樱子、覆盆子补肾涩精以缩小便，加煅磁石镇惊安神、潜阳纳气以治耳鸣，加酸枣仁酸收以养心安神。诸药配合，具有补肾益精，养血安神之功效，同时兼以缓解症状，药后肾精充沛，气血流畅，使之心定神安，寐安梦除。病告痊愈。

十一、周彬治疗神经衰弱案

导读：神经衰弱属中医"不寐"、"失眠"、"郁证"等的范畴，发病与脏腑功能失调，阴阳气血失衡密切相关，病变涉及心神脑窍和肝脾肾脏，治宜调整阴阳，益气养血，滋阴安神。

案体：郭某，女，38 岁，因失眠、头痛半年余，于 2000年 12 月 5 日就诊。患者半年来精神不振，每晚入睡困难，睡后多梦易醒，有时彻夜不眠，性情急躁易怒，时有心悸、胸闷不舒，头痛头晕，记忆力下降，纳差，神疲乏力，测血压正常，查舌质淡红，苔薄黄，脉弦细，心电图、脑血流图均无异常，临床诊断为神经衰弱，中医辨证属肝郁血虚，治宜养血柔肝，宁心安神为法，方拟健脑宁神汤加减。处方：党参20g，酸枣仁20g，麦冬15g，枸杞子15g，五味子12g，川芎12g，合欢皮15g，当归15g，白芍9g。取3剂，每日1剂，上药入砂锅中，加入适量清水，浸泡30分钟，用文火煎煮，头煎煎15~20分钟取汁，再加清水煎10分钟取汁，前后两汁混合后，分早晚2次温服。药后睡眠明显改善，精神转佳，守方继续服用。再服7剂，精神佳，面色红润，睡眠正常，其他症状消失，半年后随访，无复发。

〔周彬．健脑宁神汤治疗神经衰弱68例．湖北中医杂志，2002，24（7）：31．〕

评析：神经衰弱是由于大脑神经活动长期持续性过度紧张，大脑兴奋和抑制功能失调所致，主要表现为肌肉紧张性疼痛和睡眠障碍等生理功能紊乱，属中医学"不寐"、"失眠"、"郁证"等的范畴，其发生与脏腑功能失调，阴阳气血失衡密切相关，病变涉及心神脑窍和肝脾肾脏，治宜调整阴阳，益气养血，滋阴安神。自拟健脑宁神汤中，党参补益肺脾经气血；麦冬滋养阴液，清心除烦；五味子宁心安神；川芎能升能散，调节脏腑气血；枸杞子滋肝肾阴虚；酸枣仁善养心阴，益肝血而宁心神；更用合欢皮养心安神，当归、白芍滋阴养血。诸药配合，补其不足，泻其有余，调整脏腑气血，共奏奇效。另外神经衰弱的发生与精神因素和个性特征有很大关系，进行适宜的心理疗法可增进疗效。

十二、陈革治疗神经衰弱案

导读：神经衰弱常以失眠为突出表现，对于此类患者，均可按失眠进行辨证治疗。失眠（神经衰弱）中医辨证属肝阳上亢，心神失宁者，以平肝宁心安神为治法，可获得较好疗效。

案体：朱某，女，32岁，1995年3月11日初诊。患者因工作繁忙，精神极度紧张，近半年来出现头昏失眠，头胀痛，烦躁易怒，心悸阵作等症状，今特来诊治。查其唇红口干，舌质红，苔薄，脉弦数，脉症合参，辨属肝阳上亢，心神失宁，治拟平肝宁心安神为法。处方：生牡蛎30g，珍珠母30g，青龙齿15g，钩藤15g，生白芍12g，菊花10g，夏枯草10g，酸枣仁12g，茯神12g，夜交藤30g。每日1剂，水煎服。服药1周后，夜寐转安，头昏胀痛好转。又守原方调治半个月，诸症缓解。后嘱服杞菊地黄丸以善其后。

〔陈革．神经衰弱症辨治体会．国医论坛，2000，15（3）：16.〕

评析：神经衰弱以失眠为突出表现者，属中医学失眠之范畴，其发病与肝和心的关系最为密切，肝阳上亢，心神失宁是其主要病理机制，治宜平潜肝阳，宁心安神。盖心藏神，主宰人体精神意识思维活动，肝主谋虑，调节人体情志活动，若劳心过度，肝用有余，常导致肝阳上亢，心神失宁，从而出现心烦失眠，头胀头痛，烦躁易怒等症状。本例患者中医辨证属肝阳上亢，心神失宁，故治以平潜肝阳，宁心安神。由于辨证准确，药证相符，故而疗效较佳。对于此类患者，若出现阳亢化火，宜佐苦寒之品直折肝火，而后再以柔肝宁心之法对症处治。

第十章　帕金森病

　　帕金森病又称震颤麻痹，是一种常见的神经功能障碍性疾病，主要影响中老年人，多发生于 60 岁以后，主要表现为静止时手、头或嘴不自主地震颤，肌肉僵直、运动缓慢以及姿势平衡障碍等，导致生活不能自理。帕金森病的发病原因目前尚未明了，一般认为与年龄老化、遗传和环境等综合因素有关。帕金森病的病变部位主要在人脑的中脑部位，该处有一群神经细胞叫黑质神经元，它们通过合成一种"多巴胺"的神经递质对大脑的运动功能进行调控，当这些黑质神经元变性死亡达 80% 以上时，就会出现帕金森病的症状。流行病学调查表明，50 岁以上者帕金森病的发病率为 500/10 万，大于 60 岁者明显增加，为 1000/10 万。近年来，随着社会人口老龄化的加快，帕金森病的发病率有逐渐升高的趋势。

　　帕金森病具有震颤、少动和肌强直三大主要症状，属中医学"震颤"、"颤证"、"跌蹶"等的范畴。中医学认为其发病是内因外因共同损伤人体，造成肝肾阴虚，气血亏虚，髓海不足，风阳内动，痰热动风，上扰清窍，筋脉失养而成。帕金森病的辨证以辨标本、察虚实为要点。以病象而言，头摇肢颤为标，脑髓与肝脾肾脏气受损为本；从病因病机来看，精气血亏虚为病之本，痰热、内风为病之标。帕金森病为本虚标实之患，机体脏气虚损的见证属正虚，而痰热动风的见证属邪实。

　　中医治疗帕金森病，宜以填精补髓以息风解痉，健脾益气以化瘀散结为大法。对风阳内动者，治宜滋阴潜阳；髓海不足者，治宜填精益髓；气血亏虚者，治宜补中益气；痰热动风者，治宜豁痰息风。本病属老年期难治之病，其疗效较差，若治之得当，部分病例可缓解症状，但多数逐年加重，预后不良，所以除药物治疗外，重视调摄与预防是不可忽视的问题。

第一节 中医名家辨治经验

一、马云枝辨治帕金森病经验

马云枝从事中医临床工作数十载，其临床经验丰富，她治疗帕金森病强调从脾论治息内风，不泥息风重活血，分期辨证巧选药，兼施西药防病进，取得了较好的临床疗效，现将其经验简要介绍如下。

（一）从脾论治息内风

中医学对于帕金森病很早就有相关记载，如明代王肯堂著《证治准绳·杂病》中说："颤，摇也；振，动也。筋脉约束不住而莫能任持，风之象也。……亦有头动而手足不动者，……手足动头不动也。"对其病因病机，历代医家多认为是由于肝脾肾亏虚，脑髓受损失养等原因，致使痰瘀化生，内风上扰脑髓引发本病，故治以平肝息风、滋补肝肾、益精填髓、补脾益肾等法，重用平肝潜阳、益精填髓补气之品。马氏在长期的临床实践中发现，该类患者皆有不同程度的舌体胖大、舌苔白腻或黄腻、脉象弦滑等脾虚湿盛、痰热动风之象，这与老年人脾肾功能减退有关。肾为先天之本，脾为后天之本，脾失健运，气血生化泛源，导致上不能荣养脑髓，下不能温养命门，外不能濡养四肢筋脉，一则津不化水而生痰，二则血失温养而瘀滞，痰瘀互阻久瘀化热生风，上扰神明，则震颤不已。因此马氏认为从脾论治，不仅有化痰通络息风、培元固本之妙，更是从顾护脾气考虑，以防久服重镇熄风或益精填髓之品易伤及脾阳，使后天乏源。临床选方以二陈汤、导痰汤、半夏白术天麻汤、补中益气汤、涤痰汤、苓桂术甘汤等为主化裁，或于镇肝息风通络或补益肝肾之方中辅以生发脾气之品，善用党参、白术、陈皮、茯苓、姜半夏、黄芪、山药、白扁豆等，随症加减。

（二）不泥息风重活血

马氏认为，帕金森病多发于中老年人，病位在脑髓，病机在肝脾肾的病损，年老体衰、先后天虚损是其共同特征，饮食不当、将息失宜、情志失调、劳伤过度是其发病主要因素，致使机体阴阳失衡，或是脾虚失运，痰浊内生，久而化热，夹肝风上扰脑髓，或是肾精虚损，肾水亏少而不涵肝木，或是肝阳上亢，风扰神明，皆可归为内风扰动，经曰："风盛则动"，故帕金森病临床表现以不自主颤动为主要症状。其治疗原则以息风止痉为主，或用健脾化痰，或取平肝息风，或以填精益髓，方取镇肝熄风汤、半夏白术天麻汤、天麻钩藤饮等，善用珍珠母、生龙骨、生牡蛎、天麻、钩藤等品以息风，马氏认为此病虽变证多端，但都有痰浊、瘀血阻滞经络之病机存在，脉道血虚失盈，则虚风内动，故临床常见神呆少动，头或肢体震颤，肢体拘痉。其遣方用药应重视"气行则血行，气滞则血瘀"之理，配以补益脾肾之气或理气活血之药，以理气活血通络。马氏善用柴胡、郁金、川芎、枳实、厚朴、牛膝、当归、赤芍、桃仁、红花、香附、地龙等，剂量多在 15～30g 之间。

（三）分期辨证巧选药

帕金森病的病程在临床多呈进行性加重趋势，可长达 8～10 年，若治疗不当，患者多可致残。马氏认为，治疗宜分 3 期辨治。对于帕金森病病情稳定时，痰浊、瘀血虽在，但血脉仍有贯通，只因先后天俱虚难以荡涤瘀浊，治从脾肾入手。治痰瘀以健脾化痰为首选，因痰瘀互阻，血脉难通，瘀不去是因顽痰黏滞，痰不化则瘀血难祛，所以首先宜健脾化痰。"脾宜升则健"，故健脾应用轻灵之剂以恢复脾的升散传输水谷精微之职。药用：茯苓 30g，白术 15g，砂仁 10g，白扁豆 20g，木香 6g，陈皮 15g，升麻 15g，柴胡 15g。

对于帕金森病病情波动时，主要以内风之善动、顽痰之善变的病机为主。因肝体阴而用阳，性属刚脏，易致痰浊、瘀血，痰瘀互结，夹肝风上扰脑髓，导致病情波动，故以平肝息风、化痰通络为主，可依病情配伍育阴潜阳、养血柔肝之品。药用：羚羊角粉 1.0g（冲服），珍珠母 30g，生龙骨 30g，生牡蛎 30g，天麻 10g，全蝎 10g，僵蚕 15g，白芍 15g，钩藤 20g，龟甲 20g，鳖甲 20g，川芎 10g，当归 15g。若波动期风证较轻，注意理气活血，可选用：柴胡 12g，枳壳 10g，红花 10g，郁金 15g，香附 15g。

对于帕金森病进展期时，常因肝脾肾三脏相互关联而皆有所累，宜三脏并治。本病以脾为本，肝为标，肾为根，又因"脾阳根于肾阳"、"肝肾同源"，故应重视肾精的亏虚。常用：益智仁 30g，菟丝子 30g，炒杜仲 15g，桑寄生 20g，川牛膝 15g。需要注意的是，后期调补贵在守方，切忌因病情好转而停药，使病情倒退而前功尽弃。

（四）兼施西药防病进

现代医学对于帕金森病的内科治疗，有神经元保护剂、复合左旋多巴制剂、多巴胺受体激动剂、儿茶酚胺邻甲基转移酶抑制剂、抗胆碱能药物等，但均不能最后解决帕金森病的进展，尤其是 3~5 年后疗效明显下降，并出现精神症状、消化道症状等严重的副反应。对此，马氏多年来致力于此病的中西医结合治疗，运用中药生发脾胃之气、调理气血，缓西药诸多副作用。取西药迅速、直接作用于病变部位之速效，补中药疗效较缓之短，防止因病情演变迅速而用药不及使病进。这对于病程长、病况较差的患者尤为适用。临床中，马氏多选用美多巴、苯海索、金刚烷胺等药物，应从小剂量开始，根据病情变化缓慢增加剂量，并结合中医药从脾论治辨证施方，共同起到减毒增效的作用。病情进展缓慢，病数月或数年后就诊，年龄在70岁以下者，可晚用复合左旋多巴制剂。病情重、进展快、年龄在70岁以上者，可早用复合左旋多巴制剂。撤药时，原则上要注意后上的先撤，可按抗胆碱能药物－司末吉兰－金刚烷胺－多巴胺能激动剂的顺序进行。由于用药缓急有度，进退有序，故临床疗效显著。

〔沈晓明. 马云枝治疗帕金森病经验. 中医杂志，2004，45（1）：14.〕

二、周文泉辨治帕金森病经验

周文泉认为帕金森病具有静止性震颤、肌强直的特点，应归属中医学"颤痉"之范畴。"颤"指肢体震颤，"痉"指肌肉僵硬、不柔软而言，临床上可见患者就诊时症状有以颤为主，以痉为主，或颤痉并存三型，主要病变脏腑涉及肾、肝、脾，病变部位在筋膜。结合老年人发病特点，本病为本虚标实之证，肝肾不足为发病之本，风、火、痰、瘀为致病之标。治疗上周氏强调均应攻补兼施，或邪实祛后，以补为主，长期坚持治疗，缓缓图之。

（一）病机特点

1. 肝肾不足是发病之本　《赤水玄珠》认为颤震"乃木火上盛，肾阴不充，下虚上实，实为痰火，虚则肾虚"，明确了肝肾亏虚是本病的病理基础。帕金森病多发于中老年人，年四十而阴气自半，肝与肾关系极为密切，有"肝肾同源"之说。肾精亏虚，无以生髓，髓海不足，故动作迟缓、表情呆滞；肾阳不足，命门火衰，筋脉失于温养，故可见肌肉僵直；肾阴亏虚，水不涵木，虚风内动，故见四肢震颤。肾虚水不涵木，肝肾阴虚，筋脉失养，虚风内动，震颤乃成。因此，本病的发生主要是由于脏气虚衰，以肝肾不足为本。

2. 痰瘀交结是病情缠绵的病理基础　痰瘀交结是帕金森病病程中不容忽视而普遍存在的病理现象。年老脏腑衰弱致气化无源，水运不畅，血失流畅，脉道涩滞，乃成血瘀；脾失健运，不能运化水湿，聚湿成痰；津血同源，痰瘀互生内伏，引动肝风，筋脉失养，导致震颤。同时，老年人脏腑功能衰弱，无力抗邪，邪盛正亏，进而伤及肝肾，使本已虚弱的脏腑之气进一步耗损，形成恶性循环，病情逐渐加重。中医有"治风先治血，血行风自灭"之说，气血的通畅与肢体功能的正常有着密切的关系，可见痰瘀胶结是病情进展、难愈的病理基础。

3. 风气内动、筋脉失养是病机核心　帕金森病以震颤、强直为主症，《证治准绳·颤振》中说："颤，摇也，振动也，筋脉约束不住，而莫能任持，风之象也。"《素问·至真要大论》中说："诸风掉眩，皆属于肝。"提示本病是为肝风内动之征。《素问·六节脏象论》中有"肝者，罢极之本……其充在筋"的论述。《临证偶拾》则明确指出："震颤麻痹者，筋之病也，肝主筋，肝血充盈，才能淫气于筋，筋之病故属肝与血也。"可见，无论是肝阳化风，肝肾不足，还是气血亏虚，痰瘀阻络，只有延及筋脉，影响到筋脉的正常功能，其失却自主活动的能力，才会产生震颤。因此，平肝息风柔筋法在帕金森病的治疗中占重要地位，治疗时应注意滋阴养血柔筋之品的应用。

4. 脾脏虚弱也是发病的关键所在　《脾胃论》中说："脾

327

胃不足，为百病之始。""脾主肌肉"，脾胃为后天之本，气血生化之源，年老脾气虚弱，水谷运化乏源，气血亏虚，肌肉失去濡养，导致肌肉僵直而失其柔韧；脾虚无力运化水湿，痰饮水湿停蓄，日久化热引动肝风，震颤乃生。肝脾同居中焦，肝所藏之血赖于脾胃资生，脾胃虚弱，水谷精微无以生，肝阴不足，风阳内动，震颤作矣。同时，诸筋虽为肝主，然亦赖阳明之气血的润养，因阳明为水谷之海。在治疗本病时，益气健脾，护呵中州不可忽视。

5. 阳气不足亦与震颤关系密切　震颤麻痹的病因与阳气的不足有很大关系。《素问·生气通天论》提出"阳气者，精则养神，柔则养筋"。年老久病，脾胃虚弱，气血亏虚，血为阴，气为阳，阳气虚衰，不能输布津液，行营血，则津凝为痰，血滞为瘀，顽痰瘀血胶结，脏腑气机升降失常，筋脉失养，颤证作矣。筋脉之柔健，同样依赖气血的温煦、濡养，阳气不足，阴阳互根，阴必然受损，筋脉失养，四肢活动失灵活。

（二）辨证分型

周氏认为，帕金森病多缠绵难愈，如果固守于病程长短来划分病期，反而不符合病情变化的规律，应根据帕金森病临证的病情变化来区分，其大致可划分为早、中、晚三期。帕金森病的治疗早期以平肝息风为主；中期豁痰化痰以治标，滋补肝肾以治本；晚期以补气养血，补肾生髓治其损。

1. 早期——肝风内动证　本型多见手足震颤，筋脉拘紧，动作笨拙，或伴有耳鸣，多梦，记忆力减退，腰膝酸软，肢体麻木，舌体瘦小，舌质暗红，脉细弦或沉细弦。治宜镇肝息风，舒筋止颤，方用镇肝熄风汤加减。基本方如下：川牛膝15g，怀牛膝15g，生磁石30g，生龙骨30g，生牡蛎30g，生龟甲15g，白芍15g，玄参12g，天冬12g，川楝子12g，生麦芽

15g，茵陈 12g，全蝎 10g，僵蚕 12g，甘草 10g。

2. 中期　帕金森病中期之患者可有痰热生风和气滞血瘀两种证型存在。痰热生风者治当清化痰热，息风通络；气滞血瘀者治宜行气活血，通络止颤。

（1）痰热生风证：《丹溪心法·中风》中说："湿土生痰，痰生热，热生风。"本型多见神呆懒动，形体稍胖，头胸前倾，头或肢体震颤尚能自制，活动缓慢，胸脘痞满，口干或多汗，头晕或头沉，咯痰色黄，纳呆，夜眠多梦，小便短赤，大便秘结，舌质红或暗红，舌苔黄或黄腻，脉象细数或弦滑。治当清化痰热，息风通络，方用导痰汤化裁（基本方为：半夏12g，胆南星 10g，枳实 12g，茯苓 15g，天麻 12g，钩藤 15g，木瓜 12g，全蝎 10g，僵蚕 12g，蜈蚣 2 条）或羚羊钩藤汤化裁（基本方为：水牛角 15g 代替羚羊角，钩藤 15g，川贝母 12g，生地 12g，白芍 15g，茯苓 15g，竹茹 12g，半夏 12g，胆南星10g，枳实 12g，石菖蒲 10g，全蝎 10g，僵蚕 12g，蜈蚣 2 条）。

（2）气滞血瘀证：症见肢体抖动不已，言语不清，肢体麻木，情绪急躁，郁怒加重，活动后可减轻，舌质暗，脉细涩。治宜行气活血，通络止颤，方用血府逐瘀汤化裁（基本方为：川芎 12g，当归 12g，生地 12g，红花 12g，桃仁 12g，赤芍 12g，枳壳 12g，柴胡 15g，香附 12g，川牛膝 15g，郁金12g，僵蚕 12g，全蝎 10g）或身痛逐瘀汤化裁（基本方为：川牛膝 15g，地龙 15g，秦艽 12g，香附 12g，川芎 12g，当归12g，红花 12g，桃仁 12g，没药 10g，五灵脂 10g，郁金 12g，蜈蚣 2 条）。

3. 晚期　帕金森病晚期之患者可有髓海不足、肾阳虚衰和气血两虚三种证型存在。髓海不足者治当填精益髓，柔筋止颤；肾阳虚衰者治宜温补肾阳，息风通络；气血两虚者治应益气养血，柔筋息风。

（1）髓海不足证：症见头摇肢颤，头晕目眩，耳鸣健忘，寤寐颠倒，重则神呆，语无伦次，舌淡胖大，苔薄白，脉沉弦无力，或弦细紧。治当填精益髓，柔筋止颤，方用大定风珠化裁。基本方如下：白芍15g，生龟甲15g，阿胶12g，熟地12g，麻子仁20g，五味子10g，生牡蛎15g，知母12g，麦冬12g，鳖甲12g，全蝎10g，僵蚕12g，炙甘草10g，鸡子黄1枚。

（2）肾阳虚衰证　症见四肢僵直，或颤动不已，表情淡漠，心情抑郁，怕冷，腰酸，耳鸣，手足发凉，夜间加重，舌下络脉青紫，舌淡或暗淡，脉沉细。治宜温补肾阳，息风活络，方用地黄饮子化裁。基本方如下：山茱萸12g，石斛12g，麦冬12g，五味子10g，石菖蒲10g，远志12g，肉苁蓉15g，肉桂10g，制附片10g，巴戟天12g，全蝎10g，僵蚕12g。

（3）气血两虚证　《难经》中说："气主煦之，血主濡之。"气血两虚证多见神呆懒言，面色少华，肢体震颤，程度较重，项背及肢体强直，行动迟缓，行走不稳，动则气短乏力，头晕眼花，自汗，动则尤甚，心悸健忘，皮脂外溢或口角流涎，舌体胖，边有齿痕，舌质暗淡，苔薄白或白腻，脉细无力或沉细。治宜益气养血，柔筋息风，方用大补黄芪汤加减。基本方如下：黄芪30g，党参30g，炒白术12g，茯苓15g，川芎12g，当归12g，熟地12g，山茱萸12g，五味子10g，肉苁蓉12g，肉桂10g，防风10g，珍珠母15g。

（三）临证体会

颤证病程缠绵，病机复杂，临证须仔细辨析，治疗应循序渐进。治疗过程中，变证较多，相互兼夹，需采取相应的治疗措施，灵活辨证，不必受证型治法的限制。治疗本病应本着"急则治其标，缓则治其本"的原则。若震颤明显、风象显著者，治宜息风止颤为主；震颤不显者，须以补虚为要，调理脾胃以助后天之本，使气血得养，则标证自除。同时，后期治疗调补贵在守方，切忌病情好转而停药，使病情倒退而前功尽弃。

〔刘方．周文泉治疗帕金森病经验．世界中医药，2011，6（2）：116.〕

三、赵国华辨治帕金森病经验

赵国华潜心于帕金森病的研究，主持拟定有《帕金森病诊疗标准》，提出了帕金森病的治疗目标——"最大限度地提高帕金森病患者的生活质量"，及"中西医结合治疗扬长避短，药物治疗与非药物治疗结合提高疗效，心理治疗与家庭护理结合提高生活质量"的"三结合"综合疗法。他运用中药治疗帕金森病，主张分期辨证，灵活选方用药，取得了较好的疗效。

（一）"分期辨证"的提出

帕金森病属中医颤证之范畴，由于帕金森病与其他疾病不同的特殊性——慢性发病、进行性加重、不可逆转，甚至伴随终生，所以在不同时期有不同的病理变化和与之相对应的临床表现。赵氏根据本闰的自然病程和临床表现，将其分为初、中、晚三期施治。

初期，多因感受不正之气，或起居、情志因素而出现肝郁脾滞之候，复因年事已高，肝脾肾诸脏渐虚，出现精血不足，筋脉失其濡养而发病。中期，诸脏进一步亏虚，精血泛源，运化失常，出现风火痰瘀等病理改变，这又进一步加重诸脏亏虚，导致后期出现以虚损为主的病机和证候。所以本病的病机过程可以概括为初期由实到虚；中期由虚致瘀，表现为虚实夹杂证候；后期则为诸脏精血虚损，虚损互为因果，连锁反应过程。

关于帕金森病初、中、后三期的划分，是以证候表现为依据，以病程长短为参考。大致可分为：发病1年之内者为初期；2~3年者为中期；3年以上者为后期。根据帕金森病不同时期的不同证候，赵氏提出初期予以平肝息风以治标、健脾益气以治本，中期豁痰化瘀以治标、滋补肝肾以治本，后期补益精血以治损的治疗三法。这种分期方法只是根据帕金森病临床表现和自然病程人为地划分，尽管有不可避免的主观万分，但它毕竟是根据帕金森病的发生发展规律，遵循"以人为本"的中医精髓思想提出的一条帕金森病证治规律，对临床工作者有一定裨益。

（二）用药规律之一斑

1. 活血息风、化痰通络为治标大法　帕金森病主要症状为震颤、强直、眩晕等，中医学认为，这些症状的病理反映即是"内风"的具体表现。王肯堂在《证治准绳·杂病》中说："颤，摇也；振，动也。筋脉约束不住而莫能任持，风之象也。"由于"内风"与肝的关系较为密切，故又称肝风内动或肝风。《素问·至真要大论》中说："诸暴强直，皆属于风"，"诸风掉眩，皆属于肝"，即指明了这些临床表现，不仅与风邪为病同类，而且亦指出了与肝相关。因此，平肝息风法在本病的治疗中占重要地位。常用药物有羚羊角粉、珍珠母、生龙骨、生牡蛎、钩藤、天麻、全蝎、僵蚕等，其中羚羊角粉常以1.5~3g冲服，超微粉碎后更易吸收，息风作用更强。钩藤入汤剂要后下，防止久煎破坏有效成分；珍珠母宜重用至30~60g，先入久煎方能发挥最佳药效。本病病机的根本改变在脏腑气衰，气化无力，各种实邪内生，其中血行迟滞，血瘀内停，筋脉失养为其关键，临床表现除震颤、强直外，面色晦暗，舌质紫暗或有瘀斑，脉涩。据"治风先治血，血行风自灭"之理，重用祛瘀活血养血之品可增强疗效，常选用当归、赤芍、白芍、熟地、何首乌、鸡血藤、川芎、桃仁、红花、丹参、延胡索等。白芍是养血濡筋、缓急止痛的良药，宜重用至30～50g。对于帕金森病属强直性者，临床选用芍药甘草汤，常获良效。在活血养血的同时注重伍用虫类药物，此类药物兼具活血化瘀、搜风通络、息风定痉等作用，故在"虫类搜风"之说。常用虫类药物各有特点，如地龙咸寒，能息风止痉，又善清热；蜈蚣辛温，长于息风止痉，散结通络；全蝎辛平，功擅息风止痉，解毒散结，通络止痛，血虚生风者慎用；僵蚕咸辛平，能息风止痉，并兼化痰之效；蝉蜕味甘性寒，长于凉肝息风，定惊止痉。应根据各药特点，区别使用。因虫类药物作用峻猛，耗气伤阴，不宜单独使用，应配以益气养血、滋补肝肾之法，攻补兼施。使脉道得通，经气得行，去瘀生新，以通为补。

本病脏腑气衰，水运不畅，湿浊久留于内，化为顽痰，阻滞经脉，致使震颤、强直难解，并常见口角流涎，脘闷纳呆，精神呆钝，舌苔白腻，临床表现痰浊为患，故适当选用涤痰药，如石菖蒲、天竺黄、胆南星、郁金、白附子、白僵蚕等消解顽痰，可使病有转机。

2. 滋补肝肾、健运脾胃是治本关键　帕金森病病位在脑，与肝脾肾关系密切。肾藏精生髓，盖年老之人，精气渐亏，脏气渐衰，肝肾渐亏，无以生髓，精亏髓减。或有外伤、感受毒邪等，直接伤及脑髓，致脑髓受损，脑窍失明。《素问·灵兰秘典论》中说："肾者，作强之官，伎巧出焉。"伎巧不出，肢体运动不灵，行动迟缓。帕金森病的强直、运动渐衰、行动不稳等临床表现，以中医学观点分析，均有肾衰精亏，伎巧不出的因素，与肾关系密切相关。肾阴亏虚，水不涵木，肝阳偏亢，阳化风动，则发震颤。肝藏血主筋，肝的血液充盈，才能养筋，筋得其所养，才能运动有力而灵活。《素问·六节脏象论》称肝为"罢极之本"，即指肢体运动的能量来源，全赖于肝的藏血充分和调节血量的作用。如果肝的气血衰少，筋膜失养，则表现为筋力不健，运动不利，肢体拘急强直，插足震颤等。因此，滋补肝肾是治本之法，宜选用熟地、枸杞子、山茱萸、怀牛膝、龟甲、鳖甲、续断、杜仲等药物。龟甲为血肉有情之品，"大有补水制火之功，故能强筋骨，益心智"，临床最为常用。

脾胃为后天之本，气血生化之源，脾胃功能得健，则布散精微，营养五脏，延缓脏腑功能衰退。脾主四肢，四肢的功能正常与否，与脾的运化水谷精微和升清功能是否健旺密切相关。故说"清阳实四肢"。治以益气健脾药物，选用党参、太子参、西洋参、黄芪、白术、山药、茯苓等。

赵氏根据帕金森病临床以颤、僵多见的特点，拟以滋阴息风，活血通络为法，他研制的药物"龟羚帕安丸"，临床上取得了较好的疗效。主要药物有龟甲、羚羊角粉等。方中龟甲胶为君，味甘性平，入肝肾经，滋阴潜阳，补肾益血之功较龟甲更著，其汁润滋阴，味咸养脉，治瘫痪拘挛，手足虚弱有良效。羚羊角粉味咸，性寒，入肝经，《本草纲目》记载："大人中风搐搦，及经脉挛急，历节掣痛而羚羊角能舒之"。故可辅君尽达平肝息风之功。现代药理研究表明，养肝息风方药能够调节多巴胺合成的限速酶酪氨酸羟化酶，进而影响多巴胺的效应。故而龟羚帕安丸对帕金森病的临床症状和体征有改善作用。

帕金森病是一种疑难病，目前尚无根治之法，赵氏依临床实践及辨证施治与疾病发展的统一性，将帕金森病分期辨治，并能辨证使用好中医药，对帕金森病的症状改善、病程延缓有显著作用。

〔李彦杰，李社宣．赵国华治疗帕金森病经验．光明中医，

2004，19（4）：42.〕

四、王安康辨治帕金森病经验

王安康从事中医内科临床、教学、科研工作近 50 年，对内科疑难病的治疗积累有丰富的经验，他治疗帕金森病，在坚持辨病辨证结合的同时，遣方用药颇具特色，其疗效较好，现将其经验简要介绍如下。

（一）病因病机

帕金森病属中医"颤病"的范畴，正如《素问·至真要大论》中所说："诸风掉眩，皆属于肝。诸暴强直，皆属于风。"《景岳全书》中也说："凡属阴虚血少之辈，不能养营筋脉，以致搐挛僵仆。"由此可见，颤病均属肝肾阴虚，阴虚风动，或阴虚血少，筋脉失养，虚风内动，或肝风痰浊上扰，脑失所养，总之，阴虚血少、肝风内动为基本病机，其中"虚"为其根本。

（二）辨证施治

1. 制定治疗目标　从整体观念出发，增强患者体质，延缓病情发展，减轻症状，最大限度地提高患者生活质量。

2. 独辟蹊径，遣方用药　基本方为：何首乌 20g，女贞子 15g，旱莲草 15g，桑葚子 15g，杜仲 15g，菟丝子 15g，白蒺藜 10g，僵蚕 10g，蝉蜕 10g，豨莶草 10g，丹参 10g，山萸肉 15g，银花藤 10g，灵芝 30g。方中何首乌、杜仲、菟丝子、桑葚子、女贞子、旱莲草、山萸肉补肝肾，益精血，强筋骨；蝉蜕、僵蚕、白蒺藜祛风定惊；豨莶草利筋骨，治疗肝肾风气，四肢麻痹；丹参、银花藤活血通络；灵芝扶正固本。现代药理研究表明，蝉蜕、僵蚕、白蒺藜、灵芝具有外周抗胆碱样作用，能显著对抗烟碱所致家兔之肌肉震颤，抑制小兔自发运动，抑制脑组织中过氧化脂质的生成。

3. **辨证分型，确定治法** 肝肾阴虚，阴虚风动，治拟调补肝肾，育阴息风，基础方加龟板 20g、鳖甲 20g、枸杞子 15g；阴虚血少，虚风内动，治拟养阴生血，柔肝息风，基础方加生地 10g、熟地 10g、赤芍 15g、白芍 15g、当归 10g、枸杞子 15g；肝风痰浊，上蒙清窍，治拟涤痰开窍，平肝息风，基础方加石菖蒲 10g、远志 10g、法半夏 10g、益智仁 10g；肝肾阴虚，肝风内动，治拟育阴潜阳，镇肝息风，基础方加生龙骨 30g、生牡蛎 30、牛膝 10g、石决明 20g；风窜络脉，筋脉失养，治拟祛风通络，养血和营，基础方加防风 10g、秦艽 10g、赤芍 10g。

（三）典型病例

王某，男，70 岁，因震颤麻痹 10 余年，于 2002 年 10 月 19 日初诊。患者 10 年前出现四肢震颤，以后逐渐加重，致整个肢体震颤，双上肢强直，典型"面具脸"，面容刻板，表情缺乏，双目凝视，说话缓慢，语言单调，步履不稳，生活难以自理，神志清楚，肢体无偏瘫，形体瘦削，舌质暗红，苔少，脉沉细，测血压为 90/60mmHg，头颅 CT 检查显示脑白质病，多发性腔隙性脑梗死。证属肝肾阴虚，筋脉失养，阴虚风动，治拟补肝肾，填精血，强筋骨，育阴息风。处方：何首乌 20g，女贞子 15g，旱莲草 15g，桑葚子 15g，杜仲 15g，菟丝子 15g，山萸肉 15g，灵芝 30g，白蒺藜 10g，僵蚕 10g，蝉蜕 10g，丹参 10g，龟板 30g，鳖甲 20g，枸杞子 15g，肉苁蓉 10g。每日 1 剂，水煎取汁，分 2 次服，坚持服药近两年，并配合口服美多巴（每次 0.125g，每日 2 次）、苯海索（每次 20mg，每日 1 次）。患者症状明显减轻，仅午后出现肢体震颤，按肢体活动自如，行走自如，可与人正常交流，表情较为丰富，生活完全自理，可独自外出晨练。

（四）经验体会

"颤病"的治疗是长期的，随着病情进展，病程延长，中、晚期阶段虚象明显，肝肾不足为本，同时虚实夹杂，本虚标实，以虚为主，因此治疗应从整体出发，扶正固本，减轻症状，最大限度地提高患者的生活质量。

〔童琦燕．王安康治疗帕金森病经验．湖南中医杂志，2005，21（5）：28.〕

五、沈舒文辨治帕金森病经验

沈舒文认为帕金森病之病在脑髓及筋脉，属本虚标实之证，肝肾气血虚为其本，风火痰瘀为其标，治疗主张在填精补髓、平肝息风、补益气血、化浊开窍、活血化瘀诸方面下功夫，以此为指导治疗帕金森病，取得了较好的疗效。

（一）病在脑髓及筋脉，多脏受损精气亏

现代中医认为，帕金森病病发于脑，"脑散动觉之气，厥用在筋"（《存存斋医话》）。脑主神志，主思维，主司五官九窍，主司肢体筋脉运动，"人之脑髓空者……知觉运动俱废，因脑髓之质，原为神经之本源也"（《医学衷中参西录》）。说明脑髓亏损，不散动觉之气，致筋脉失控可发为本病。现代医学也认为，本病的发生是因脑部黑质纹状体处神经元的慢性死亡导致多巴胺含量不足的病理改变，与中医病发脑髓学说的认识也基本一致。

脑髓病变的发生，与肝脾肾亏损，功能失调有关。肝主筋，肾主髓，脾为生化之源，与脑髓筋脉相关联。早期损肝为先，渐进累及脾肾，多脏腑受损。病在肝，风阳内动，筋脉失控；病及脾，化源不足，脑髓失充，筋脉失控；病及肾，脑髓空虚，神机不运，筋脉失控。三脏亏损，相互关联，三脏之中，以肾为本，脾为根，肝为标。

（二）肝肾气血虚为本，风火痰瘀为其标

本病是脑组织进行性变性疾病，病理特征为本虚标实，肝肾精血亏损，气血化源不足为发病之本，风、火、痰、瘀为疾病之标。人至中年之后，随着年龄的增长，肾气日衰，脾气渐亏，若肾虚阴血亏损，髓海不足，神机失灵，筋脉失控。肝肾同源，阴虚水不涵木，风阳内动，阳盛痰火内生，痰热动风；脾虚化源不足，气血衰少，血虚动风，髓海失充，筋脉失控；脾虚又可痰浊犯脑，神机失运，筋脉失控；脏气渐虚，气虚血少则脉涩，血流缓慢，可致血瘀生风。

由此可见，帕金森病是以肝肾精血亏损，气血化源不足为发病之本，其标风、火、痰、瘀的产生是以肝肾阴亏，气血不足为基础，因虚而生。标本之间联系密切，风、火、痰、瘀滋生犯脑又可因实致虚，使肝肾气血受损，本虚日重，诸邪之中可单独为害，但多数则相兼为因，使病深难治。

（三）初治肝风痰浊瘀，久病填精资化源

本病的病理特征为本虚标实，在较长的病程中，虚实的动态变化反映着不同病期的标本特征。虽病起于脏腑亏损，但早期多数脏损少露，疾病则以肢颤头摇先见于临床，证以风、火、痰、瘀标实突出；病至后期，正气衰弱，脏损抬头，疾病以肝肾阴亏，髓海不足，或脾气不足，化源匮乏之本虚为主。

帕金森病的治疗，早期以风、火、痰、瘀标实为主，标实之治，祛邪兼顾脏虚损，调整脏腑功能，治标才有效。如风动肢颤，当平肝息风，柔肝止颤；痰火动风，当清热化痰，息风止颤；痰湿动风，治从脾胃，健脾化浊，宣窍醒神；血瘀动风，活血化瘀，搜风通络。总之，治标以祛邪为主，但祛邪只有建立在调整脏腑功能的基础上，消除风、火、痰、瘀才可显疗效。

久病颤动之势减弱，脏损精气亏虚明显，治当缓图治本，本虚以精血不足或气血虚弱，脑髓空虚为主。补精血求治先天，以鹿角胶、龟甲胶、紫河车等血肉有情之品及熟地、山萸肉等阴柔沉静之品填精补髓，滋养肾精，使精生髓；养气血求治后天，以人参、黄芪、西洋参、黄精之品补益脾胃，激发化源，使血生精。此外，肝生风，风生火，脾生痰，络留瘀，脏腑失调所生之风、火、痰、瘀诸邪常与相关脏虚相兼，补益培本的同时也要兼顾他邪。

（四）化风阳潜降升清，消痰瘀通络为要

头摇肢颤为风阳内动的病理表现，病以髓亏肝损，肝阴不恋潜肝阳，肝阳化风者居多，但也有病发于脾，脾虚不升清，髓浊元神失主而动风者，故化风阳不尽皆平肝潜阳。风动于肝，则潜降为要，羚羊角、钩藤平肝潜阳止颤作用最好。震颤不止，可用玳瑁、珍珠母、石决明潜阳化风。风因于脾，升阳可止，用补中益气汤之属配钩藤、天麻升阳化风，脾虚内生痰浊，浊犯脑髓，配石菖蒲、辛夷化浊宣窍，使髓纯则风静。

本病之标实虽以风、火、痰、瘀为主，但诸邪之中以痰与瘀为主邪，痰可与风相恋，致风痰内动，瘀可凝滞脑络，使神机失运。尤其震颤日久，痰瘀常互结，使邪痼难除，所谓"久病入络"，在本病中以痰瘀凝滞脑络为主者，治痰瘀在消痰化瘀的基础上，着重要通络，药用蜈蚣、全蝎、僵蚕、地龙，通络且可搜风止颤。全蝎每日用 3 ~ 5g，焙干研末冲服，止颤多有效。

（五）治兼症修剪枝节，调摄养康复不废

帕金森病虽只是发生有脑组织的变性疾病，但在疾病发展过程中往往变证丛生。据报道，本病随着病程的迁延，伴有中度及严重痴呆者约占 20% ~ 30%，精神异常也常发生，其中抑郁状态的发生率为 44%。所以，本病当出现变证或兼有其他病者，在治疗原发病的同时，要积极治疗兼症，修剪疾病枝节，如伴痴呆，则当兼益智防呆；伴精神抑郁，当从"郁证"论治，疏肝解郁。

中医"治未病"的思想对本病提出了前瞻性预防的重要性。本病是中老年人的常发病，人至中年之后，要未病先防，注重调摄养生。一要保持良好愉快的心态，避免忧思郁怒和不良精神刺激；二要调整膳食结构，清淡饮食，减少房事，前人谓"中年以后，便宜淡味独宿"，做到如是，对减少本病的发病几率具有积极意义。患病之后，在药物治疗的同时要积极进行康复治疗，对患者进行言语、进食、走路、动作及各种日常生活的训练和指导十分重要。对晚期卧床的患者，要加强护理，减少并发症的发生。

〔沈舒文. 内科难治病辨治思路. 北京：人民卫生出版社，2002.〕

六、杜建辨治帕金森病经验

杜建从事老年病临床、科研、教学工作多年，总结积累了丰富的治疗帕金森病的经验，他认为肾虚髓空为帕金森病发病之本，临证应做到辨证与辨病相结合，治疗以补肾为主，同时重视后天，重用益气之品，注意佐以熄风活血。

（一）肾虚髓空为发病之本，治疗以补肾为主

杜氏认为高年下亏治在肝肾，反复强调帕金森病的发病之本为肾虚髓空。《素问·上古天真论》中说："五八肾气衰，发堕齿槁。六八阳气衰弱于上，面焦，发始白。七八肝气衰，筋不能动，天癸竭，精少，肾脏衰，形体皆极。八八则齿发皆去。"论述了"肾脏衰"是促成人之衰老的根本原因。并且从"有诸内必形诸外"指出老年人明显的特征是：发鬓斑白、齿槁渐脱、耳目失聪、二便不利、健忘乏力、筋骨不灵、活动迟缓等。诚如朱丹溪所说："人生六十、七十以后，精血俱耗，

头昏目眩，肌瘁溺数，鼻涕牙落，涎多寐少，足弱耳溃，健忘眩昏，肠燥面垢，发脱眼花，久坐则睡，未风先寒，食则易饥，笑则有泪，但是老境，无不有此。"这些特点是由高年肾虚而致。

此外帕金森病的发生有明显的年龄特征，临床资料表明，其多发于中老年人。明代王肯堂在《证治准绳》中说："此病壮年鲜，中年以后乃有之。"虽然衰老是一个复杂的生理过程，但下元虚乏是衰老的基本原因，是老年人的生理特点。脑为髓海，其形态和功能的正常取决于肾气的盛衰，若肾气虚衰，无力上承以养脑，则脑髓渐萎。髓海是主司人体活动的物质基础，只有脑满髓充且结构正常，髓海内无痰瘀之邪潜居，人体的各种功能活动才能处于协调状态。若由于外伤跌仆致脑髓结构变异，或年高肾亏致脑髓萎缩，或其他疾病导致髓海内夹杂痰、瘀、湿、毒等，破坏了髓海"满而纯"的状态，则人的运动功能失调，即《灵枢·海论》所说的"髓海有余，则轻劲多力……髓海不足，则脑转耳鸣，胫痠眩冒，目无所见，懈怠安卧"。说明人体的各种运动功能都是在脑的统一协调下完成的。帕金森病主要表现为肢体活动失调，且发病年龄在进入肾气衰退的中老年时期，故肾虚髓空是导致帕金森病发生的内在条件，补肾益髓是治疗帕金森病的重要方法。临床上，杜氏善用传统滋补肾气的方剂六味地黄丸加减化裁。六味地黄丸组方严谨，三补三泻，补泻结合，补中有泻，涩中有渗，是一甘淡和平、补而不滞的平补之剂，因而也是杜氏临床补肾喜用之方。常用的药物有山茱萸、杜仲、枸杞子、续断、何首乌、桑寄生、牛膝、淫羊藿、菟丝子、女贞子、旱莲草等。对于帕金森病晚期的患者，临床症状常见肾阳虚衰的表现，杜氏则以鹿角霜、巴戟天、肉苁蓉、淫羊藿等温阳药物给予治疗。

(二) 重视后天，重用益气之品

虽然帕金森病的发病之本在于肾虚髓空，脑髓空虚不能司制四肢经脉，但肾中精气，即受之于先天父母，又与脾胃运化水谷精气的功能密切相关。《景岳全书》中说："人之自生至老，凡先天之有不足者，但得后天培养之力，则补天之功，亦可居其强半，此脾胃之气所关于人生者不小。"李东垣创立脾胃论提出了"肾为先天之本，脾为后天之本"的理论及"脾胃病元气衰，元气衰折人寿"的思想，指出"元气之充足，皆由脾胃之气无所伤，而后能滋养元气；若胃气之本弱，饮食自倍，则脾胃之气既伤，而元气不能充"（《脾胃论》）。脾在人体生命活动中所占的地位同肾一样被重视起来。李时珍亦非常重视脾胃的后天作用，因而他力倡"脾乃元气之母"之说，并指出"土者万物之母，母得其养，则水火既济，木金交合，而诸邪自去，百病不生"。即脾胃健旺，元气充沛，则不受戕害；后天无伤，枢机升降有序，气血化源充足，则寿命自可延长。肾虽藏精而抗衰老，但精除来自先天之外，更主要依靠后天脾胃所化水谷精微的不断补充，正如《杏轩医案》中所说："经云：'肾者主水，受五脏六腑之精而藏之'，是精藏于肾，非精生于肾也。譬诸钱粮，虽储库中，然非库中自出，须补脾胃化源。"而且四肢肌肉经脉之气，虽都是肾中精气所派生的，治疗上应本着治病求本，以补益肾气充盈源头为要，但考虑填补肾中精气难以立竿见影，而直接给予益气之品则可速见成交，缓和病情。因此，临床上杜氏治疗帕金森病必得应用补益脾气、益气健脾之品，如黄芪、党参、怀山药、茯苓等药，尤其以黄芪为常用，并往往重用，最大用量可达30g。

(三) 辨病与辨证结合，佐以熄风活血之品

帕金森病又名震颤麻痹，是以肌张力增强和震颤为特征的神经系统疾病，属于中医学"痹证"、"颤证"的范畴。临床

上，这类病人发病初期往往没有明显证候征象，即无证可辨。因此，杜氏在临床治疗时，常常辨病与辨证相结合，在明确诊断的基础上，常依据病证的特点，添加滋阴息风、镇肝息风、凉肝息风的药物，如龟板、鳖甲、地龙、钩藤、夏枯草、龙骨、牡蛎等。

同时杜氏认为，血瘀是诸多老年病的主要病机之一，多因虚而致瘀，瘀与虚并存。老年人元气不足，虚气留滞，气血不足，血运无力，致气虚血瘀，使血瘀痹阻脑络。脑为娇脏，脑络不通，精血不能上濡，脑髓空虚，则为肾虚血瘀；久病气血不通，也往往导致瘀血。补肾与化瘀并不矛盾，补肾可使气旺，气旺可以行血，气旺可以生精，精能生髓；化瘀之品，使脑络通利，血行流畅，精血能上濡精明，脑髓充实则疾病痊愈。因此，不单是帕金森病，杜氏诊治老年病往往都重视活血化瘀药的应用，常用之药如川芎、丹参、当归、赤芍，丹皮等，这一观点也深得其他临床医家的认同。

〔蔡晶，陈立典．杜建教授治疗帕金森病经验．中华中医药杂志，2010，25（11）：1803.〕

第二节　经典验案点评分析

一、胡建华治疗帕金森病案

导读：帕金森病病机复杂，属难治之病，其取效较慢，非一朝一夕之功，临证不能急于求成，谨守病机选治法，随症加减巧用药，注意巩固缓图功，是治疗帕金森病的基本思路。

案体：殷某，男，62 岁，1990 年 7 月 15 日初诊。患者从1985 年起，开始出现头部不自主晃动，肢体僵硬震颤，面容板滞，吞咽时咳呛，语言不清，形体消瘦，情绪急躁，曾在某医院诊治，诊断为"震颤麻痹"。5 年来虽坚持服美多巴，症状却逐步加重，查其舌苔薄腻，脉弦细数。病由肾精亏虚，水不涵木，肝风扰动，筋脉失养所致，治宜益肾养肝，息风通络。处方：生地 9g，熟地 9g，山萸肉 9g，炙僵蚕 9g，明天麻 9g，钩藤 15g，川续断 12g，枸杞子 12g，粉葛根 12g，白芍 30g，红花 6g。日 1 剂，水煎服，同时配合蜈蚣粉 2g，分 2 次吞服。守方加减治疗 45 天，肢体震颤及吞咽时咳呛等症状渐次缓解，语言较前清晰，睡眠好转，美多巴已减量。迭进益肾养肝、息风通络之剂治疗 2 年余，肢体震颤基本消失，头脑晃动之象罕见，已停服美多巴月余。以后继续服中药煎剂，并交替服用健步虎潜丸调理，至 1995 年 4 月 3 日，美多巴停服已 2 年余，症状得到控制，生产能够自理，基本恢复健康。

〔周英豪．胡建华治疗震颤麻痹经验拾萃．上海中医药大学学报，2000，14（2）：20.〕

评析：辨证论治是中医的特色和优势，治疗帕金森病应根据其发病机制选择适宜的治法，同时还应注意根据病情的变化随症加减。由于帕金森病是难治之病，取效较慢，所以临证不能急于求成，要缓图以功，注意巩固。肝为将军之官，肝阳之所以宁谧不妄，全赖肾水以涵养，精血以濡润。若肝肾阴亏，水不涵木，木少滋荣，肝阳偏亢，必致虚风潜起，治疗该型帕金森病，宜常用熟地、山萸肉、仙灵脾、杜仲、天麻、僵蚕、木瓜、丹参、黄芪、蜈蚣等药物。如见精神疲惫，面色少华，加党参、当归调补气血；如见大便干燥，加肉苁蓉、生何首乌补养肝肾，润肠通便；如伴耳鸣、眩晕，加枸杞子、石决明平肝潜阳；如见烦躁，心悸失眠，加酸枣仁、百合以安神除烦。本例患者辨证准确，治法用药得当，并能随症加减，坚持长期用药，取得了较好的疗效。

二、梁乃津治疗帕金森病案

导读：治疗帕金森病，宜标本兼顾，辨证用药。本例患者中医辨证属脾胃虚弱，肝肾不足，兼夹瘀热，治以健脾益气，滋补肝肾，兼用虫类药以活血祛瘀搜络，取得了较好疗效。

案体：郭某，女，63岁，1994年3月13日初诊。患者双手不自主颤动3年，诊断为帕金森病，曾多方治疗，症状未能控制，现每天口服左旋多巴，药后有眼花等不良反应，近日双下肢行走困难，精神差，由家属扶助来诊，要求服中药调治。诊时患者头晕眼花，胃纳差，倦怠嗜睡，大便秘结难下，双手不自主颤动，双下肢无力，查舌质淡，苔白，脉弦细。证属脾胃虚弱，肝肾不足，兼夹瘀热，治以健脾益气，滋补肝肾，兼用虫类药以活血祛瘀搜络。处方：党参30g，黄芪30g，肉苁蓉30g，当归15g，白术15g，杜仲15g，千年健15g，炙甘草10g，巴戟天10g，柴胡10g，陈皮6g。取3剂，日1剂，水煎服。二诊时患者自述服药后患者精神好转，胃纳增加，倦怠减轻，但仍见头晕眼花，双下肢无力，大便稍硬，查舌质淡，苔白，脉细，守上方续服7剂。三诊时患者大便通畅，精神好转，仍双手颤动，查舌质淡，苔白，脉细，守上方去肉苁蓉，加白豆蔻10g，淫羊藿10g，再服7剂。四诊患者诸症减轻，手颤好转，查舌质暗红，苔少，脉细，用药略作调整。处方：黄芪20g，党参20g，熟地30g，茯苓30g，当归15g，白术15g，麦冬15g，柴胡12g，山茱萸12g，升麻6g，全蝎6g，蜈蚣2条。取6剂，日1剂，水煎服，左旋多巴由每天3片减至2片。五诊时患者手仍颤动，双下肢有力，可自行来诊，左旋多巴由每天2片减至1片，查舌质红，苔白，脉细。守上方继续服用1月余，除手微颤外，头晕眼花等消失，病情缓解，嘱患者逐渐减停左旋多巴，并守上方随症加减继续服用，以巩固疗效。

〔高雪梅．梁乃津教授用虫类药治疗杂病验案 3 则．新中医，2003，35（2）：64.〕

评析：本例患者由脾胃虚弱，肝肾不足，兼夹瘀热所致，属本虚标实之证，其治宜标本兼顾。方用补中益气汤加减健脾益气，再加熟地、山茱萸、杜仲、巴戟天等补肝肾以治其本。由于颤动日久，肝肾阴虚，所以用全蝎、地龙、蜈蚣、丹参等活血清热，化瘀搜络，祛风止痛，以治其标。临床观察表明，采用标本兼顾之治法，能使其临床症状稳定和有效缓解，且能减轻西药用量，减轻其不良反应，延缓病情的发展。

三、王永炎治疗帕金森病案

导读：痰热互结，瘀阻风动是帕金森病的重要发病原因，清化热痰，息风通络，活血化瘀是其常用治法。本例患者辨证属痰热动风，以清化痰热，息风活络之法治之，疗效满意。

案体：赵某，男，59 岁，因双上肢震颤 13 年住院，住院号 20603。患者 1973 年起无明显诱因开始出现手指震颤，静止休息时手指轻微颤动，左手手指为甚，工作或运动时不明显，头及双下肢无运动异常，可稳步行走，持笔写字不受影响，亦能拿碗筷，因生活基本可自理，患者未予注意，亦未去医院做任何相关检查治疗。1978 年起，自觉上述症状加重，双手指颤抖较前明显，颤抖范围扩展至肘关节处，持笔写字亦不听使唤，写出的字迹呈明显扭曲线条，运动时仍颤抖不止，不能自己拿碗筷及其他物品，肢体运动不自主，入当地医院神经内科经相关检查，确诊为帕金森病，给予苯海索、左旋多巴等西药及中药间断治疗，症状未见明显改善，并呈缓慢进展性加重，故来我院再治。起病来患者精神较差，有脘痞闷，头晕乏力，咳痰黄稠，口干，饮水较多，入院检查双手静止性震颤，不能自制，幅度中等，程度中等，项背稍强，行动迟缓，神情呆滞，少欲懒言，舌苔黄腻，右脉弦滑，左脉弦滑细。临床诊断为颤证（帕金森病），证属痰热动风，治宜清化痰热，息风活络。处方：羚羊角粉 2g，珍珠母粉 0.3g，瓜蒌 10g，竹沥 10g，天麻 10g，钩藤（后下）10g，葛根 10g，丹参 10g，麦冬 10g，沙参 10g，益智仁 10g，半夏 10g，黄芪 15g，胆南星 5g，甘草 5g。住院期间以上方为基本方，随病情变化酌情加减，共住院 52 天，治疗后患者双手静止性震颤幅度减小，程度减轻，可以自制，写字字迹明显好转，生活可自理。

〔王永炎．中医药治疗震颤麻痹综合征 35 例疗效观察．中医杂志，1986，27（8）：22．〕

评析：本例患者年近六旬，脏腑气衰，水运不畅，痰浊内停，痰湿交结，阻滞经络脑窍，筋脉失养，出现肢体震颤；肝血亏虚，肾精不足，阴不敛阳，阳无所制，肝阳上亢，虚风内动，经脉不通，瘀血内停，内风、瘀血、痰浊相互作用，相互影响，使病情逐渐加重。其治疗宜清化热痰，息风通络，兼以活血化瘀。方中选羚羊角、珍珠母粉、天麻、钩藤平肝息风通络；竹沥、瓜蒌、半夏、胆南星化痰；丹参、葛根等活血化瘀通络。诸药相配，共成清化热痰，息风通络，活血化瘀之剂。

四、颜德馨治疗帕金森病案

导读：帕金森病的病机特点是本虚标实，多由肝肾不足，气虚血少，筋脉失养，虚风内动所致。久颤不止辨证属血瘀动风之帕金森病患者，予柔肝育阴，活血通络之法，确有良效。

案体：韩某，女，71 岁，2005 年 12 月 2 日初诊。患者 11 年前行乳腺癌根治术，有腔隙性脑梗死病史，今年 2 月开始出现乏力纳呆，两腿无力，左腿尤甚，4 月开始舌、下巴、双下肢震颤，左腿尤甚，到 8 月因不能确诊，诊断性试用盐酸硫必利，症状加重，9月在北京宣武医院神经内科确诊为帕金森病伴抑郁症，同时在东直门医院服中药，药后舌、下巴震颤略减。目前患者面色无华，头晕，无视物旋转，乏力嗜卧，但难以入睡，双下肢震颤，左下肢更甚，动作迟缓，左下肢有拖步现象，大便数日一行，服芦荟粉，尿频尿少，尿常规检查正常，查其舌体胖，苔白，脉细弦。临床诊断为血瘀动风性颤病，此为乳腺癌术后，复因脑梗死及郁证，肝郁气滞，久病入络，络脉为痰瘀所困，故见上下肢震颤，劳累或紧张易作或加重，头晕神疲，面色无华，大便数日一行，乃津液不足之象。治以柔肝息风，活血通络。处方：当归15g，白芍15g，煅龙骨30g，煅牡蛎30g，川桂枝4.5g，苍术9g，白术9g，白蒺藜15g，葛根15g，千年健9g，伸筋草30g，木瓜9g，地龙9g，生紫菀9g，火麻仁9g，升麻10g，肉苁蓉9g。取14剂，日1剂，水煎服。二诊时，患者自述药后感觉精神转振，双下肢震颤减轻，已能独自上楼，睡眠亦大有改善，唯紧张后尚有下巴抖动，近日尿路感染症复发，引至内脏失衡，前症又复小作，查舌质红，苔薄腻，脉细弦，用药稍作调整。处方：当归15g，白芍15g，升麻15g，石韦15g，苍术9g，白术9g，木瓜9g，地龙9g，伸筋草15g，生紫菀9g，火麻仁15g，白蒺藜15g，千年健9g，知母9g，黄柏9g，黄连3g，桂枝4.5g，龙骨30g，牡蛎30g。再取14剂，日1剂，水煎服。药后患者精神转振，肢颤明显减轻，生活自理。

〔贺兴东，翁维良，姚乃礼．当代名老中医典型医案集·内科分册．北京：人民卫生出版社，2009.〕

评析：本例患者双下肢震颤，头晕，神疲，面色无华，脉细弦，舌胖苔白，常常数日不大便，津液不足，筋失所养。肝为刚脏，非柔润不能调和；肝主筋，肝血不足则筋失柔润。故初诊先取柔肝育阴，活血通络之法，药用当归、白芍、木瓜等酸甘之类，盖酸能柔筋，甘能缓急；配伍葛根、千年健、伸筋草、地龙之舒筋活络，紫菀、火麻仁、肉苁蓉润肠通便，尤妙在柔润剂中增入桂枝一味，辛通走络，群阴药中得此则有阴阳互根之妙，且配白芍有调和营卫之效。用药切中病机，药后震颤小止，精神转振，六腑转畅，唯尿路感染症复发，引至内脏失衡，前症又复小作，故复诊时续以前法，酌加通关散清湿热，助气化，取黄柏泻相火而坚阴，知母滋肾阴而清热，用桂枝代肉桂通阳化气利关窍。药后诸症状改善，难治之病竟达小康之局。帕金森病缺乏有效的治疗，柔肝育阴、活血通络法较传统的平肝息风、镇潜定痉法为优，此法可供临床参考。

五、周仲瑛治疗帕金森病案

导读：帕金森病常发于老年人，属中医颤证之范畴，乃本虚标实之证，在本为肝肾之亏虚，在标则为风痰瘀阻，其治疗当标本兼顾，宜以息风潜阳、化痰祛瘀为主，兼顾培补肝肾。

案体：张某，男，73 岁，1991 年 6 月 15 日初诊。患者患高血压病、糖尿病、高脂血症、腰椎病多年，因右手震颤 2 年余，伴发反应迟钝半年就诊。来诊时右手不停震抖，如搓丸数票，平时不能持筷拿物，经常打碎碗碟，行走不稳，举步维艰，2 年来逐渐加重，精神不振，反应迟钝，近事过目即忘，腰软足麻，小便淋漓，夜尿频多，面色潮红，查舌质暗红，苔薄黄，脉细滑，头颅 CT 检查提示脑萎缩、腔隙性脑梗死，脑血流图提示两侧供血不平衡，左侧血流速度及流量下降，脑血管外周阻力增大。中医辨证为肝肾亏虚，风痰瘀阻，治宜息风潜阳，化痰祛瘀为主，兼顾培补肝肾。处方：炙鳖甲（先煎）15g，生石决明（先煎）30g，牡蛎（先煎）25g，炮穿山甲（先煎）10g，炙僵蚕 10g，广地龙 10g，石斛 10g，炙水蛭 5g，赤芍 12g，白芍 12g，制何首乌 12g，制黄精 12g，生地 12g，怀牛膝 12g。每日 1 剂，水煎服。服药 7 剂，患者自述精神较前振作，腰膝酸软亦略有好转，嘱原方连服 2 个月。又诊时患者右手震颤较以前减轻，但仍难控制，精神、反应改善，下肢间有麻感，记忆力似有增强，病情不再进展，且有好转之势，原方去炮穿山甲，加枸杞子 10g，以助培本之力。1991 年 10 月 27 日再诊，患者精神良好，反应灵敏，面赤减轻，面容亦稍丰泽，右手震颤明显改善，有时已可不抖，生活也渐能自理，唯下肢仍然有时麻木，查舌质淡红，苔薄，脉细滑，原方有效，因风象大减，转以培补肝肾为主，改为下方，继续服用。处方：黄芪 15g，生地 15g，炙鳖甲（先煎）15g，制何首乌 15g，制黄精 10g，枸杞子 10g，制天南星 10g，潼蒺藜 10g，白蒺藜 10g，川芎 10g，生石决明（先煎）30g，水蛭 5g，赤芍 12g，白芍 12g，丹参 12g。又服 2 个月，右手震颤基本消失，唯激动或紧张时发抖，遂以上方稍事加减，予以巩固，连服近 5 年，震颤完全不发，其他自觉症状也均消失，血压平稳，糖尿病等兼夹病也得到满意控制。

〔周仲瑛．周仲瑛临床经验辑要．北京：中国医药科技出版社，1998．〕

评析：本例患者年高体虚，多病交错，肝肾亏虚，脑为髓海，肾虚髓减，髓不充，神机失养，又肾虚无以制水，痰湿丛生，积痰日久化热，热极生风，痰热动风，气机失司，筋脉肢体失主，而致震颤麻痹。肝肾亏虚为本，风痰瘀阻为标，治当选用鳖甲、穿山甲、石决明、僵蚕息风潜阳平肝；水蛭、赤芍、地龙等化痰祛瘀通络；生地、何首乌、黄精、石斛、牛膝滋补肝肾以固本。服药后症状改善，震颤较前减轻，乃肝风稍息，故去穿山甲，加滋补肝肾之枸杞子 10g，以助培本。服药 4 个月，震颤明显改善，风象大减，痰、瘀之标渐去，加强培本为主，继服药标本兼治，脏腑功能协调，肝阳得潜，肝风得息，血压平稳，糖尿病等兼病自然得以控制。

六、马云枝治疗帕金森病案

导读：帕金森病以表情呆滞、面具脸、手颤、舌颤、慌张步态等为主要表现，属中医颤证之范畴，对辨证属气虚血瘀痰阻者，以健脾益气，化痰通络，息风止颤为治法，疗效较好。

案体：席某，男，56 岁，以"双手颤抖，行走迟缓 2 年"为主诉，于 2001 年 3 月 5 日就诊。患者为厨师，于 1999 年发现右手时有颤抖，后来病情进行性加重，以至于不能够正常工作。就诊时症见双手颤抖，舌颤，行走困难，头晕乏力，语声低微不利，口角流涎，大便偏干，小便正常，查体表情呆滞，面具脸，面色晦滞，形体肥胖，双手震颤，舌颤，行走时小碎步前倾，慌张步态，神经系统其他检查无阳性体征发现，舌体胖大，质暗红，苔薄腻，脉沉弦，心电图、头颅 CT 检查均正常。临床诊断为震颤麻痹（颤证），辨证属气虚血瘀痰阻，治以健脾益气，化痰通络，息风止颤。处方：党参 30g，白术 15g，茯苓 15g，半夏 15g，陈皮 15g，石菖蒲 20g，郁金 15g，红花 10g，僵蚕 15g，全蝎 10g，珍珠母 30g，炙甘草 6g。取 10 剂，每日 1 剂，水煎服。3 月 15 日复诊，患者口角流涎、双手震颤减轻，精神较佳，守上方续服 20 剂。4 月 6 日再诊时，患者诸症状已明显缓解，随以上方为基础加减调治半年，患者手颤已明显减少，口角流涎消失，舌苔腻变为薄白苔，已能够独立吃饭、系扣子、穿衣等。

〔沈晓明．马云枝治疗帕金森病经验．中医杂志，2004，45（1）：14.〕

评析：本例患者除常见的表情呆滞、面具脸、手颤、舌颤、慌张步态等帕金森病的主症外，还有形体肥胖、语声低微不利、口角流涎之兼症，舌脉可见舌体胖大、质暗红、苔薄腻、脉沉弦。四诊合参，中医辨证当属气虚血瘀痰阻型，治以健脾益气，化痰通络，息风止颤。方中以四君子汤合二陈汤健脾益气化痰为主，佐僵蚕、全蝎以搜风剔络，因面色晦滞、舌质暗红有瘀滞之象，故取郁金、红花以理气活血，加珍珠母以镇肝息风。综观全方，药证相应，故而收效较好。

七、周文泉治疗帕金森病案

导读：帕金森病的病情与风密切相关，对各证型的治疗均可在辨证的基础上配合息风之法，适当选用虫类药，不过虫类药易耗气伤阴，应用时应仔细斟酌，同时应用时间不可过长。

案体：某患者，男，73岁，2009年10月12日初诊。患者自2008年起双手不自主抖动，肢体僵硬，面容淡漠，在北京某三甲医院诊断为帕金森病，坚持服用美多巴治疗，症状未见减轻，并有加重趋势。就诊时患者头部及双手不自主抖动，静止时明显，情绪激动时加重，动作笨拙，腰酸膝软，语音低，口干，纳可，多梦，大便干，查舌质暗红，苔薄白，脉沉细。西医诊断为帕金森病，中医诊断为颤证，病由肾精亏虚，水不涵木，肝肾不足，筋脉失养所致，辨证为肝肾阴虚、虚风内动，治宜益肾养肝，息风通络。处方：炙龟甲12g，川牛膝15g，怀牛膝15g，生龙骨30g，生牡蛎30g，代赭石12g，白芍15g，玄参12g，川楝子12g，全蝎12g，蜈蚣1条，僵蚕12g，地龙15g，天麻12g，钩藤15g，黄芪30g。每日1剂，水煎服。以此方为基础，随症加减，治疗3月余，肢体震颤及僵硬较前逐渐缓解，睡眠好转。以后继续用中药治疗，病情稳定。

〔刘方．周文泉治疗帕金森病经验．世界中医药，2011，6（2）：116．〕

评析：《素问·至真要大论》中说："诸风掉眩，皆属于肝。"颤证属风象，与肝有关，然有虚实之别。本例患者观其脉症，双手不自主震颤，腰膝酸软，乏力，舌暗红，脉弦细，乃肝肾不足，风阳内动，扰动筋脉所致，故治以补益肝肾，潜阳息风为主，守法出入，终获良效。方中以镇肝熄风汤滋阴潜阳，镇肝息风；配伍天麻、钩藤加强柔筋平肝息风之力，全蝎、蜈蚣、僵蚕搜风通络，黄芪益气固本。全方共奏镇肝息风，滋阴潜阳，舒筋止颤之功。周氏认为，帕金森病的病情无不与风密切相关，故临床对各证型的治疗均可在辨证的基础上配合息风之法，应适当选用虫类药，例如僵蚕、全蝎、蜈蚣、地龙，以息风定颤，搜风通络，需要重视的是虫类药多温燥走窜，易耗气伤阴，用时宜酌情选用，并注意应用时间不宜过长。

八、胡建华治疗帕金森病案

导读：帕金森病属中医颤证之范畴，对于辨证属肝肾精血不足，风痰阻络兼见冲任营卫不和之患者，治疗当以益肾养肝，息风和络，调和冲任为法，方药以地黄饮子为基础加减。

案体：沈某，女，53岁，因左上肢静止性震颤10月，影响正常工作，因不愿过早服西药，而于2003年10月21日找中医就诊。诊时患者双手均有静止性颤抖，以左手为剧，左下肢略感欠灵活，紧张时加重，肢体僵硬，行动迟缓，半身汗出，腰酸不明显，望其面部稍觉呆板，伸舌震颤，查舌质红，苔薄，脉细。根据病情叙述，结合临床表现，帕金森病的诊断确诊无疑，而根据症状当属中医颤证之范畴，辨证属肝肾精血不足，风痰阻络兼见冲任营卫不和。治拟益肾养肝，息风和络，调和冲任，方以地黄饮子为基础加减。处方：熟地12g，山萸肉12g，制黄精12g，枸杞子15g，桑寄生12g，杜仲12g，天麻9g，钩藤15g，炙僵蚕9g，白芍30g，党参12g，炙黄芪12g，仙灵脾9g，丹参15g，蝎蜈胶囊（分两次服用）10粒。

2003年12月9日二诊，患者服用药后自觉全身舒展，行动仍迟缓，治疗有效，续用前法，在原方的基础上再加生南星等，可进一步达到镇痉作用。处方：熟地12g，山萸肉12g，制黄精12g，枸杞子15g，桑寄生15g，杜仲15g，天麻9g，钩藤15g，炙僵蚕9g，炙地龙9g，白芍30g，仙灵脾9g，丹参30g，炙黄芪20g，生南星15g，蝎蜈胶囊（分两次服用）10粒。

2004年3月16日三诊，患者自觉体力好转，感冒少，较前轻松，言语较前流利，上肢颤抖、下颌颤抖减轻，左肩疼痛，入夜更甚，苔薄腻，脉细。左肩疼痛实属颤证之痰瘀阻络所致，故在原方基础上加用羌活、桂枝、鸡血藤等温经通络之品。

2004年9月14日四诊，患者服药已近1年，症状稳定，坚持教师工作，上课可板书，仍左上肢震颤，肌肉酸痛，呈面具脸，舌苔薄腻，脉细，仍宗原法予以益肾养血，平肝息风通络治疗。处方：熟地9g，山萸肉9g，制黄精12g，枸杞子12g，桑寄生12g，当归15g，丹参15g，白芍30g，天麻9g，钩藤15g，炙僵蚕9g，炙地龙9g，木瓜9g，仙灵脾9g，巴戟天12g，生南星15g，蝎蜈胶囊（分两次服用）10粒。

〔贺兴东，翁维良，姚乃礼．当代名老中医典型医案集·内科分册．北京：人民卫生出版社，2009.〕

评析：帕金森病是一老年性退行性病变，胡氏根据中医理论，结合临床所见，认为其属肝肾精血不足，气虚血瘀阻络，所以将帕金森病的治疗原则定为益肾精，养肝血，平肝息风，益气通络。本例患者为女性，年龄53岁，正值七七，天癸已绝，肝肾精血不足，因此治疗以益肾养肝，息风和络为主，再予以调和冲任。"精不足者，补之以味"。方以地黄饮子为基础，选用熟地、山萸肉、枸杞子、仙灵脾、杜仲、桑寄生等药，并加用益气活血通络之昌，如黄芪、党参、僵蚕、蜈蚣、全蝎等。一诊治疗后，患者最大的感受是自觉全身舒展、轻

354

松，于是胡氏又在原方基础上加入了一味生南星。生南星一味，此药在《药典》中谓其生用有毒，胆制为佳，但是胡氏认为南星生用为佳，胆制效减，他认为《药典》所说的毒并非药物的毒性，而是生南星的性味对黏膜有刺激作用，故古人认为有毒，实则不然，生南星有镇静、镇痉、止痛、化痰等多种功效。二诊、三诊患者自觉症状逐渐缓解，而且体力也有所增加。在经过近1年的治疗后，患者病情稳定，于是胡氏在以原法、原方为主的基础上，根据阳中求阴之意，又加用了巴戟天、仙灵脾两味温补肾阳，体现了随证治之的临证思维特点。

九、赵绍琴治疗帕金森病案

导读：帕金森病肢体颤动并非皆属肝肾阴虚，肝阳上亢，肝风内动所致，对中医辨证属血虚肝热、络脉失和者，以清泻肝热、养血和络为治法，并注意随症加减，可取得满意疗效。

案体：张某，女，49岁，1989年12月6日初诊。患者一身颤动已2年余，西医诊断为帕金森病，曾服用中药、西药，疗效不显。来诊时患者精神呆滞，少言音低，震颤以上肢以及头部尤甚，伴有心烦梦多，纳食不香，查舌质红，苔白，脉濡滑且数。证属血虚肝热，络脉失和，治拟清泻肝热，养血和络。处方：蝉蜕6g，僵蚕10g，片姜黄6g，柴胡6g，黄芩6g，川楝子6g，木瓜10g，钩藤10g，赤芍10g，白芍10g，桑枝10g，丝瓜络10g。服药14剂，颤动已减，余症见轻，查舌质红，苔白，脉濡软，沉取细弦，改用疏调气机、养血育阴法。处方：蝉蜕6g，僵蚕10g，片姜黄6g，钩藤10g，木瓜10g，延胡索6g，赤芍10g，白芍10g，香附10g，川楝子10g，旱莲草10g，女贞子10g，阿胶珠（烊化）10g。服药7剂，精神好转，颤动已止，二便正常，再用养血育阴、疏调木土法。处方：柴胡6g，黄芩6g，川楝子6g，蝉蜕6g，僵蚕10g，片姜

355

黄 6g，香附 10g，木香 6g，白芍 10g，炙甘草 10g，生牡蛎 30g。再服 7 剂，以巩固疗效。

〔吴春华. 内科病名家验案精选. 北京：人民军医出版社，2008.〕

评析：本例患者以震颤为主要症状，曾用不少中药，多以平肝潜阳、安神镇惊、祛风活络为主，西医曾用过左旋多巴等药，疗效均不明显。赵氏从脉、舌、症等综合分析，认为是血虚肝热、络脉失和之证，因此先以清泻肝经之热，佐以养血和络之法，服药 2 周，颤动大减。之后又以养血育阴，疏调木土之法，服药 1 周病症解除。

十、高辉远治疗帕金森病案

导读：高氏认为帕金森病的发病每与脾湿痰阻、肝风扰动有关，当从脾湿、肝风论治，对辨证属阴虚风动，风痰上逆，筋脉失荣者，宜以滋阴柔肝，健脾祛痰，息风止颤为治法。

案体：宋某，男，67 岁，因四肢震颤、活动障碍半年，于 1988 年 12 月 16 日就诊。患者因手足颤抖不能自主，伴有僵硬感，活动困难，语言迟钝，吞咽困难，在北京某医院诊断为帕金森病，曾服用金刚烷胺、左旋多巴、苯海索（安坦）等药物，症状无明显好转，特请高氏诊治。诊见患者呈老年貌，慢性病容，表情呆滞，慌张步态，言语迟涩，口角流涎，吞咽困难，四肢不自主抖动，头晕头痛，周身乏力，健忘多梦，下肢浮肿，二便尚调，舌质暗红，苔薄白中厚，脉细弦。辨证为阴虚风动，风痰上逆，筋脉失荣，法拟滋阴柔肝，健脾祛痰，息风止颤。处方：玉竹 10g，天冬 10g，白芍 10g，葛根 10g，山药 10g，丹参 10g，天麻 10g，法半夏 10g，白术 10g，木瓜 15g，龙骨 15g，牡蛎 15g。每日 1 剂，水煎取汁，分 2 次温服。服药 6 剂后无不良反应，精神好转，头晕头痛减轻，睡眠稍有改善，但仍肢体颤抖，步履不稳，言语迟钝，下肢浮肿，舌脉同前。守原方加连皮茯苓 12g，又进 12 剂后，震颤减轻，运动较前灵活。高氏谓治此等顽疾，非一日之功，仍宗原方出入，前后共服中药 108 剂，四肢震颤基本消失，已能缓慢行走，双手握力正常，头脑清醒，精神状态改观，表情正常，生活亦能自理。

〔于有山．中国百年百名中医临床家丛书·高辉远．北京：中国中医药出版社，2004.〕

评析：帕金森病又称震颤麻痹，是中枢神经系统变性疾病，多发于中老年人，临床以震颤、肌肉僵硬和运动功能障碍为主要症状，缠绵难愈，西医尚无特效治疗方法。高氏宗"诸风掉眩，皆属于肝"，"诸暴强直，皆属于风"之旨，认为本案四肢震颤兼有头晕，风之象也，肝主筋，筋脉约束不住而莫能任持；脾为生痰之源，风动则痰升，风痰阻络，上窍失宣，则表情呆滞，言语迟涩，口角流涎。故高氏从脾湿、肝风论治，投以玉竹、天冬、白芍、木瓜等养阴柔肝，法半夏、白术、山药、茯苓等健脾祛湿，天麻、龙骨、牡蛎镇肝息风止痉。诸药配合，共奏滋阴柔肝，健脾祛痰，息风止颤之功效。由于辨证准确，处方用药恰当，并能坚持治疗缓图以功，故使顽症获得较好的疗效。

十一、夏翔治疗帕金森病案

导读：帕金森病属疑难顽症，因其有风动之象，大多从肝论治，对证属肾元下亏，心肝两虚，风动痰瘀者，治当益气活血，滋肾培元，养肝息风，化痰醒脑，方用补阳还五汤加味。

案体：王某，男，81 岁。患者肢体震颤进行性加重伴神志痴呆 3 年，曾在神经内科确诊为震颤麻痹，因服西药疗效不佳而要求服中药治疗。病人由家人搀扶而来，其两手震颤抖动不已，行走跌冲向前，两膝僵硬，表情呆钝，反应迟缓，声音低微不清，口角流涎，家人代诉患者小便频数，余沥不尽，时有遗尿，大便难行，记忆力明显减退，有时不辨家人，生活难以自理，查其舌体胖、颤动、质暗，苔浊腻，脉沉濡两尺弱。此乃肾元下亏，心肝两虚，风动痰瘀之证，以益气活血，滋肾培元，养肝息风，化痰醒脑为治法，方用补阳还五汤加味。处方：黄芪30g，葛根30g，白芍30g，龙骨30g，党参15g，川芎15g，锁阳15g，生何首乌15g，石菖蒲15g，白附子15g，当归12g，生地12g，熟地12g，地龙12g，胆南星12g，红花9g，钩藤18g。每日1剂，水煎服。服药2周后，患者可自己行走，面露悦容，声音清楚，应答及时，口角已无流涎，自述肢颤及肢体僵硬感有所减轻，遗尿未作，大便已调。药证契合，以上方为主增减，共进60余剂，诸症再减，生活基本自理。嗣后改服回春口服液巩固之，随访1年，病情稳定。

〔肖燕倩，陈昱，夏冰．夏翔教授诊治疑难病验案三则．湖南中医杂志，1999，15（3）：65.〕

评析：肾元下亏，肝阴不足，虚风内动，心失所养，痰瘀滞脑，是帕金森病的主要发病机制，益气活血，滋肾培元，养肝息风，化痰醒脑是治疗帕金森病的主要方法。帕金森病属疑难顽症，因其有风动之象，大多从肝论治。本证常发于老年高龄者，后期多伴痴呆，故属本虚标实之证，此例患者当辨证为肾元下亏，肝阴不足，虚风内动，气血失和，心失所养，痰瘀滞脑，治以补阳还五汤加味。方中黄芪、党参、川芎、葛根、红花、地龙补气活血，改善心脑血液循环；当归、生地、熟地、白芍、何首乌、锁阳，配合钩藤、龙骨等滋补肾元，养肝息风；石菖蒲、胆南星、白附子豁痰开窍醒脑。诸药配合，共奏益气活血，滋肾养肝，息风醒脑之功效，切中帕金森病的发病机制，故而药后逐渐取效。

十二、胡建华治疗帕金森病案

导读：治疗帕金森病当四诊合参，仔细辨证，恰当选方用药，方能取得好的疗效，对证属肝肾精血不足，肝风内动，心神不宁者，当以益肾精，养肝血，平肝息风通络为主治之。

案体：唐某，女，72 岁。患者既往有高血压病，服珍菊降压片，患帕金森病 5 年，目前服用息宁胶囊（每次 1 粒，每日 2 次）。近段时间以来出现全身颤抖、悸动难以自已，心绪不宁，行动僵硬，情绪抑郁，夜寐身痛，寐少，纳食可，大便干结，如羊屎状，查舌质淡，苔薄白，脉沉细。辨证属肝肾精血不足，肝风内动，心神不宁，治以益肾精，养肝血，平肝息风通络。处方：熟地 12g，山萸肉 12g，枸杞子 15g，生何首乌 15g，肉苁蓉 15g，潼白蒺藜 15g，天麻 9g，钩藤 15g，炙僵蚕 9g，炙地龙 9g，生南星 15g，白芍 20g，木瓜 9g，酸枣仁 20g。取 14 剂，每日 1 剂，水煎服。服药 14 剂后，患者颤抖、悸动明显减少，仅静止性双手震颤，心情也稳定，睡眠改善。

〔贺兴东，翁维良，姚乃礼．当代名老中医典型医案集·内科分册．北京：人民卫生出版社，2009.〕

评析：胡氏根据临床所见，结合中医理论，将治疗帕金森病的原则定为益肾精，养肝血，平肝息风，然老年之人均有气血运行不畅，故再加通络。同时胡氏发挥中医辨病与辨证相结合的特点，认为帕金森病是老年代谢性疾病，除了因年老各项生理机能减退外，同时肯定有病理产物的产生，所以他又加了解毒之药。此毒有两居含义，一是疾病本身病理之毒，二是该类病人多长期服用多巴类替代剂，该类药有毒副作用，所以又是指药毒。"精不足者，补之以味"，帕金森病属于肝肾精血不足，所以选用熟地、山萸肉、枸杞子滋补肝肾；肝主挛急，故用白芍敛阴柔肝缓急；风阳内动，予天麻、钩藤平肝息风，同时炙僵蚕、炙地龙既有息风又有通络作用；临床上帕金森病人常有便秘症状，所以方中又加入肉苁蓉、生何首乌等既能温补肾精、又可润肠通便的药物。本例患者在治疗中又加入了潼白蒺藜，是患者有肝肾精血不足，肝阳上亢，表现为血压升高，潼白蒺藜有平肝潜阳作用；患者夜寐不安，加酸枣仁以安神。帕金森病震颤、全身拘急，所以又加入木瓜，类似与白芍、甘草一样酸甘缓急，而且木瓜本身就有舒筋通络作用。本例患者的治疗，辨证准确，治法得当，用药巧妙，药后疗效较好。

第十一章 血管性痴呆

血管性痴呆（VD）是指由各种脑血管病，包括缺血性脑血管病和出血性脑血管病引起的认知功能障碍临床综合征，是一种慢性进行性智能衰退的器质性病变，多由脑组织弥漫性萎缩和退行性的改变而引发。我国血管性痴呆所占比例较高，它与老年性痴呆和老年性与血管混合型痴呆共同组成老年期痴呆的主要类型。流行病学调查显示，65 岁以上老年人血管性痴呆的发病率在 1.2% ~4.2%，随着人民生活水平的不断提高，人均寿命的不断延长，血管性痴呆的发病呈迅速增长的趋势，这无疑也是危害老年人身心健康的主要疾病，因此必须提高对本病的认识，积极加强防治。

血管性痴呆大脑皮质高级功能全面衰退，以记忆减退，思维、判断、认知等大脑功能障碍为突出表现。根据血管性痴呆的临床表现，可将其归属于中医学"痴呆"、"呆病"、"文痴"、"善忘"等的范畴，中医认为常因七情内伤、久病耗损、年迈体虚诸因素，致使气、血、痰、郁、瘀等病邪为患，渐使脑髓空虚失养而成。血管性痴呆为本虚标实之证，临床上以虚实夹杂者多见。本虚者不外乎精神、气血、阴阳等正气的衰少，标实者不外乎气、火、痰、瘀等病理产物的堆积。无论为虚为实，都能导致髓减脑消，脏腑功能失调，其辨证当以虚实和脏腑失调为纲，分清虚实，辨明主次。

虚者补之，实者泻之，因而解郁化痰散结、补虚益损养脑是中医治疗血管性痴呆的基本原则，同时在用药上不可忽视血肉有情之品的应用，另外移情易性，智力和功能训练与锻炼亦不可轻视。对脾肾不足，髓海空虚者，宜培补先天、后天，以冀脑髓得充，化源得滋；凡气郁痰滞者，气郁应开，痰滞当清，以冀气充血活，窍开神醒。

第一节 中医名家辨治经验

一、沈舒文辨治血管性痴呆经验

沈舒文认为血管性痴呆的发生为高龄脏腑功能衰退，气精失化，脑髓受损，阴阳失调，风火痰瘀夹杂犯脑，致元神失养，神机失用而发病。由于血管性痴呆继发于中风，或与中风相伴发病，故诸脏亏虚，阴阳失衡之中，以肝肾精血不足，阴不恋阳，阳亢化风为核心，而诸邪滋生，杂髓伤神又以痰浊、瘀血为主邪。病机特点为本虚标实，以肝肾精血亏损，气精失化为病本，风火痰瘀犯脑为之标，病程之中，标本相兼，虚实多兼见。治疗时在疾病的动态变化中要把握标本特征，掌握虚实变化，恰当选用治则方药，方能取得好的疗效。

（一）病理基础同中风，脏腑精亏脑髓损

血管性痴呆多继发于中风，或与中风相伴而生，其发病与中风具有共同的病理基础。即高龄脏腑虚衰，气精失化，脑失髓养；阴阳失衡，风火痰瘀内生，邪杂于髓，元神失用。其病理核心为肝肾阴精亏损，阴不济阳，阳化为风，风阳卷痰带瘀上犯于脑，使气滞于神机，痰阻于清窍，血瘀于脑络。在内为元神之府萎废失用，在外为聪耿之机呆鲁愚笨。

中医认为，脏腑之精气为神志活动的物质基础，而脑髓的纯净则是感应灵敏的基本条件，精气旺则神识灵，精气衰则神识呆；脑髓纯则神灵，脑髓杂则神钝。本病脑髓受损，神机失用，既有脏腑虚衰、精亏髓少的一面，又有脏腑失衡、邪浊内生、脑髓不纯的一面。病理性质为本虚标实。脏腑功能衰退，气精失化，脑失髓养为病本，风火痰瘀弥留于脑，脑髓不纯为之标。

（二）补脑髓立足肾脾，"纯"脑髓着眼痰瘀

脑为元神之府，由髓汇聚而成。从形神相关理论出发，神识之灵呆反映着脑髓的盈亏程度，"人之记性，皆在脑中，小儿善忘者，脑未满也，老人健忘者，脑渐空也"（《本草备要》）。老年智力障碍存在着脑髓空虚的必然性，故治呆当充养脑髓。然脑髓由肾精所化生，充髓当补肾藏之精，用阴柔沉静之药如熟地、山萸肉及龟甲、鹿角胶、紫河车填补肾精为妥。由于先天之肾精赖后天脾胃水谷之精气奉养，所谓"两精相搏谓之神"（《灵枢·本神》），肾虚髓空，精不养神，必有脾胃虚衰，气精失化，故补肾生精又须补脾益气以资助后天，用人参、黄芪甘温之品鼓舞脾气，激发化源，使脾胃化生气血，气生精，血养髓。

脏腑失衡，风火痰瘀内生，上犯于脑，致脑髓杂而不纯，元神失用是血管性痴呆邪实的病理改变，故开启元神又当纯净脑髓。犯脑之邪为风火痰瘀，然疾病在初发中风阶段，或与高血压并存者，脑邪以风火为主，风火为病，冲击脑络；病发于中后期，脑邪以痰瘀为主，痰瘀为病，痰瘀缠结脑髓，伤脑最烈，神呆亦重。故纯髓尤当消痰散瘀，用制南星、半夏、僵蚕、丹参、赤芍、琥珀之属，痰瘀并治。

（三）调脏腑平肝运脾，复神机开窍为先

脑髓之病，填精最慢，纯髓最难。髓虚补脏腑精气，尤补肾精脾气则可，但髓杂化风消痰散瘀未必见效，盖髓邪产生于脏腑失衡，与肝脾功能失调最尤关，肝郁风木可动痰，阳亢风木可化火，临床以后者居多；肝郁血不疏达可凝为瘀，脾虚气

不运血亦留瘀；脾虚谷不为精也可凝变生痰浊，可见本病痰与瘀多因肝脾失调而滋生，祛脑邪纯脑髓当先调理肝脾。病有风阳内动当先平肝，平肝以重镇潜降为主，镇潜则平肝，镇潜可摄魂；病有痰浊杂髓先运脾，运脾以燥化湿浊，且当升发清阳，清阳升有利于浊邪降。

此外，开宣脑窍是恢复神机的一个重要途径，所谓"治呆必开窍"。尽管痰瘀留脑杂髓是元神失用的关键之一，但湿浊犯清窍也可致脑髓不纯，元神失用。湿浊与痰瘀同源异物，犯脑杂髓阻窍则同，但盘踞部位有异。痰瘀缠结，损髓之局部，湿浊缠绵，弥漫于脑髓。所以，恢复神机当先开窍，开窍用菖蒲、远志、郁金、辛夷、麝香之芳香宣窍之药，斡旋展气，激浊扬清，使浊化窍开，元神复用。若中州清阳虚陷，脑髓浊阴弥漫，可用葛根升发清阳，有利于脑窍开启。

（四）初散凝瘀久搜络，初凉脑络久温髓

血管性痴呆存在着瘀血阻脑，脑血流不畅的病理特征。瘀血的病理基础则是多发性脑梗死、脑动脉硬化的存在，致脑供血不足，白质缺血等病理改变。所以，治疗本病要将活血化瘀放在一个重要位置，然化瘀血当根据病期的病理特征恰到好处。一般在疾病初发之时，或伴有阳亢阶段，瘀血为新瘀初凝，瘀少涉络，化痰以丹参、桃仁、红花、泽兰、大黄、山楂等草本之化瘀药散瘀则可，使祛瘀生新；但疾病稍久，瘀血则进入"久病入络"的病理程序，瘀阻脉络，非草本之活血化瘀药可达，必用虫类药搜逐通络，如僵蚕、全蝎、蜈蚣、水蛭之属，搜络剔邪皆有效。

本病多发于中风之后，或初发之时与高血压相伴而生，所以病发之初多存在着阴虚阳亢，风阳内动的病理特征，风阳为病，上旋犯脑，以冲击脑络为主，致脑络热张，时时有爆裂之险，治疗当注意用凉药泄络热。凉络之法，除血药宜用辛凉之外，还当用天麻、钩藤、栀子、磁石等凉肝之药，络为肝之筋膜，肝凉则络凉。

络热即髓热，凉络即凉髓。血管性痴呆宜凉髓，老年性痴呆宜温髓。由于血管性痴呆发病之初多具有肝阳风火的病理特征，治疗以凉髓无误。但病至中后期，髓损精亏日重，风阳逐渐败退，疾病多归宿于老年性痴呆，脑髓空虚且髓寒，元神衰退呆气深，治疗以填精补髓为正路。宜温髓不宜凉髓，温髓可激发脑髓活力，振奋神机，药用补阳益精之品，沈氏尤推崇鹿角胶、鹿茸、海狗肾、海马等药。

（五）预防控制原发病，发病识常贵达变

几乎所有的血管性痴呆都有高血压病史，且有过多次卒中发作，常伴有脑动脉硬化、心脏病及糖尿病。中风和年龄增长是发生痴呆的最重要因素，与之有关的危险因素还包括高血压、白质损害、心肌梗死、糖尿病、脑萎缩等，因此，积极控制本病发生的危险因素，对危险性原发病进行干预性治疗，对于预防血管性痴呆的发生具有重要意义。研究证明，控制引发血管性痴呆的危险因素如高血压、糖尿病及使用抗血小板聚集药本身就能改善认知功能。

血管性痴呆的正常病程治疗有规律可循，但发病前多有原发病存在，发病中又易与他病相兼，故主症多变，兼症丛生。如病起于情感失落，情志不遂，为肝郁之变；病发于血压偏高，任性冲动，精神亢奋，为痰火之变；病发于早衰神废，畏寒嗜睡，为火衰髓寒之变……。又如并发脑动脉硬化与眩晕相兼，心脏病与心悸、胸痹相伴，糖尿病与阴虚燥热相随……。故治疗本病贵在知常达变，权变反映了谨守病机，按证施治的法药特点。

虽然脏腑精气盛衰是神智灵呆的生理病理基础，但精神意识对机体内外环境的统一协调有着重要的反作用，因此，进行精神心理疏导，保持良好的精神情绪，创造良好的外环境，是不可忽视的治疗方法。家庭社会多予关心，鼓励参加集体活动，读书看报，接受来自外界的良性刺激，以维护大脑保持兴奋状态，对防止智能衰退具有积极意义。

〔沈舒文．内科难治病辨治思路．北京：人民卫生出版社，2002.〕

二、王宝光辨治血管性痴呆经验

王宝光从事中医临床工作多年，其临床经验丰富，擅长于脑病的辨证治疗，对血管性痴呆的治疗独有心得，强调从脏治脑首当补益肝肾，扶正祛邪勿忘痰浊瘀血，审病求因重视平素调理。

（一）从脏治脑首当补益肝肾

脑为元神之府，由脑髓滋养，脑髓充才能神气清灵，脑筋不足则神气呆钝，失却清灵。脑髓由精血化生，精血源于水谷，饮食入胃，化生精微，经脾之散精，肺之转输，肝之疏泄，心之所主，而下及于肾，化精生髓养脑，因此说五脏的生理活动是脑髓之根本。人至老年或久病，五脏之气渐衰，气血精液化生不足，精亏于下，不能上充于脑，髓海空虚，元神失养，神明失聪，是痴呆发生的主要病理机制。临床常见头晕，耳鸣，懈怠思卧，步行艰难，表情呆滞，双目少神，沉默懒言或语无伦次，记忆力减退，反应迟钝，小便不利或失禁，舌瘦而淡，脉细弱。在治疗上首先补肝肾，养精填髓。方用桑麻地黄汤加减，药选桑叶、黑芝麻、何首乌、茯苓、山萸肉、山药、丹皮、生地、肉桂、石菖蒲、远志、麦冬、五味子、甘草。方中桑叶甘寒清润，轻清发散，疏风清泻肝热；黑芝麻养肝血滋肾阴；何首乌补肝肾益精血，收敛精气，其性温和，不凉不燥，又无腻滞之弊；地黄丸补肝肾，养血填精，补中有泻，寓泻于补；肉桂辛热壮其少火，引火归原，与地黄丸相配，真阴补则阳可降，少火壮则阴自升，有灶底加薪之意，一般用量宜小；石菖蒲、远志开窍化痰。若肾精亏虚甚者加桑葚子、紫河车；遗尿者加金樱子、桑螵蛸；失眠者加炒酸枣仁；阴亏虚日久，阴损及阳，出现腰膝酸软，形寒肢冷，夜尿频多者，多选用还少丹加减，药用山药、山萸肉、茯苓、熟地、杜仲、牛膝、肉苁蓉、楮实子、小茴香、巴戟天、狗脊、远志、石菖蒲、五味子等。对于晚期阴阳两虚而见神情呆滞，两足瘦弱不能站立行走，小便淋漓失禁，以地黄饮子为主治疗。

（二）扶正祛邪勿忘痰浊瘀血

老年人脏腑功能衰弱，劳倦过度，饮食不节或久病体虚，脾气亏虚，运化失司，易致痰浊内蕴，痰阻脑络，蒙蔽清窍，症见神情呆钝，举止失度，喉中痰鸣，口角流涎，喃喃独语或语言謇涩，舌质红，苔黄厚或腻。痰火扰神则不寐，痰浊阻络则步行艰难或偏瘫。七情失调，肝气失疏，气机郁滞，日久血行不畅，或元气亏虚，气虚不能运血，亦可使脑络瘀滞，神识失养，半身不遂，面色紫黯，肌肤瘀斑或甲错，舌质黯。治宜痰瘀同治，方用涤痰汤加减，药选橘红、半夏、茯苓、竹茹、枳实、石菖蒲、胆南星、僵蚕、桃仁、红花、川贝母、远志。方中涤痰汤涤痰开窍醒神为该方基础；石菖蒲走窜疏达，善开心窍又兼化痰；僵蚕入肝肺经，既息风止痉，又能化痰除湿；桃仁、红花活血化瘀通络。痰热重加黄芩、莲子心、天竺黄；瘀血重加丹参、川芎；偏瘫者加全蝎；大便干者加大黄、肉苁蓉；晚期兼手足抖动，筋脉拘急者加当归、白芍，取当归养血活血，白芍和营理血，柔肝养筋缓急，两药相配，白芍入血分，当归属血中气药，可使补而不滞，营卫调和，血脉充养。

（三）审病求因重视平素调理

老年性痴呆应重视平素调理，消除各种诱发因素。老年人

367

及久病体弱者，脏腑功能衰退，因情志所伤，肝郁化火上扰清窍，而出现头痛目赤，心烦易躁易怒，肝魄不藏，肝火扰神，可见不寐多梦，易惊吓，气滞血瘀则见面色紫黯，舌黯有瘀斑，常用丹栀逍遥散、滋水清肝饮加减。因饮食不节，脾失健运，水谷不化精微，而见不思饮食，体倦懒言，喜卧，面色无华，常用归脾丸加减；脾虚不运，水湿停聚为痰，痰浊上扰清窍，而见喉中痰鸣，言语不清，智力渐退，脘腹痞满，常用温胆汤加减；因思过度，房事不节，损及肝肾之阴，而精血亏虚，多见腰膝酸软，头晕耳鸣，失眠多梦，五心烦热，肢体麻木，舌红苔少，脉细弱，常用杞菊地黄丸加减。另外王氏强调，腑气不通是痴呆发病过程中的重要因素，因阴血不足，无水行舟，或痰浊中阻，胃肠积滞，而见大便干或不爽，此时胃肠浊热不得下泻，而助肝阳痰火之势上蒙犯脑，倘及时通腑，大便通则邪热下泻，窍闭渐开，病人常能豁然清醒，故处方中常配大黄、肉苁蓉等，临证时泻下要迅速，中病即止，过量恐有伤正之咎。

〔国田立，唐河清．王宝光治疗老年性痴呆经验．山东中医杂志，1998，17（2）：80.〕

三、张发荣辨治血管性痴呆经验

张发荣临床经验丰富，对脑病的治疗有深入研究，在治疗血管性痴呆方面尤有心得。他治疗血管性痴呆强调应辨明缓急、分期施治，临证用药从补肾益智、调肝理气入手，坚持涤痰逐瘀、开窍醒神，注重补气、善用参芪，同时强调预防、重视康复，取得了较好的疗效。

（一）辨明缓急，分期施治

张氏发现血管性痴呆的发病有缓有急，所谓"急"就是指卒中发病后立即或数天内出现的认知障碍，起病急，起病后临床表现即达高峰，大多预后良好。而"缓"系指痴呆出现在卒中数月、数年之后，或反复多次卒中后，症状时轻时重，病程迁延，预后较差。基于痴呆在卒中后不同的病理阶段发病，故其治疗亦有所差别。急性起病者邪盛正不衰，以涤痰逐瘀泻火开闭为主，补肾理肝脾为辅，症状多与言语和（或）肢体功能障碍一起改善。缓慢发病者正虚而邪不盛，二者处于相对较低水平的交争状态，重在补气益肾、化瘀涤痰开窍，佐以理肝脾，一般疗程较长。张氏临床还发现，血管性痴呆的病情演变存在稳定、波动、下滑的趋势，据此提出分期辨证施治的观点。稳定期以虚实兼夹，虚实相对平衡为病理特征，肾虚、痰瘀内阻在此期体现最突出，应通补兼施，在补肾调理肝脾的基础上涤痰化瘀，充分发挥中医药整体调节的作用，延缓病程进展。波动期以痰浊瘀阻、蒙闭清窍或痰热上扰等浊实之邪壅盛为主要病理特征，常出现在血压控制不良或生活环境突变等时候，治疗以通为主，兼以调补，"通"以涤痰化瘀清热为法，"调补"以疏肝为主，佐以补肾养阴，波动期是决定病情转归的关键，在中医药治疗的同时配合相应的西药治疗很有必要，只有中西医结合治疗才能尽快控制症状，阻止病情恶化。下滑期以痰浊瘀热壅盛，邪盛正虚为病理特征，此期常有再发卒中的可能，或原有心脑血管疾病加重，均伴多系统功能障碍，应采取清热逐瘀、涤痰开窍等中医急救方法，或中西医结合治疗、控制和防止病情阶梯样下滑。

（二）补肾益智，调肝理脾

《素问·上古天真论》中说："女子……七七，任脉虚，太冲脉衰少，天癸竭，地道不通，故形坏而无子；丈夫……七八天癸竭，肾脏衰，形体皆极。"可见，中老年人普遍存在肾虚现象，是引起多种疾病的主要因素。张氏认为血管性痴呆多发于中老年人，肾气虚衰是发病的病理基础。正如《医林改错·脑髓说》中所说："年高无记忆者，脑髓渐空，年高肾亏髓海空虚，发为呆病。"《医学心悟》中也说："肾主智，肾虚则智不足。"《医方集解》中亦云："肾精不足，则志气衰，不能上通于心，故迷惑善忘。""脑为元神之府"，人的精神活动源于大脑，而大脑功能活动的物质基础是五脏化生的水谷精微。任何一脏功能失调，都会引起脑神失养，出现认知障碍。肾乃先天之本，阴阳之宅，五脏阴阳之根。《景岳全书》中说："五脏之阴，非此不能滋，五脏之阳，非此不能发。"显然他脏功能失调多基于肾病的基础之上。只有肾中阴阳充足，才能和他脏一起正常地化生水谷精微以充养脑神，保证全身气血津液的正常运行，瘀血痰浊无以内生。肾虚势必导致水谷精微化生乏源，脑神失养，气血津液运行不畅，生痰成瘀，痹阻脉络，脑失所养，则神志异常。脾胃为后天之本，主运化，为水谷精微之源，充先天而调养他脏。若脾胃被困，则五脏俱病，精血乏，脑髓空，痰浊聚，清窍蒙。肝为刚脏，喜调达而恶抑郁，若失于调达，则乖逆无常，郁则瘀成，逆则狂生。

　　张氏治疗血管性痴呆，强调补肾益智，而不忘调肝脾。补肾即可生精填髓，充脑增智，又有助于化瘀逐痰开窍，是改善痴呆的基础。正如清代陈士铎所言："不去填肾中之精，则血虽骤生，而精乃长涸，但能救一时之善忘，而不能冀长年之不忘。"结合现代药理研究，选用具有抗血小板聚集、降低全血黏度、增强纤溶酶原活性、降血脂等作用的熟地、淫羊藿、枸杞子、菟丝子、何首乌等，与化瘀涤痰药相配，补肾有助于血脉的流畅，祛浊又有益于肾气之化生，以达到"祛实通脉不伤正，逐瘀理滞不留邪"。理肝脾者即治中枢，调畅气血，输布精液，养先天以增智，健中焦而治上下。在稳定期偏于理脾，波动期注重调肝。理脾多用茯苓、白术、砂仁、佩兰、藿香等清轻灵运，健脾醒脾药。调肝借助于有理血中之气作用的川芎、郁金等，气血两调。遇肝风引痰火上蒙清窍，精神障碍波动明显者，辨证选用龟板、珍珠母、钩藤、石决明等。

（三）涤痰逐瘀，开窍醒神

痰瘀阻痹脉络为血管性痴呆的基本病机，且痰瘀的轻重与精神障碍的程度呈正相关。《石室秘录》中明确指出："痰气最盛，呆气最深。"瘀血阻痹贯穿本病始终，是血管性痴呆发生、发展的关键。有研究者发现，精神障碍患者双侧前额叶中部背侧及基底部皮层、颞叶皮层及皮层下灰质的局部脑血流量均有明显下降。也有研究发现重性抑郁病人的前额皮质，前扣带回皮质和尾状核的脑血流及糖代谢降低。脑为清灵之府，阳气之所聚，最忌浊邪壅塞。如痰浊等病理产物蕴积于脑则成为诱发脑病的重要因素。脑卒中、阿尔采墨氏病、帕金森病等脑病均与痰瘀阻痹脑络有关。对于血管性痴呆的治疗，常常活血逐瘀与涤痰化浊兼用，稳定期活血逐瘀为主，波动期逐瘀涤痰并重，下滑期突出涤痰开窍。逐瘀不宜峻猛，以免伤正，以血中气药为主，酌用通络之品，如当归、川芎、赤芍、红花、郁金、地龙、水蛭等。据症状之轻重、证型之差异选用涤痰药物，适时应用开窍之味，如石菖蒲、远志、胆南星、白僵蚕、半夏、冰片、麝香等。逐瘀不伤正，涤痰不耗阴，则久瘀之血化，难消之痰融，脑清府灵，神聪智明。

（四）注重补气，善用参芪

"神为气血之性"，气血充盈与畅通，才能神志清晰，精力充沛。气血失衡，瘀血痰浊停滞，阻痹脑络，与精髓相互错杂，脑失清纯，则清窍失灵，元神失聪。在补肾化瘀涤痰药物以外，张氏最推崇补气之味，善用人参、黄芪。认为补气不仅可生血化精填髓，也有助流通血脉，且寓活血于补气之中，瘀血易除而又不伤正。人参以大补元气、益肾固精、安神增智见长，宜早用，有利于防止病情下滑；黄芪升举阳气，能清存元神，与当归伍用补气生血，与川芎配益气行血，滑利血脉，主张重用，少用不仅无助于活血补血，恐有留浊之弊。有人对治疗精神障碍的中药统计分析发现，常用的8类中药中，补气药占首位。

（五）强调预防，重视康复

卒中一旦发生，其治疗作用是有限的，病人多遗留不同程度的肢体功能障碍或认知障碍。因此卒中的预防尤为重要，主要是对脑血管疾病的预防。对于高危人群应加强监测，进行相关的教育，提高人们对卒中预防重要性和认识。对各种危险因素要定期复查，各项指标控制在理想的范围内，如血糖、血压、血脂等。既病应及时治疗，尽可能地恢复脑功能。卒中病人遗留的肢体或和言语等功能障碍是诱发或加重精神认知障碍的主要原因。精神认识障碍的发生又使社会活动等功能障碍逐渐恶化，使患者的生活质量进一步下降。对于卒中后精神认识障碍，张氏既强调药物治疗，又十分重视康复治疗和心理治疗。动员各种力量，帮助读、听、说、写功能的恢复，积极鼓励患者加强肢体功能锻炼，主动参加社会活动，增强生活能力，使患者产生信心。同时给予心理疏导，正确认识，对待疾病，使躯体和精神认识障碍等同步康复。

〔陈忠义，李寅超．张发荣教授治疗血管性痴呆的经验．福建中医药，2003，34（6）：19.〕

四、张子义辨治血管性痴呆经验

张子义认为清代王清任"高年无记性者，脑髓渐空"之说颇有见地，老年性痴呆非不治之症，但治宜缓图，又须精心调剂，庶可获效。治疗老年血管性痴呆强调立足整体，抓着脏腑辨证论治，张氏根据辨证结果之不同选用益肾补脑安神、补肾填精荣脑、补益心脾宁神、解郁蠲痰宣窍、益气活血通窍诸法进行治疗，其效果显著。

（一）益肾补脑安神

此法适用于脑失营运，神明散乱者。此类患者多为长期不用脑者，脑不用则不灵，钟不叩则不鸣。脑失营运日久，脑气虚，脑缩小。症见呆钝如痴，少言寡语，神志恍惚，近事不记，舌苔薄，脉沉细。治当益肾补脑安神。

（二）补肾填精荣脑

此法适用于肾精亏损，脑髓不足者。张氏认为人的言语、思维、头脑清晰程度与肾密切相关。明代孙一奎说："脑者髓之海，肾窍贯通脑。"有些老年性痴呆患者由于过度劳累、长期饮酒或房劳过度等原因，致使肾精亏虚，精亏不能生髓，脑髓亦空，神明不彰而成痴呆。症见呆若木偶，近事不记，答非所问，腰膝酸软，小便失禁，舌质淡，苔薄，脉沉细而虚。治当补肾填精荣脑。

（三）补益心脾宁神

此法适用于思虑过度，劳伤心脾，神志不宁者。张氏认为人体在正常情况下，脾能化生精微物质，以奉心血，两脏在生理上有相生关系，如果思虑过度，劳伤心脾，心虚则神耗，脾虚则化源不足，久之心脾失调，志无所主，酿成本病。症见表情呆板，沉默不语，记忆力减退，多虑，言不达意，心慌动则甚，不饥不食，疲倦乏力，舌质淡体胖，边有齿印，苔薄，脉沉细略数。治当补益心脾宁神。

（四）解郁蠲痰宣窍

此法适用于肝气郁结，痰蔽神明者。张氏认为肝属刚脏，性喜条达，肝气郁，脾运失健，致痰浊不化而积于胸中，蒙蔽清灵之窍，神明不清，则发为本病。症见呆钝少言，精神抑郁不乐，不饮不食，头重如裹，倦怠嗜卧，时傻笑，近事无记忆，舌苔白腻，脉弦滑无力。治当解郁蠲痰宣窍。

（五）益气活血通窍

此法适用于气虚血滞，瘀血阻络者，多见于中风之后。清·王清任说："气血凝滞，脑气与脏腑之气不接，如同做梦一样。"张氏认为老年人喜久坐、久卧，或久病不起，皆可使气虚血滞成瘀，痰阻脉络，气血难于上荣于脑，于是痴呆便成。症见神情淡漠，反应迟钝，近事不记，言语不利，身倦乏力，舌质黯有瘀斑，苔薄白，脉沉涩。治当益气活血通窍。

〔王仕鑫，胡懿读．张子义治疗老年性痴呆五法．山东中医杂志，1992，11（5）：34．〕

五、周文泉辨治血管性痴呆经验

周文泉长期从事老年期痴呆的防治研究，在多年的临床实践和研究中，对血管性痴呆的诊治积累了丰富的经验，其见解独到，疗效较好。现将其经验简要介绍如下。

（一）病因病机

周氏认为，血管性痴呆的基本病机是脏腑失调，实邪阻络，脑神失聪。五脏互相协调，不得相失，若五脏失调，气化功能紊乱，出现一系列虚实变化，其脏腑气血阴阳亏虚则脑神失养，其实则产生病理产物如气滞、血瘀、痰浊、风火等内邪上犯于脑，皆可使脑机能发生紊乱，产生神志智能障碍。因血管性痴呆常发生于中风之后，中风形成的病理产物痰浊、瘀血等尚停留于脑窍，形成巢囊，神明失用而致智能障碍，故在血管性痴呆中，标实占有重要地位。但"实"主要是在本虚的基础上产生，是脏腑亏虚，功能失调导致的病理产物，故血管性痴呆的病理特点是本虚标实，虚实夹杂。其病位在脑，初期多责之于肝，继而影响到心脾肾。本虚多为肝肾阴虚、脾肾不足、心气亏虚，标实则表现为脏腑虚损产生的病理产物如气滞、血瘀、痰浊、热毒的兼夹。同时周氏亦认为，血管性痴呆的病机是一个动态演化的过程，大致可分早、中、晚三个阶段。早期阶段疾病初起，多为实多虚少，以痰瘀阻窍、阴虚阳亢为特点；中期阶段，疾病迁延，耗伤正气，虚实并见，以痰瘀阻窍与肝肾不足并重为其特点；晚期阶段，虚多实少，以肝肾阴虚为主，兼有痰瘀阻窍为其特点。在这三个阶段中，每一个阶段都可能存在疾病的平台期、波动期、下滑期等不同的病机交替变化。由于血管性痴呆自身的病理特点，可能存在相对稳定的疾病平台期。另外，结合脑卒中后患者肢体功能障碍的症状特点，认为痰瘀阻络是血管性痴呆的证候演变规律之一。

　　总结临床所见，血管性痴呆的病机虽然复杂，但不外以下5个方面的情况：①肝肾阴虚：肝肾阴虚，阴不涵阳，肝阳上亢，亢阳化风，且肝气肆虐，乘克脾土，脾虚不运，酿湿成痰，痰瘀同源，痰瘀同病，肝风遂夹痰瘀，闭塞脑络，发为中风，中风之后，痰瘀停留脑窍，气血津液难以上充清窍，元神失聪，从而表现为神情木呆。②脾肾不足：脾肾不足，则精亏气衰，髓海失充，脑失所养，元神失聪，且肾亏则气不化精而为水，脾虚则谷不化气而为痰，痰浊水湿之邪上蒙脑窍而神呆。③心气不足：心主血，血者，神气也，为脑神的物质基础，心气虚则心行血无力，而血不能充分上荣于脑，脑失所养，血行无力则留而为瘀，阻于脑脉则脑亦失养，皆可发为痴呆，正如《灵枢·大惑论》中所说："上气不足，下气有余，肠胃实而心肺虚，虚则营卫留于下，久之不以时上，故善忘也。"④痰瘀阻窍：老年多虚是老年病的特点，也是中风之因，因虚而致瘀，痰乃津血之变异，血与津同行脉中，瘀血阻滞，津液输布亦不畅，聚而为痰，正如唐容川所言："须知痰之瘀，痰瘀相互交织成巢，痰瘀蒙闭清窍，气血凝于上，神失所养则智能障碍。"⑤瘀血阻脉：因中风之后，肢体功能偏废，长期缺乏活动，进而导致气虚，气虚则运血无力，血脉瘀阻，气血不能上达于脑，神明失养则智能减退，或因中风之后，情志不畅，而致肝失疏泄，气机失于调达，气行则血行，气滞则血凝，从而形成气滞血瘀证。

（二）辨治经验

结合以上认识，周氏在临证中常将发病过程分早、中、晚3个阶段，进行分期论治。疾病早期，实多虚少，以痰瘀阻窍为主，治以化痰逐瘀，开窍醒神，方用菖蒲郁金汤加活血通络之品。药用：石菖蒲10g，郁金12g，炒栀子10g，连翘12g，竹茹9g，丹皮12g，地龙12g，川芎12g，鸡血藤30g，丹参30g，生山楂15g，甘草6g，生姜3片。每日1剂，水煎服。

病在中期，虚实并见，阴虚阳亢，痰瘀阻窍并重，治以平肝潜阳，化痰逐瘀，以镇肝熄风汤合菖蒲郁金汤化裁。药用：代赭石30g，川牛膝15g，怀牛膝15g，磁石30g，玄参15g，麦冬20g，赤芍12g，白芍12g，生龙骨30g，生牡蛎30g，石菖蒲10g，郁金12g，天麻12g，炒栀子10g，丹皮12g，地龙12g，川芎12g，神曲15g。每日1剂，水煎服。气虚血瘀者，以补阳还五汤化裁。药用：黄芪30g，党参12g，当归20g，桃仁10g，红花10g，川芎12g，赤芍12g，郁金12g，地龙12g，全蝎6g。气滞血瘀者，以柴胡疏肝散化裁。药用：柴胡12g，川芎12g，香附10g，赤芍12g，白芍12g，枳壳9g，郁金12g，丹参30g，合欢皮30g，甘草6g。

疾病后期，虚多实少，以肝肾阴亏为多见，治宜滋补肝肾，方用一贯煎加味。药用：沙参12g，麦冬20g，生地12g，当归20g，枸杞子15g，菟丝子12g，川楝子9g，郁金12g，天麻12g，姜黄12g，丹参30g，银杏叶15g。兼见气血不足者，合八珍汤加减。药用：天麻12g，党参12g，炒白术12g，茯苓15g，炙甘草10g，当归12g，白芍15g，熟地12g，益智仁

15g，核桃仁 20g，银杏叶 15g。

在各型痴呆辨证施治的基础上，再配合具有针对性较强的药物，如中药注射剂有清开灵、川芎嗪等，中成药有芳香醒脑的牛黄清心丸、安宫牛黄丸等，以增强临床疗效。

在应用成方加减治疗的同时，周氏在对血管性痴呆的长期研究与临床实践中，根据个人的认识与经验，自拟了一些经验方，其疗效较好。①益智胶囊：主要由西洋参、枸杞子、郁金、川芎、石菖蒲、天麻、香附等组成，以补益肝肾、活血化痰为根本大法，适用于血管性痴呆各期以肝肾精亏，痰瘀阻窍的患者。②还聪丹胶囊：主要由核桃仁、鹿角胶、枸杞子、土鳖虫、桃仁、石菖蒲、蔓荆子等组成，具有补肾填精，活血化痰之功效，适用于血管性痴呆各期以脾肾阳虚，痰瘀阻窍的患者。③参麻益智胶囊：由人参、天麻、石菖蒲、川芎、郁金、丹参、远志等组成，具有益气增智，活血化痰之效，适用于血管性痴呆早期、中期痰瘀阻窍，兼见气血不足的患者。④参芎补肾胶囊：主要由人参、川芎、制何首乌、葛根等组成，具有益气补肾，活血通络之功效，适用于血管性痴呆早期瘀血阻窍，兼见精亏气虚的患者。

〔郭明冬，罗增刚.周文泉治疗血管性痴呆经验.中医杂志，2009，50（12）：1070.〕

六、颜德馨辨治血管性痴呆经验

颜德馨认为瘀血为血管性痴呆的主要病机，倡导以气血为纲辨证治疗血管性痴呆，并以活血化瘀作为治疗血管性痴呆的根本大法，常用的治疗方法有气血双治、痰瘀同治等，并注意灵活运用祛风药物，取得了较好的疗效。

（一）瘀血是血管性痴呆的主要病机

气血是构成人体的基本物质，也是人体生命活动的动力和源泉，气血是脏腑功能的产物，也是脏腑功能赖以正常发挥的物质基础。气血的盛衰可以反映脏腑的功能情况。正如王清任在《医林改错·气血合脉说》中所说："治病之要诀，在明白气血。无论外感内伤，要知初病伤人何物，不能伤脏腑，不能伤筋骨，不能伤皮肉，所伤者无非气血。……若血瘀有血瘀之证可查。"各种致病因素不论外感或者内伤，皆可作用于气血而致病，初病在经在气，久病入络入血。血管性痴呆与气血的关系最为密切，血管性痴呆的发病特点是阶梯性恶化，发病可以突然，也可以隐匿。每一次发作后，可以留下一些症状，一次一次叠加，直到全面智能衰退，成为痴呆。颜氏认为久病、频发之病从瘀，瘀血虽然是疾病的病理产物，但也可以进一步成为疾病的致病因素。脑为清窍，清则纯，杂者钝。脑由精髓汇聚而成，虽由肾主，唯有得到气血的不断充养，方能充分发挥元神之府的功能。各种致病因素均可导致血瘀，瘀血蒙蔽脑窍，则会出现神志不清，日夜颠倒，表情痴呆，癫狂时作等。瘀血内停，使脑气与脏气不能相接，气血不能上行濡养脑窍，脑失所养，精髓逐渐枯萎，从而使病情进一步加剧。如果气血运行不畅，会进一步影响脏腑的功能，导致脏腑功能紊乱，进而出现功能低下和病理障碍，反过来又会加重瘀血，从而形成恶性循环。现代医学认为血管性痴呆为多因素所致，与高血压、糖尿病、高脂血症以及动脉硬化而致脑供血不足等因素有关。缺血性脑卒中是血管性痴呆的直接原因，其发生常与皮层病变，尤其是左侧皮层缺血及丘脑、海马的缺血改变密切相关，此外双侧、多发性脑梗死，重要部位的缺血梗死以及大面积脑损害对本病的发生有重要作用，其中很多多梗死性痴呆并不是脑内的血管病变引起，而是颅外的血管病变，比如血栓形成或因心脏病所致者。中医学也观察到中风与痴呆的内在关系，认识到血管性痴呆一般多发于中风后，如《临证指南医案》中指出："中风初起，神呆遗尿，老年厥中显然。"《杂病源流犀烛·中风》中也有"中风后善忘"的记载。所以瘀血是血管性痴呆病机的关键所在。

（二）活血化瘀是治疗血管性痴呆的根本大法

活血化瘀法能够疏通脏腑血气，使血液畅通，气机升降有度，调节阴阳，平衡气血，维持气血对脑的濡养有重要的意义。瘀血为血管性痴呆的重要病理环节，所以及时祛除瘀血是治疗血管性痴呆的关键所在。早祛一份瘀血，便多留一份精髓。

颜氏在应用活血化瘀治疗血管性痴呆中，强调以气血为纲，从整体上把握血管性痴呆的病机特点，辨证施治，随证配伍。常用的方法有以下几个方面。

1. 气血双治　中医基础理论认为"气为血之帅，血为气之母"，"气为百病之长，血为百病之胎"。气与血是相互依存的关系，气病可致血病，血病也可致气病。所以在临床中，颜氏运用活血化瘀治疗血管性痴呆时，总是注重调畅气机。根据患者的气虚、气滞情况，联合运用益气、理气药物，以达到气血运行无滞。根据临床辨证，一般分为气滞血瘀、气虚血瘀。气滞血瘀者，予以理气活血，开窍醒脑，一般用癫狂梦醒汤合通窍活血汤加减。药用赤芍、川芎、红花、桃仁活血化瘀为主；辅以柴胡、青皮理气解郁；佐以菖蒲、蒲黄开窍、通络醒神，水蛭搜剔积瘀；使以通天草引经。气虚血瘀者，予以益气活血，疏风升阳，用益气聪明汤或补阳还五汤合桃红四物汤加减。药用黄芪、党参、升麻益气升阳为君；以川芎、赤芍、蒲黄、水蛭等活血通络为臣；佐以蔓荆子、葛根、细辛疏风；以通天草、菖蒲引药归经。其中重用黄芪，起始量为30g，最大可以至120g。

2. 痰瘀同治　气血运行的失常，也会影响到津液的输布，停于脏腑经络而形成痰饮，则会出现痰瘀互结。痰饮形成之后，作为致病因素可导致更为复杂的病理变化。痰随气升降流行，内而脏腑，外致筋骨皮肉，无处不到，无处不有，可形成多种病证，因此有"百病皆由痰作祟"之说。痰饮有其自身的致病特点：一是易阻气机，窒塞经络气血。二是易扰心神。痰浊内扰，影响及心，扰乱神明，可见一系列神志异常的病症。如痰浊上蒙清窍，可见头昏目眩、精神不振、呆钝无言、倦怠嗜卧，或心烦易怒、多疑善虑等症；痰迷心窍，扰乱神明，可见神昏、痴呆；痰郁化火，痰火扰心，可见神昏谵语，甚则发狂等。三是病势缠绵，病程较长。痰饮具有黏滞的特性，致病缠绵，病程较长，难以速愈，多反复发作，缠绵难愈。治以化瘀涤痰，通窍醒脑，可用黄连温胆汤合桃红四物汤加减。药用陈皮、茯苓、胆南星以涤痰开窍，赤芍、川芎、桃仁、红花、蒲黄活血化瘀，共为君药；辅以海藻、菖蒲、远志化痰通络开窍；佐以黄连、竹茹清心安神。

3. 佐以风药　血管性痴呆多为中风后所引起，中风的病因病机在金元以前多以内虚邪中立论，始于《灵枢·刺节真邪》"虚邪偏客于身半，其入深，内居荣卫，荣收稍衰，则真气去，邪气独留，发为偏枯。"张仲景在《金匮要略》中认为中风病因为经络空虚，风邪入中。陈无择《三因极一病证方论》载有邪风"如有其经络空虚而中伤者，为半身不遂……"。严用和在《济生方》中也认为中风为"营卫失度，腠理空虚，邪气乘机而入"。现代已将病机归为类风，祛风剂多摒弃不用，颜氏认为"风为百病之长"，"高顶之上，唯风可到"。中风后络脉空虚，风邪易于乘机侵袭，适当应用祛风药物，既可以祛除兼夹的外风，也可以引药归经，喜以蔓荆子、通天草等作为引经药，使药致病所，体现中医的辨证治疗特点。祛风药配补虚药，可以借风药流通之性，振奋脾胃之气，而无呆补、碍胃之弊，并可以加强活血化瘀作用。

佐以祛风药之所以能加强活血作用，主要在于以下几个方面：①祛风散寒药，辛散温通，长于宣通阳气阻遏，使阳气通达而血液流行；②疏风清热药，性味多辛凉，大多具轻扬之性，或芳香之气，善于开发郁结，宣畅气机，从而有利于血脉通调；③有些直接具有活血化瘀作用，如川芎、白芷、细辛、威灵仙。对于虫类搜风药，多具破气散结或活血化瘀之功，所谓飞者升，走者降，血无凝滞，气可宣通。祛风药还可以胜湿消痰，消痰化饮者有僵蚕、南星、辛燥胜湿、促使痰湿消除的如羌活、防风，夹火者可以采用"火郁发之"，如柴胡、薄荷、生姜等。

〔孔令越．颜德馨教授以气血为纲辨证治疗血管性痴呆经验．四川中医，2005，23（8）：4.〕

第二节　经典验案点评分析

一、李辅仁治疗血管性痴呆案

导读：血管性痴呆的发生总因肝肾亏虚，髓海不足所致，其治疗应抓住调整阴阳，补脑填髓，活血通络，宁心安神，调畅二便，解郁开窍六个方面，李氏之醒脑复聪汤疗效较好。

案体：毛某，男，87岁，1991年5月6日初诊。家属代诉患者5年前曾患轻度脑梗死，现神情呆滞，烦躁失眠，不与人交谈，表情淡漠，言语不清，大便干燥，已5未解，口干，乏力，手常颤抖，视物不清，查其舌质黯红，苔褐黑而腻，少津，脉沉细。证属肝肾亏虚，髓海不足，治宜补益肝肾，填精健脑，兼以柔肝潜阳，方用醒脑复聪汤加减。处方：珍珠母（先煎）30g，瓜蒌30g，何首乌20g，炒枣仁20g，当归10g，炒远志 10g，桑葚 10g，天麻 10g，茺蔚子 10g，石菖蒲 10g，钩藤（后下）10g，川芎 10g，菊花 10g，白蒺藜 15g。服药 7 剂后周身舒适，大便已通，视物不清、口干、乏力、夜寐不宁等均有好转，查舌苔转为薄白，原方加天花粉 20g、丹参 20g、党参 20g，继续服用。服用 14 剂后，烦躁、口干已平，面有笑容，可自述症状，可与人交谈，眩晕、手颤抖均有好转，饮食增加。原方又继服 2 周后，主诉每天散步 2 次，共走约 2km，精神明显好转，视物不清明显改善，二便通畅，口干亦好转，查舌苔薄白，津液有复，脉细弦。

〔黎杏群．神经科病名家医案·妙方解析．北京：人民军医出版社，2007.〕

评析：血管性痴呆是由各种脑血管疾病所导致的痴呆综合征，中医认为此病根源于肝肾亏损，髓海不足，脑失于涵养，表现为神情呆滞，脑力不足；又因肝肾精亏，水不涵木，则肝阳上亢，肝风内动，可出现眩晕手颤，烦躁失眠；心主神明，气血凝滞，蒙蔽神明，则思维衰退，神情淡漠。对于血管性痴呆的治疗，应抓住以下六个方面：一是从整体上调整阴阳平衡；二是补脑填髓，髓海充盈则脑力可恢复；三是使气血循环通畅，改善脑供血状况；四是宁心安神，以改善睡眠；五是使二便通畅；六是柔肝滋木，解郁开窍，可使脑力精神豁达。醒脑复聪汤中，天麻、茺蔚子配川芎、菊花可清肝明目，活血醒脑；何首乌、白蒺藜、桑葚滋补肝肾，填精健脑；珍珠母、钩藤柔肝息风，对眩晕、动脉硬化等均有效；石菖蒲、远志醒脑开窍；瓜蒌与何首乌同用，能滋肺肾且通便。诸药配合，切中血管性痴呆的发病机制，故而效果较好。本例患者病属血管性痴呆，中医辨证为肝肾亏虚，髓海不足，治以补益肝肾，填精健脑，兼以柔肝潜阳，方用醒脑复聪汤加减，疗效满意。

二、刘渡舟治疗血管性痴呆案

导读：本案病属血管性痴呆，以神志恍惚不清，言语含糊，不知饥饱，腹满下利，小便色清，夜尿频多，畏寒喜暖为主要表现，刘氏辨为少阴寒化证，急用温阳法治之，疗效满意。

案体：刘某，女，66 岁，1994 年 1 月 19 日初诊。患者继往有高血压、脑血栓病史，左侧肢体活动不利，头晕头痛，一日晨起后突然变得双目呆滞，表情淡漠，神志时明时昧，呼气则精神略振，须臾又恍惚不清，言语含糊，不知饥饱，不知大便，时常在衣裤内屙出，到某医院做头颅 CT 检查，提示脑梗死，诊断为血管性痴呆。其人腹满下利，每日 2~4 次，小便色清，夜尿频多，畏寒喜暖，手足不温，周身作痛，查舌苔滑，脉沉细无力。此为少阴寒化之证，急温犹宜。处方：附子 12g，炙甘草 10g，干姜 10g，党参 14g。服药 3 剂，患者精神大增，神志明多昧少，言语不乱，能答复问题，仍手足逆冷，腹满下利，再以四逆汤与理中汤合方振奋脾肾之阳。服药近 20 剂，手足转温，腹满消失，二便瞕，渐至康复。

〔陈明，刘燕华．刘渡舟临证验案精选．北京：学苑出版社，1998.〕

评析：《伤寒论》中说："少阴之为病，脉微细，但欲寐也。"仲景仅举一脉一证即揭示了少阴病的基本病理变化特点是以阳虚为主。本案但欲寐而见小便清长，四肢不温，畏寒下利，为少阴阳虚寒化之证，仲景云："若小便色白者，少阴病形悉具，小便白者，以下焦虚有寒，不能制水，故令色白也。"今心肾阳虚，阴寒内盛，神失所养，故见神志昏昧不清的"但欲寐"证候。脉细者，为阳虚损及于阴。治当急温少阴为法，故用四逆汤回阳，加党参者，在于益气生津，于回阳气之中兼补少阴之阴也。刘氏是当代伤寒大家，善于应用仲景方治疗疑难杂症，本例患者辨证准确，治法用药得当，虽药仅数味，取效甚好。

三、颜德馨治疗血管性痴呆案

导读：颜氏认为血管性痴呆当从瘀论治，处方用药习以水蛭与通天草相配，本案证属血瘀阻络，气血不养脑府，以活血化瘀，通窍醒脑为治法，方中用有水蛭与通天草，疗效满意。

案体：陶某，男，73 岁，1994 年 12 月 27 日就诊。患者 8 年前患脑出血，经抢救治疗，后遗留有右侧手足不遂。近 3 年来记忆力明显下降，时间、人物、地点定向错误，头颅 CT 扫描提示多发性脑梗死，脑萎缩。就诊时患者表情痴呆，思维迟钝，语言不清，对答杂乱，性情急躁，甚至恶言骂人，查其舌质紫，苔薄黄，脉弦数。证属血瘀阻络，气血不养脑府，治当活血化瘀，通窍醒脑。处方：生地 15g，赤芍 15g，川芎 9g，红花 9g，水蛭粉（吞服）3g，石菖蒲 15g，远志 9g，茯苓 9g，黄连 3g，通天草 9g。每日 1 剂，水煎服。上方出入治疗半年，患者心情逐渐开朗，情绪安定，发音清晰，能认识熟人，正确回答问题，记忆力也有所恢复。

〔颜乾麟．颜德馨治疗脑病用药经验选．中医杂志，1996，37（11）：665.〕

评析：脑髓纯者灵，杂者钝，人至老年，血行艰涩，若血滞成瘀，随经脉流行入脑，与脑髓错杂，致使清窍受蒙，灵机呆钝，则出现表情痴呆，神识不清，日夜颠倒，癫狂时作等。本例患者病属血管性痴呆，颜氏认为血管性痴呆当从瘀论治，习以水蛭与通天草相配。水蛭味咸性寒，入血分而长于逐瘀，性迟缓则不伤正气同，以祛沉疴瘀积，有利而无弊。通天草其性轻清上逸，与水蛭合投，能引其药性入脑，剔除脑络新久瘀血，俾瘀化络通，脑窍复开。痴呆属气滞血瘀者多参以通窍活血汤，气虚血瘀者辅以益气聪明汤，痰瘀交阻者则与癫狂梦醒汤同用，辨证施治，多有效验。本例患者辨证属血瘀阻络，以活血化瘀，通窍醒脑之法治之，方中用水蛭与通天草相配，取得了较好疗效。

四、李耀东治疗血管性痴呆案

导读：脑梗死引发的血管性痴呆较为多见，此类患者辨证多属气血瘀阻，运行不畅，蒙蔽神明，元神之府为之扰乱所致，治宜补气活血，醒脑开窍，方剂可选用通窍活血汤加减。

案体：张某，男，68 岁，1991 年 8 月初诊。患者近 2 年来记忆力明显减退，表情淡漠，反应迟钝，吐词不清，流涎，性格孤僻，有时行为奇异。10 天前出现失眠，兴奋语多，语无伦次，理解、判断困难，生活不能自理，门诊以多发梗死性痴呆收住院，查其舌质紫黯，苔腻，脉沉涩，心电图正常，脑电图提示为中度弥散性异常，CT 诊断为多发性梗死、脑萎缩，精神检查意识清楚，情感脆弱，记忆力明显下降，理解、判断力差。辨证为气血瘀阻，运行不畅，蒙蔽神明，元神之府为之扰乱所致之痴呆，治以补气活血，醒脑开窍为法，方选通窍活血汤加减。处方：川芎 12g，补骨脂 10g，赤芍 10g，桃仁 10g，当归 15g，麦冬 15g，酸枣仁 15g，生地 15g，郁金 15g，石菖蒲 15g，茯苓 15g，黄芪 30g，麝香（冲服）0.3g。每日 1 剂，水煎取汁，计 500ml，分早晚 2 次服。半月后再诊，患者病情逐渐好转，情绪稳定，记忆力、理解力、判断力提高，生活能自理，嘱按上方继续服用。又进 10 剂，一切恢复正常，随访 1 年余，未见复发。

〔黎杏群．神经科病名家医案·妙方解析．北京：人民军医出版社，2007．〕

评析：血瘀气滞之痴呆，因其发病为气血瘀阻，运行不畅，蒙蔽神明，元神之府为之扰乱，故其治疗宜补气活血，醒脑开窍，理由是祛瘀能使气血运行通畅，真元之气充盛则能正常推动血液在脉管内运行而不致瘀阻，醒脑则元神之府得以滋养而清窍不易被蒙蔽，故不致痴。本例患者中医辨证属气血瘀阻，蒙蔽神明，治以补气活血，醒脑开窍为法，方选通窍活血汤加减，辨证准确，药证相符，疗效较好。

五、沈宝藩治疗血管性痴呆案

导读：脑梗死、高血压病、血管性痴呆，证属痰瘀互阻脑窍，脑脉不通，脑窍失养者，以化痰息风，开窍通络为治法，方拟半夏白术天麻汤加减，并注意配用降压药，其疗效满意。

案体：托某，男，61 岁，因语无伦次、思维反应异常 1 周，于 2001 年 1 月 7 日初诊。患者 1996 年患脑梗死，发病时无昏迷，然左半身不遂，治疗后活动功能已恢复，但血压仍偏高，最高达 190/100mmHg。2001 年初发现时有胡言乱语，定向障碍，不能识别卫生间及家门，故前来就诊。诊时患者表情淡漠，反应迟钝，喜寐，困乏，四肢无力，语无伦次，时有咳痰，色白，纳差，大便不畅，小便频，查其舌体胖，质暗淡，苔白腻，脉弦滑。证属痰瘀互阻脑窍，脑脉不通，脑窍失于滋养而致之呆证。治当化痰息风，开窍通络，方拟半夏白术天麻汤加减。处方：天麻 10g，炒白术 10g，茯苓 13g，法半夏 9g，橘红 9g，远志 9g，菖蒲 9g，郁金 9g，制南星 6g，贝母 9g，红花 9g，当归 10g，川芎 9g，桔梗 9g，地龙 9g。守原法治疗两个月后有效，继续服药巩固至今。

〔贺兴东，翁维良，姚乃礼．当代名老中医典型医案集·内科分册．北京：人民卫生出版社，2009.〕

评析：本例患者因中风而得，在治疗中，方用半夏白术天麻汤，除加用菖蒲、远志、制南星、郁金开窍药以及加用一般温经、活血、通络药外，又加虫类药搜风通络，配合应用有化痰脉通片（该制剂含地龙、水蛭等）以提高疗效。治疗中按证型改变（时见湿热下注或外感作加减调治）灵活加减变通用药，经治两个月后，患者言语对答已渐清、定向识别已恢复，生活基本自理，但夜尿频，有时一夜小便3次，再于原方中去制南星、郁金，加温补肾阳涩尿之品，例如乌药、益智仁、菟丝子。近两年来一直服用北京降压0号控制血压，血压正常。治疗4年中除服用西药降压药外，未服用其他西药，诸症状渐见康复，取得了较好的疗效。

六、周文泉治疗血管性痴呆案

导读：痰瘀是血管性痴呆的主要发病机制，涤痰开窍是其主要治疗法则。本案证属气虚血瘀，痰浊阻窍，治以益气化瘀，涤痰开窍，方用补阳还五汤合菖蒲郁金汤化裁，疗效满意。

案体：万某，男，62岁。患者5年前无明显诱因突感头晕，左侧肢体麻木，继之活动不便，遂到某医院诊治，查头颅CT提示右基底节区脑梗死，经治疗左侧肢体活动不便有所改善，生活能自理。近年来逐渐出现神情呆滞，面容呆钝，记忆力锐减，常与家人争吵，思维迟钝，语言謇涩，行动迟缓，步履不稳，经常木呆枯坐，懒于动作，间或二便失禁，曾服都可喜、双氢麦角碱等药治疗，效果不佳，逐来我院诊治。入院时患者神志清楚，表情呆钝，记忆力差，计算力下降，情绪表现为孤僻，双侧瞳孔等大等圆，对光反应灵敏，口唇左偏，左下肢肌力Ⅲ级，肌张力正常，左膝腱反射活跃，未引出病理征，查舌质淡黯，苔白腻，脉弦滑，测血压165/90mmHg，长谷川痴呆量表得分18分，简易智力量表测定得分18分。中医诊断为中风后遗症、痴呆，证属气虚血瘀，痰浊阻窍，治以益气化瘀，涤痰开窍，方用补阳还五汤合菖蒲郁金汤化裁。处方：黄芪 25g，赤芍 15g，川芎 15g，石菖蒲 15g，红花 10g，桃仁 10g，地龙 10g，川牛膝 10g，郁金 10g，远志 10g，全蝎 10g，竹茹 10g，胆南星 10g，丹参 30g，炙甘草 6g。以上方为基本方，随症加减，连服 2 个月余，患者精神明显好转，逐渐有表情，主动与人交谈，喜欢散步、聊天，二便能自控，记忆力和计算力均有恢复，长谷川痴呆量表得分 24 分，简易智力量表测定得分 23 分，后出院巩固治疗。

〔黎杏群. 神经科病名家医案·妙方解析. 北京：人民军医出版社，2007.〕

评析：血管性痴呆是指继发于中风之后而出现的以精神呆钝，遇事善忘，定向不清，计算不能，判断理解多语等为主要临床特征的智能障碍，是老年期痴呆的一种常见类型。从中医发病学的观点来看，年迈之人，阴气至半，气血渐衰，若将息失宜，或情志所伤，肝阳化风，气血上逆，夹痰夹火，直冲于脑，蒙蔽清窍，遂成卒中。卒中之表现除中脏腑不省人事外，多为中经络，仅表现为肢体功能活动障碍，一般不会立即出现痴呆之证。若中风日久，病久入络，风痰瘀阻于清窍，阻碍神明，才会出现神情呆钝，精神抑郁，行为孤僻等痴呆的表现。因此痰瘀是血管性痴呆的主要病机，涤痰开窍是其主要治疗法则。本例患者系中风之后，肢体活动不便，为气虚血瘀所致，气虚日久，又可导致痰瘀同病，痰瘀阻滞脑窍，神明失用，则发为痴呆，故以补阳还五汤益气活血，用菖蒲郁金汤涤痰开窍，全蝎搜风逐络，远志益智健脑，诸药配合，共奏益气活血、化痰开窍之功，切中血管性痴呆的发病机制，故而获效较好。

七、颜德馨治疗血管性痴呆案

导读：瘀血为血管性痴呆的重要发病环节，及时祛除瘀血是治疗血管性痴呆的关键所在，应用活血化瘀治疗血管性痴呆，要以气血为纲，从整体上把握其病机特点，做到辨证施治。

案体：金某，男，66岁。患者有高血压病史多年，患脑梗死已4次，后遗有反应迟钝，记忆力差，此次以头晕、不能应答6天，反应迟钝加重，不认识家人入院。患者无头痛、呕吐及四肢瘫痪，否认有糖尿病及冠心病病史，神志不清，精神倦怠，对答不切题，查体合作，定向力差，左侧共济征（+），双侧病理征（+），头颅磁共振检查提示左侧小片状脑梗死，双侧基底节区腔隙性脑梗死，右枕叶脑软化，检查血脂正常，心电图提示心动过缓、心肌缺血，舌质淡暗，苔薄白，脉细弦。西医诊断为脑梗死、血管性痴呆、高血压病，中医诊断为中风中经络、呆病、眩晕。辨证分析病情，脏腑亏虚，肝肾不足，肝阳上亢，久则有瘀，瘀阻脉络，故见肢体活动不利；瘀血蒙蔽脑窍，则表情痴呆；瘀血内停，使脑气与脏气不能相接，气血不能上行濡养脑窍，脑失所养，故见对答不切题，昏不识人；脑为清窍，清则灵，杂则钝，清阳不升，故见头晕。治以益气活血升阳，予生脉注射液、血塞通注射液静脉滴注，血府逐瘀胶囊口服，以益气活血，中医汤剂予活血化瘀、升阳醒脑之方。处方：黄芪30g，桃仁9g，红花9g，赤芍9g，当归9g，生地9g，熟地9g，地龙9g，水蛭粉（吞服）3g，知母9g，黄柏9g，石菖蒲15g，郁金9g，升麻4.5g，葛根30g，柴胡4.5g。取7剂，每日1剂，水煎服。二诊时患者仍神志不清，定向力差，不能自控大小便，舌质淡暗，脉细弦，停用血塞通，改用红花注射液静脉滴注，中药予原方加羌活9g。三诊时患者神志较前有好转，仍予原方续进。四诊时患者神志转清，对答切题，予以出院，门诊随访。

〔孔令越. 颜德馨教授以气血为纲辨证治疗血管性痴呆经验. 四川中医，2005，23（8）：4.〕

评析：颜氏认为瘀血为血管性痴呆的主要病机，倡导以气血为纲辨证治疗血管性痴呆。活血化瘀法能够疏通脏腑血气，使血液畅通，气机升降有度，调节阴阳，平衡气血，对维持气血对脑的濡养有重要意义。瘀血为血管性痴呆的重要环节，所以及时祛除瘀血是治疗血管性痴呆的关键所在，早祛一分瘀血，便多留一分精髓。颜氏在应用活血化瘀治疗血管性痴呆中，强调以气血为纲，从整体上把握血管性痴呆的病机特点，辨证施治，随症配伍，常用的方法有气血双治、痰瘀同治，同时注意佐以风药。本例患者西医诊断为脑梗死、血管性痴呆、高血压病，中医诊断为中风中经络、呆病、眩晕，颜氏从调理气血入手，治以益气活血化瘀，升阳开窍醒脑，静脉滴注用药、口服中成药与中药汤剂相配合，取得了较好的疗效。

八、李德新治疗血管性痴呆案

导读：脑梗死后引发的血管性痴呆，中医辨证属脾胃虚衰，化源不足，肾精亏损，髓海空虚，脑失所养之候者，其治疗当以滋脾养胃，补肾填精为法，可给予理脾阴方化裁治疗。

案体：张某，男，71岁，1996年12月3日初诊。患者于是2年前逐渐出现神情呆滞，记忆力减退，缄默不语，失认失写，经某医院头颅CT等检查显示为脑梗死，诊断为血管性痴呆，服吡拉西坦、曲克芦丁等药治疗，效果不显。现患者神情呆滞，寡言少语，嗜睡懒动，食少纳呆，大便溏，行动迟缓，失认失写，面色黄白，老年斑累累，查舌质淡红，苔薄白，脉沉细尺弱。证属脾胃虚衰，化源不足，肾精亏损，髓海空虚，脑失所养之候，治当滋脾养胃，补肾填精，给予理脾阴方化裁治疗。处方：山药20g，黄芪20g，熟地15g，人参15g，莲肉15g，白芍15g，扁豆15g，茯苓15g，山萸肉15g，橘红15g，甘草10g，紫河车（另包研末，每次2g，汤药冲服）。守方治疗3个月，痴呆面容基本消失，表情自如，语言对答基本正确，失认失写好转，食欲增加大便正常，查舌质淡无苔，脉沉细尺弱，守方白芍易赤芍，另加丹参20g。继续服用3个月，患者神志如常人，记忆力增强，反应较前灵敏。

〔黎杏群．神经科病名家医案·妙方解析．北京：人民军医出版社，2007．〕

评析：血管性痴呆责之于脾胃虚衰，化源不足，肾精亏损，髓海空虚，脑失所养，治疗应从调理脾胃入手，补后天，养先天，使气血旺盛，方能祛病延年。脾胃为后天之本，气血生化之源，人自生至老，无非后天为之用，形色必赖脾胃为之资。人届老年，虽肾精亏损，髓海不足，但得后天滋养之力，则五脏溢荣，气血旺盛，方能祛病延年，所以调理脾胃不仅是治疗老年病之关键，也是防治痴呆、延缓衰老的重要途径。本例患者辨证为脾肾气阴两虚，故取参苓白术散与六味地黄汤之意化裁，滋补脾肾气血，取得满意的疗效。

九、李辅仁治疗血管性痴呆案

导读：血管性痴呆总属心、肝、肾病变，治疗当从这三脏入手。本例患者证属阴血不足，心神失养，治以养血补心，安神健脑，方拟安神定志丸合天麻钩藤饮加减，取得了较好疗效。

案体：张某，男，80岁，2006年1月23日就诊。患者近1年来时感精神紧张、焦虑，有时急躁，有时语言混乱，昏不识人，伴有记忆力、理解力下降，血压不平稳，大便尚可，小便频，夜间 2～3 次，纳可，查舌质淡红，苔薄黄腻，脉细弦。既往患有高血压病、高脂血症、前列腺增生、椎基底动脉供血不足，现正在服用心脑康（每次 2 片，每日 3 次）、清脑复神液（每次 1 支，每日 3 次）、金纳多（每次 80mg，每日 3 次），静脉滴注灯盏细辛注射液。临床诊断为痴呆，证属阴血不足，心神失养，治以养血补心，安神健脑，方拟安神定志丸合天麻钩藤饮加减。处方：天麻 15g，葛根 15g，白蒺藜 20g，菊花 10g，钩藤 10g，川芎 15g，茯神 20g，珍珠母 30g，菖蒲 10g，远志 10g，石斛 10g，枸杞子 10g。取 5 剂，日 1 剂，水煎服。复诊时患者诸症均较前减轻，精神稳定，理解力有所改善，查舌质淡红，苔中黄白腻，脉细弦，效不更法，方药适当增减，拟加重补肾填精之品，取 14 剂，继续服用。三诊时患者精神较稳定，嘱其可根据病情长期服药治疗。

〔贺兴东，翁维良，姚乃礼．当代名老中医典型医案集·内科分册．北京：人民卫生出版社，2009．〕

评析：痴呆是较多见的老年病，其发病原因复杂，对于大多数老年患者来说，可能是由于增龄老年、各种疾病损耗、脑血管疾病等引起。脑为髓之海，髓由肾所生所主，若肾虚精亏，则脑力下降；然心主神明，各种精神活动与心之功能有密切关系，心气虚、心血不足，则心神失养，而见精神异常，焦虑紧张，言语错乱等；肝也参与了精神活动的调节与控制，肝气不疏、肝阳上亢，则抑郁寡欢，烦躁易怒。因此，治疗老年痴呆应从心、肝、肾入手，或养血补心，或疏肝平肝，或补肾填精。本例患者精神偏亢奋焦躁，血压波动，脉弦细，为肝气不疏、肝阳上亢之征，故以养血平肝为主，以补肾填精为辅治疗，待其病情稳定后，改为补益心肾为主，平肝活血为辅，长期治疗，取得了较好疗效。

十、张琪治疗血管性痴呆案

导读：脑萎缩、血管性痴呆辨证属心肾两虚夹痰浊瘀血，痹阻脑络，髓海失充者，其治疗当以补肾健脑养心，填精益髓，同时佐以活血通络为法，方用地黄饮子加减，疗效满意。

案体：某患者，男，73 岁，2002 年 10 月 31 日初诊。家属代述记忆力逐年下降，遗忘明显，性格改变，疑心较大，行为异常，经常担心家中失窃，于午夜时分拨打 110 报警，家人为此尴尬不堪，同时出现轻度智力障碍，反应迟钝，语言表达欠清，时有词不达意，检查头颅 CT 提示为脑萎缩，经西医多方治疗，无明显效果，求治于中医。就诊时家属代述其头晕头痛，失眠健忘，时有幻觉，近来脱发明显，病人形体消瘦，语言表达失常，须发皆白，颜面及双手有较多老年斑，查其舌质紫暗，舌苔白微厚腻，脉沉迟。辨证为心肾两虚夹痰浊瘀血，痹阻脑络，髓海失充，治以补肾健脑养心，填精益髓，同时佐以活血通络。处方：熟地 20g，山萸肉 20g，石斛 15g，肉苁蓉 15g，五味子 15g，石菖蒲 15g，远志 15g，巴戟天 15g，肉桂 5g，附子 5g，益智仁 20g，鹿角胶 15g，丹参 20g，川芎 15g，地龙 20g，葛根 20g，红花 15g，赤芍 20g，甘草 15g，胆南星 15g。每日 1 剂，水煎取汁，早晚温服。服药 30 剂，患者语言表达基本清楚，夜间睡眠良好，服药期间情绪稳定。前方加龟板 15g，以加强滋阴之力，又服药 60 剂，被窃妄想感消失，疑心明显减轻，精神轻松，饮食睡眠良好，嘱其停药观察，家属恐其前症复作，不同意停药。又自行令病人服药 30 剂，精神状态已如常人，面色红润，双手及颜面老年斑明显减少，平素须发稀少皆有改善，自服药后再生之须发均为黑色，且有浓密光泽，家人大喜。随访半年，状态稳定，无复发。

〔孙元莹，吴深涛，王暴魁．张琪教授治疗老年病经验介

绍．时珍国医国药，2007，18（6）：1527.］

评析：张氏以地黄饮子治疗脑与脊髓病变，屡用屡验。他认为肾为封藏之本，内寓元阴元阳，紧虚虽有阴虚阳虚之别，但阴阳互根，久病常易相互累及，即"阳损及阴，阴损及阳"，转而变为阴阳两虚，此为肾病虚损的常见证候，在治疗上须滋阴与扶阳兼顾，既可促进生化之机，又可避免互伤之弊。滋阴之品，其性多柔润滋腻，常影响脾胃的运化，导致腹部胀满、腹泻等；扶阳之品，其性多辛温燥热，易伤阴液，故古人制方，予补肾阴药中加助阳之品。如地黄饮子，原方用以治由于下元虚衰，虚阳上浮，痰浊随之上泛，堵塞窍道所致之喑痱，具有滋肾阴，补肾阳，开窍化痰之功。方中以熟地、山萸肉滋补肾阴，肉苁蓉、巴戟天温肾壮阳，附子、肉桂引火归元、摄纳浮阳，麦冬、石斛、五味子滋阴敛液，使阴阳相配，菖蒲、远志、茯苓交通心肾，开窍化痰。全方温补下元，摄纳浮阳，开窍化痰，宣通心气，使水火相济，痰浊得除，则喑痱可愈。大量临床实践证明，凡是慢性消耗性疾病，症见肾中阴阳俱虚，精髓不足者，用地黄饮子壮阳滋阴，填精益肾，往往收效满意。脑为髓海，肾主骨生髓，肾中阴阳化合为髓，对于脑及脊髓病变，如血管性痴呆、脑萎缩、脊髓空洞症等中医辨证属肾阴阳两虚、精髓不足者，用之皆有佳效。本例患者辨证为心肾两虚夹痰浊瘀血，痹阻脑络，髓海失充，治以补肾健脑养心，填精益髓，同时佐以活血通络，方用地黄饮子加减，取得了满意的疗效。

十一、秦嘉治疗血管性痴呆案

导读：血管性痴呆的发病主要在于血瘀络阻、髓减脑消，治疗宜从补肾益髓和活血通络两方面入手，本案以活血通络，补肾益髓为治法，方用通窍活血汤加减，取得了较好的疗效。

案体：尹某，女，66 岁。患者患脑血栓 1 年，左半身瘫痪，近半年来精神抑郁，表情淡漠，反应迟钝，健忘易恐，寡言少语，妄想离奇，胸闷失眠，多疑且烦躁易怒，有性格上的改变。查其舌质紫黯有瘀点瘀斑，苔薄白，脉沉涩，头颅 CT 诊断为轻度脑萎缩，脑实质有点状栓塞 9 处，脑血流图显示有血管阻塞。临床诊断为痴呆，证属气滞血瘀型，治以活血通络，补肾益髓，方用通窍活血汤加减。处方：麝香 0.2g，赤芍 10g，川芎 10g，茯神 10g，栀子 10g，柴胡 10g，桃仁 10g，红花 10g，老葱 3 节，当归 15g，远志 15g，枣仁 15g，丹皮 8g，石菖蒲 5g，郁金 5g，大枣 5 枚。每日 1 剂，水煎取汁，分 2 次服，半月为 1 个疗程。服药 14 剂后，烦躁失眠明显好转，上方加地龙 15g，黄芪 15g，继续服用。再进 14 剂，上述症状消失，记忆力增强，反应增快，脑血流图检查血管阻塞消失，头颅 CT 检查显示轻度脑萎缩，脑实质点状栓塞减为 4 处。又将上药配制成丸药服 30 天，痴呆症状消失。随访 1 年未复发。

〔黎杏群．神经科病名家医案·妙方解析．北京：人民军医出版社，2007．〕

评析：治疗血管性痴呆，补肾益髓是常法，针对气滞血瘀之病机，活血通络亦常用。从中医学的角度来看，血管性痴呆多为虚实夹杂，但发病之初大多以实为主，急则治其标，故针对气滞血瘀之病机，予以活血通络的通窍活血汤，常可获得满意疗效。当然补肾益髓是治疗血管性痴呆的常用方法之一，在治疗过程中应随症观察，一旦时机成熟，即应扶正固本。又因心主神明，所以养心安神之品更是必用之药。

十二、张琪治疗血管性痴呆案

导读：癫狂梦醒汤是治疗神志不清之邪气亢盛的有效方剂，

本案证属气滞血瘀，痰瘀交阻，蒙蔽清窍，张氏治以行气活血，豁痰化痰，开窍醒神，方选癫狂梦醒汤加减，疗效满意。

案体：某患者，男，75 岁，2001 年 6 月 18 日初诊。患者平素性情急躁易怒，3 年前因老伴去世，所受打击较大，逐渐出现行为异常，经常呼号怒骂，打人毁物，事后方知，经常出现记忆认知障碍，将其女儿呼为"大姐"，独自出门后不能自行回家。头颅 CT 检查提示脑萎缩、腔隙性脑梗死，西医诊断老年痴呆阿尔茨海默型、脑萎缩、腔隙性脑梗死，静脉滴注西药脑活素、胞磷胆碱、尼可占替诺之类，均无明显疗效，求治于中医。就诊时家属代述其每次外出必迷失方向，思维经常无故中断，健忘，反应迟钝，常大声喊骂儿女，打破器具，自觉头重如蒙如裹，有梗死感，身倦喜卧，查舌质淡紫，有瘀斑，苔白黄厚腻，脉沉滑数而有力。辨证为气滞血瘀，痰瘀交阻，蒙蔽清窍，治以行气活血，豁痰化痰，开窍醒神。处方：桃仁30g、柴胡15g、香附20g、木通10g、赤芍15g、半夏15g、青皮15g、大腹皮15g、陈皮15g、桑白皮15g、苏子20g、郁金20g、石菖蒲15g、远志15g、丹参20g、川芎15g、青礞石（先煎）10g、胆南星15g、大黄3g、甘草15g。每日 1 剂，水煎取汁，分早晚温服。服药14 剂，狂躁症状明显好转，骂人毁物现象明显减轻，头重如裹明显好转，服药后泄泻明显，每天5～6 次，于前方去青礞石、大黄，加入白术20g、天麻15g，继续服用。又服21 剂，神志清楚，家属述其对病中表现深感懊悔，原桃仁减为20g，加地龙20g、葛根20g、水蛭10g，继续服用。又服药30 剂，患者思维清楚，外出可自行回家，不再迷失方向，能正常进行力所能及的家务劳动，唯过劳后觉腰膝酸软无力，要求继续服药，以巩固疗效，处级衰老。处方：黄芪30g、党参15g、熟地20g、山药15g、茯苓15g、丹皮15g、泽泻15g、当归15g、山茱萸15g、白芍20g、白术

20g，丹参20g，葛根20g，地龙20g，何首乌20g，水蛭5g，鸡内金15g，山楂20g。2日1剂，水煎取汁，分早晚温服。再服中药60剂，自觉精力旺盛，思维敏捷，遂停药。随访至今，状态稳定。

〔孙元莹，吴深涛，王暴魁．张琪教授治疗老年痴呆经验介绍．甘肃中医，2007，20（9）：15.〕

评析：张氏以癫狂梦醒汤治疗神志不清，邪气亢盛者，每获良效。癫狂梦醒汤出自《医林改错》，其中说："癫狂一症，哭笑不休，打骂歌唱，不避亲疏，许多丑态，乃气血凝滞，脑气与脏腑气不接，如同做梦一样。"联系本病的发生，如头脑发生血瘀气滞，使脏腑化生的气血不能正常地充养元神之府，或因血瘀阻滞脉络，气血不能荣脑髓，则可造成灵机混乱，神志失常，发为癫狂。本方作者根据气滞血瘀立论，除桃仁、赤芍为活血药之外，其余柴胡、香附、青皮、苏子、陈皮、大腹皮皆为疏肝理气之品。在临床辨证时，要注意辨其气滞血瘀，除情绪躁扰不安、恼怒多言，临床还可表现为情绪激动，烦躁多言，甚则登高而歌、弃衣而走，或目妄见，耳妄闻，呆滞少语，妄想离奇等，同时经常兼见面色滞暗、胸胁满闷、头痛心烦、妇女痛经、经血色紫暗有块，查舌质有瘀点、瘀斑，脉弦数或沉弦。本证由于血气凝滞，使脑气与脏腑气不相接续而成，若瘀兼实热，舌苔黄，脉弦数，则表现为狂躁症状；若瘀兼虚寒，舌苔白，脉沉弦而迟，则多表现为痴呆症状。临床应用本方时要注意灵活加减，肝郁症状严重者加郁金、枳实；痰多者加胆南星；痰热症状明显者可酌加礞石或大黄泻其瘀热；伴有脑梗死者加地龙、水蛭、葛根；惊恐不安者加珍珠母、琥珀、生龙骨、生牡蛎、磁石等。本例患者中医辨证为气滞血瘀，痰瘀交阻，蒙蔽清窍，治以行气活血，豁痰化痰，开窍醒神为法，张氏用癫狂梦醒汤加减治疗，取得了满意的疗效。

主要参考书目

1. 单书健，陈子华．古今名医临证金鉴·胸痹心痛卷．北京：中国中医药出版社，1999.

2. 贺兴东，翁维良，姚乃礼．当代名老中医典型医案集·内科分册．北京：人民卫生出版社，2009.

3. 严世芸．张伯臾医案．上海：上海科学技术出版社，1979.

4. 沈敏南，赵亦工，潘锋．17种常见疑难病治验思路解析．北京：人民卫生出版社，2006.

5. 单书健，陈子华．古今名医临证金鉴·心悸怔忡卷．北京：中国中医药出版社，1999.

6. 祝谌予，翟济生．施今墨临床经验集．北京：人民卫生出版社，2005.

7. 李振华．常见病辨证治疗．郑州：河南人民出版社，1979.

8. 刘惠民医案整理组．刘惠民医案选．济南：山东人民出版社，1976.

9. 翁维良，于英奇．郭士魁临床经验选集·杂病证治．北京：人民卫生出版社，2006.

10. 周次清，高洪春．中国百年百名中医临床家丛书·周次清．北京：中国中医药出版社，2004.

11. 颜德馨．中华名医治病囊密·颜德馨卷．上海：文汇出版社，2000.

12. 随殿军，王之虹．中国当代名医医案医话选．长春：吉林科学技术出版社，1995.

13. 董建华．中国现代名中医医案精华．北京：北京出版社，2002.

14. 上海市卫生局．上海老中医医案选编．上海：上海科学技术出版社，1980.

15. 彭建中，杨连柱．赵绍琴临证验案精选．北京：学苑出版社，1996.

16. 河北中医验案选编选组．河北中医验案选．石家庄：河北人民出版社，1982.

17. 王长洪．董建华临床经验．北京：人民军医出版社，2008.

18. 王长荣．中国百年百名中医临床家丛书·盛国荣．北京：中国中医药出版社，2000.

19. 单书健．古今名医临证金鉴．北京：中国中医药出版社，1999.

20. 王占玺．临床验集．北京：科学技术文献出版社，1981.

21. 王发渭．高辉远临证验案精选．北京：学苑出版社，2003.

22. 邓铁涛．邓铁涛医集．北京：人民卫生出版社，2000.

23. 陈纪藩．疑难病证治验精华．广州：广东科技出版社，2002.

24. 谢海洲．谢海洲临床经验辑要．北京：中国医药科技出版社，2001.

25. 于有山．中国百年百名中医临床家丛书·高辉远．北京：中国中医药出版社，2004.

26. 过伟峰．神经衰弱中医治疗．南京：江苏科学技术出版社，2001.

27. 吕凤英，王银阁．神经衰弱．郑州：河南科学技术出版社，2001.

28. 尹国有．中医辨治常见病典型案例评析．北京：人民卫生出版社，2009.

29. 王道瑞，薛钜夫，祝肇刚．祝谌予临证用方选粹．北京：人民卫生出版社，2008.

30. 沈舒文．内科难治病辨治思路．北京：人民卫生出版社，2002.

31. 周仲瑛．周仲瑛临床经验辑要．北京：中国医药科技出版社，1998.

32. 吴春华．内科病名家验案精选．北京：人民军医出版社，2008.

33. 黎杏群．神经科病名家医案·妙方解析．北京：人民军医出版社，2007.

34. 陈明，刘燕华. 刘渡舟临证验案精选. 北京：学苑出版社，1998.

35. 河南省卫生厅. 河南省名老中医经验集锦. 郑州：河南科学技术出版社，1983.